Theory and Practice of Emergency Management in

PUBLIC HOSPITA



# 公立医院应急管理
# 理论与实践

苗豫东 ◎著

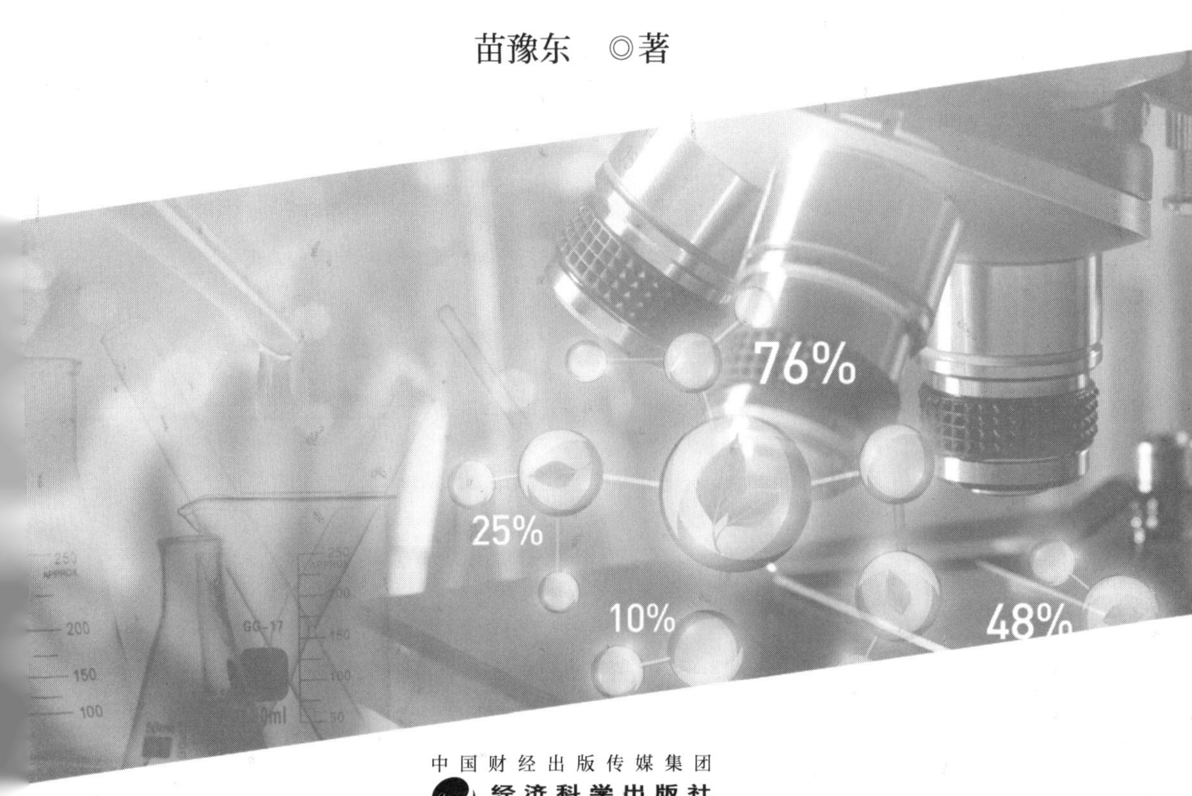


中国财经出版传媒集团
经济科学出版社
Economic Science Press

**图书在版编目（CIP）数据**

公立医院应急管理理论与实践/苗豫东著．--北京：经济科学出版社，2022.2
ISBN 978-7-5218-3435-2

Ⅰ.①公… Ⅱ.①苗… Ⅲ.①医院-公共卫生-突发事件-卫生管理-研究-中国 Ⅳ.①R199.2

中国版本图书馆CIP数据核字（2022）第026319号

责任编辑：杨 洋 卢玥丞
责任校对：易 超
责任印制：王世伟

**公立医院应急管理理论与实践**
苗豫东 著
经济科学出版社出版、发行 新华书店经销
社址：北京市海淀区阜成路甲28号 邮编：100142
总编部电话：010-88191217 发行部电话：010-88191522
网址：www.esp.com.cn
电子邮箱：esp@esp.com.cn
天猫网店：经济科学出版社旗舰店
网址：http://jjkxcbs.tmall.com
北京季蜂印刷有限公司印装
710×1000 16开 21印张 330000字
2022年2月第1版 2022年2月第1次印刷
ISBN 978-7-5218-3435-2 定价：76.00元
**（图书出现印装问题，本社负责调换。电话：010-88191510）**

**本专著获得国家社科基金一般项目资助完成。**

**国家社科基金信息如下：**

**整合型医疗卫生服务体系交易费用测度与应对策略研究，项目编号：21BGL222，项目周期：2022.1.1～2024.12.31.**

# 序

整合：构建新冠肺炎健康服务生态系统。

Integration：Building COVID－19 Health Services Eco－system.

人类发展史是一部人类与传染病的斗争史。在历史上，危害过人类的传染病有鼠疫、天花、霍乱、麻风、白喉、梅毒、斑疹伤寒、疟疾、狂犬病、肺结核等数十种之多，其中以鼠疫、天花、流感影响最大。进入21世纪，重症急性呼吸综合征（SARS）、禽流感、埃博拉病毒、中东呼吸综合征等疫情频发，近期新型冠状病毒肺炎（COVID－19）肆虐，人类与传染病斗争的形势依然严峻。

医院作为重大传染病预警研判、医疗救治、临床研究、宣教培训的综合载体，在疫情防控中举足轻重，但在新型冠状病毒肺炎（以下简称“新冠肺炎”）疫情暴发初期，也暴露了一些共性短板，包括：信息传递和反馈滞后、形势误判、决策不当、措施不力、反应迟缓、协调不畅、公众参与无序、物资储备不足等。这说明，传统经验式的医院医疗健康服务供给模式已经无法胜任传播速度快、感染范围广、防控难度大的疫情防控重任。

河南省某省级三甲医院是省级新冠肺炎定点救治医院，自新型冠状病毒肺炎疫情（以下简称“疫情”）暴发初期就坚持以生态论、系统论、协同论、制度论、信息论、资源论为方法论指导，积极整合院内院外优质资源，构建医院主导、社区支持、社会参与“三位一体”的新冠肺炎防控健康服务生态系统，取得了“确诊病例全部治愈、医务人员零感染”的成效。

作为奋战在疫情防控一线的医务工作者，我们不仅有义务提供优质高效的医疗健康服务，更有责任从学术角度，寻求新冠肺炎大流行背景下实施有效干预和优化服务供给的一般规律，以期从临床、护理、社区干预、应急管理、线上服务等多维视角，提供新冠肺炎综合防治示范方案，为巩固我国疫情防控成果、降低社会经济健康总体代价做出贡献。

基于这种思考，我们着手编写了《公立医院应急管理理论与实践》专著。本书旨在全面总结河南省某三甲医院构建疫情期应急管理体系的做法经验，涵盖应急管理概述、灾害脆弱性分析、应急管理系统设计、线下服务应急管理、线上服务应急管理、质量安全应急管理、人力资源应急管理、科技创新应急管理、支持保障系统应急管理、新闻宣传应急管理和境外输入病例应急管理十一个方面内容。

本书理论与案例深度融合，图文并茂，可为新冠肺炎临床诊治、社区防控以及应急管理的日常工作和专项研究提供有益参考，同时也可为政策制定者、大专院校师生及其他有兴趣的社会大众朋友所借鉴。

本书在内容编写上引用了大量文献，检索信息置于书后，以示对原文作者的感谢。本书编写得到河南省卫生健康委、河南省人民医院的大力支持，在此一并致谢。

新冠肺炎是新发疾病，研究进展更新快，加之该病资料有限、编写时间紧迫，本书难免存在疏漏和不足之处，恳请各位同仁批评指正。

生命至上，谨以此书缅怀每一位新冠肺炎逝去者，致敬奋战在疫情防控一线的广大医务工作者！

苗豫东

2021 年 7 月 20 日

# 目录

*Contents*

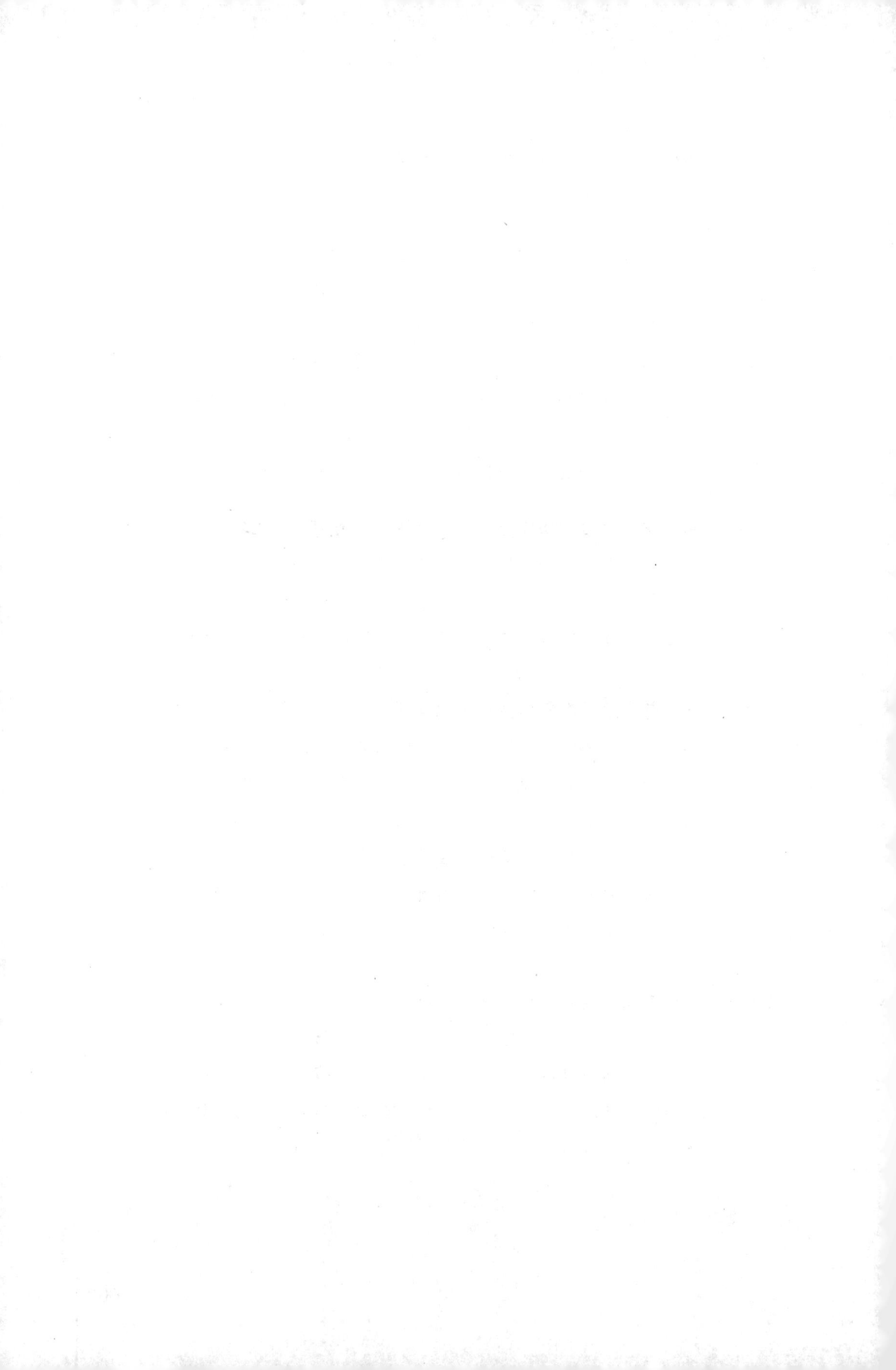

第一章

# 医院应急管理概述

从2003年的非典型肺炎（SARS）、2009年的甲型H1N1流感、2014年的埃博拉病毒到2020年席卷全球的新型冠状病毒肺炎疫情①（以下简称“新冠肺炎疫情”），突发公共卫生事件给人类社会和文明进程带来了全方位的影响与挑战，应对突发公共卫生事件已成为现代民族国家治理的核心任务之一，是21世纪人类与自然、社会协同发展过程中必不可少的组成部分。

突发公共卫生事件的干预措施具有复杂性和多重性，不仅包括医疗保健领域的技术更新与制度变革，还涉及其他领域的技术创新以及社会、经济和政治层面的重大变化。因此，防范与化解重大突发公共卫生事件的风险，在某种意义上直接指向了现代民族国家治理体系的现代化。从医院角度而言，只有构建起完善的医院长效应急管理机制，织密防护网、筑牢筑实隔离墙，才能切实为维护人民健康提供有力保障。

## 第一节　医院应急管理相关概念及理论基础

### 一、突发公共卫生事件

#### （一）定义

根据《突发公共卫生事件应急条例》，突发公共卫生事件是指突然发生，造成或者可能造成社会公共健康严重损害的重大传染病疫情、群体性

① 中华人民共和国教育部政府门户网站。

不明原因疾病、重大食物和职业中毒以及其他严重影响公共健康的事件。

### （二）主要特征

**1. 突发性**

任何事物的形成通常都有一个从量变到质变的过程，即可知性的必然趋势。但突发事件由量变到质变的过程具有特殊性，这种特殊性集中体现在其突发性。突发性是指事件的发生往往是突然的、紧迫的和非预期的。对于一个突发公共卫生事件，在其发生之前，所需的技术手段、设备、物资和经费都不太可能有完全充分的准备。并且，现有的检测手段还不能保证可以迅速查明所有类型突发公共卫生事件的原因，从而可能使有些突发公共卫生事件难以及时有效地得到处置。正是由于突发事件的突发性，使其能够在较短的时间内迅速成为社会关注的焦点和热点，产生巨大影响力。

**2. 公共性**

突发公共卫生事件是一种公共事件，在事件发生区域内或影响范围内的所有人都有可能受到其威胁和损害。如果发生的突发公共卫生事件是传染病暴发，或者引起的原因或媒介具有一定普遍性（如食品、疫苗或药品），还可能威胁其他地区甚至其他国家。因此，突发公共卫生事件一旦发生，其影响绝不仅仅是事件所在地，在很多情况下，还容易造成强烈的跨地区影响。同时，突发公共卫生事件需动用大量社会资源进行有序协调，并在消除公众心理状态和公共评价体系中的不良影响后才能妥善解决。

**3. 紧迫性**

突发公共卫生事件事发突然、情况紧急、危害严重，如不能采取迅速的处置措施，事件的危害将进一步加剧，造成更大范围的影响。所以，应对突发公共卫生事件应在尽可能短的时间内做出决策，采取具有针对性的措施，以便最大限度降低事件的危害性。

**4. 复杂性**

首先，造成突发事件的原因相当复杂。既有纯自然因素造成的突发事件，又有人为因素造成的突发事件，还有自然因素和人为因素共同造成的突发事件，例如 2008 年汶川地震过后应注意防止灾区因形成新的疫情而造成二次创伤。

其次，突发事件的过程十分复杂。突发事件在发展过程中瞬息万变，往往难以准确预测和把握，加之信息的有限性，人们在突发事件面前往往无所适从，这就更增加了其恐慌感并扩大了不安全感。

最后，突发事件的后果复杂。突发事件影响地域较广，涉及人员较多，此行业、此地区的突发事件可能影响到彼行业、彼地区；地方性的突发事件可能演变为区域性的突发事件，甚至演变为国际性的突发事件；非政治性的事件可能演变为政治性的事件；自然性的突发事件可能演变为社会性的突发事件，特别是在当今全球化和信息化的世界里尤其如此。这种连锁反应（如“多米诺骨牌”效应）带来的一个直接后果就是突发事件复杂化，已经超出纯粹的经济、纯粹的政治和纯粹的文化话题，变成一种含有多项内容的综合性社会危机。

**5. 破坏性**

一方面，突发公共卫生事件可导致短时间内人群的发病和死亡，使公共卫生和医疗体系面临巨大的压力，如医疗资源相对短缺、抢救物资不足等，甚至冲击医疗卫生体系本身，威胁医务人员自身健康，造成公众不安，产生焦虑情绪；另一方面，突发公共卫生事件的危害不仅威胁到国民健康，还可对国家和地区的经济、贸易、金融等产生严重的影响，甚至引起一定程度的经济衰退，影响社会的稳定以及国家的安全。

**6. 分布差异性**

突发公共卫生事件在时间、空间和人群分布上存在差异。例如，在空间分布差异上，同为新型冠状病毒肺炎（以下简称“新冠肺炎”），但湖北省内的新冠肺炎疫情要严重于其他省份。除此之外，在我国，南北方地区的传染病类型也不尽相同；在时间分布差异上，不同的季节，传染病的发病率也会不同，比如 SARS 往往发生在冬、春季节，肠道传染病则多发生在夏季。

**7. 传播广泛性**

当前，我们正处在全球化时代，现代交通工具的发展在给日常生活带来便捷的同时，也给我们应对突发公共卫生事件带来了更多挑战。如某一种疾病可以通过现代交通工具跨国流动，而一旦造成传播，就会遍及全球性。另外，传染病一旦具备了三个基本流通环节，即传染源、传播途径以及易感人群，它就可能在毫无国界的情况下广泛传播。

**8. 治理综合性**

突发公共卫生事件的治理需要四个方面的结合。一是技术层面和价值层面的结合。应对突发公共卫生事件不仅需要一定的先进技术，还需要一定的投入。二是直接任务和间接任务相结合。妥善处理突发公共卫生事件使其危害程度最小化，既是民心所向也是间接的社会任务。三是直接责任部门和其他部门相结合。突发公共卫生事件对社会造成的影响并不仅局限在某一特定方面，在治理过程中还需要增强部门之间的协作性和系统性。四是国际和国内相结合。另外，在解决治理突发公共卫生事件时，还要注意解决一些深层次的问题，比如社会体制、机制的问题，工作效能问题以及人群素质的问题。

**9. 持续性**

突发事件的持续性可从两个方面理解：其一，就整个人类的文明进程而言，突发事件从未停止。自地球上有人类以来，突发事件就一直伴随着人类，还将永远伴随着人类。当然，这并不代表人类无法控制和预防突发事件，而是表示每一件突发事件的背后都存在某种必然性，人类只有通过共同的努力来最大限度地降低突发事件发生的频率，减轻突发事件的危害程度以及对人类造成的负面影响。其二，就单个的突发事件而言，突发事件一旦暴发，总会持续一段时间，这符合事物发展的规律，不以人们的主观意志和美好愿望为转移。例如，1985 年以来艾滋病的发病率不断增加，严重危害人们的身心健康，降低生活质量；2003 年，非典疫情引起民众恐慌；近年来，人禽流感疫情使人们“谈禽色变”；2020 年新发的新冠肺炎疫情也给国家造成了多方面的损失①。

### （三）突发公共卫生事件分级

依照《国家突发公共卫生事件应急预案》，根据突发公共卫生事件的性质、危害程度、设计范围，可分为特别重大（Ⅰ级）、重大（Ⅱ级）、较

① 中华人民共和国教育部政府门户网站。

大（Ⅲ级）和一般（Ⅳ级）四级。

**1. 特别重大（Ⅰ级）突发公共卫生事件**

有下列情形之一的为特别重大（Ⅰ级）突发公共卫生事件：

（1）肺鼠疫、肺炭疽在大、中城市发生并有扩散趋势，或肺鼠疫、肺炭疽疫情波及两个以上的省份，并有进一步扩散趋势；

（2）发生传染性非典型肺炎、人感染高致病性禽流感病例，并有扩散趋势；

（3）涉及多个省份的群体性不明原因疾病，并有扩散趋势；

（4）发生新传染病或我国尚未发现的传染病发生或传入，并有扩散趋势，或发现我国已消灭的传染病重新流行；

（5）发生烈性病菌株、毒株、致病因子等丢失事件；

（6）周边以及与我国通航的国家和地区发生特大传染病疫情，并出现输入性病例，严重危及我国公共卫生安全的事件；

（7）国务院卫生行政部门认定的其他特别重大突发公共卫生事件。

**2. 重大（Ⅱ级）突发公共卫生事件**

有下列情形之一的为重大（Ⅱ级）突发公共卫生事件：

（1）在一个县（市）行政区域内，一个平均潜伏期内（6 天）发生 5 例以上肺鼠疫、肺炭疽病例，或者相关联的疫情波及 2 个以上的县（市）；

（2）发生传染性非典型肺炎、人感染高致病性禽流感疑似病例；

（3）腺鼠疫发生流行，在一个市（地）行政区域内，一个平均潜伏期内多点连续发病 20 例以上，或流行范围波及 2 个以上市（地）；

（4）霍乱在一个市（地）行政区域内流行，1 周内发病 30 例以上，或波及 2 个以上市（地），有扩散趋势；

（5）乙类、丙类传染病波及 2 个以上县（市），1 周内发病水平超过前 5 年同期平均发病水平 2 倍以上；

（6）我国尚未发现的传染病发生或传人，尚未造成扩散；

（7）发生群体性不明原因疾病，扩散到县（市）以外的地区；

（8）发生重大医源性感染事件；

（9）预防接种或群体预防性服药出现人员死亡；

（10）一次食物中毒人数超过 100 人并出现死亡病例，或出现 10 例以上死亡病例；

（11）一次发生急性职业中毒50人以上，或死亡5人以上；

（12）境内外隐匿运输、邮寄烈性生物病原体、生物毒素造成我境内人员感染或死亡的；

（13）省级以上人民政府卫生行政部门认定的其他重大突发公共卫生事件。

**3. 较大（Ⅲ级）突发公共卫生事件**

有下列情形之一的为较大（Ⅲ级）突发公共卫生事件：

（1）发生肺鼠疫、肺炭疽病例，一个平均潜伏期内病例数未超过5例，流行范围在一个县（市）行政区域以内；

（2）腺鼠疫发生流行，在一个县（市）行政区域内，一个平均潜伏期内连续发病10例以上，或波及2个以上县（市）；

（3）霍乱在一个县（市）行政区域内发生，1周内发病10～29例，或波及2个以上县（市），或市（地）级以上城市的市区首次发生；

（4）一周内在一个县（市）行政区域内，乙、丙类传染病发病水平超过前5年同期平均发病水平1倍以上；

（5）在一个县（市）行政区域内发现群体性不明原因疾病；

（6）一次食物中毒人数超过100人，或出现死亡病例；

（7）预防接种或群体预防性服药出现群体心因性反应或不良反应；

（8）一次发生急性职业中毒10～49人，或死亡4人以下；

（9）市（地）级以上人民政府卫生行政部门认定的其他较大突发公共卫生事件。

**4. 一般（Ⅳ级）四级突发公共卫生事件**

有下列情形之一的为一般（Ⅳ级）突发公共卫生事件：

（1）腺鼠疫在一个县（市）行政区域内发生，一个平均潜伏期内病例数未超过10例；

（2）霍乱在一个县（市）行政区域内发生，1周内发病9例以下；

（3）一次食物中毒人数30～99人，未出现死亡病例；

（4）一次发生急性职业中毒9人以下，未出现死亡病例；

（5）县级以上人民政府卫生行政部门认定的其他一般突发公共卫生事件。

### （四）突发公共卫生事件应对原则

**1. 预防为主，常备不懈**

坚持底线思维，防患未然，科学确定建设标准，全面提升疫情防控救治能力。对于突发公共卫生事件在暴发前期的细小变化和端倪，不可忽视并存侥幸心理，应将关口前移，加强疾病监测预警等预防控制，确保应急人力、物力等储备充足，实现“早发现、早报告、早预防、早控制”。

**2. 统一指挥，分级管理**

处理已经发生的突发事件应及时高效，相关部门统一指挥、统一部署，各部门职责清晰、分工协作，共同做好突发公共卫生事件的控制处理工作。

**3. 依法规范，措施果断**

应对突发公共卫生事件必须受相关法律法规的约束，不应强调应急任务而违规操作。严格监督相应企业与个人，严格执法，对于违法行为应依据法律对其进行相应惩罚，以保证应急处理工作顺利进行。同时通过法律约束各部门，熟悉和掌握相关法规及其技术方案、操作规程，加强相关知识与操作规程的熟悉度，为处理突发事件夯实基础。

**4. 依靠科学，加强合作**

突发事件的处理需要多方合作，各部门在基于职责处理基本工作之外，还需联合其他部门，互相协调、合作处理突发公共卫生事件。

## 二、医院应急管理概念

### （一）应急管理的起源

应急管理作为一门独立学科，于20世纪60年代起源于西方发达国家，至20世纪90年代迎来了繁荣时期。罗伯特·希斯所著的《危机管理》是该领域的权威范本，书中对其的定义是“一个完美的危机管理必须要采用全方面的危机管理才能发挥真正作用”。世界卫生组织在《社区应急准备手册》中对应急管理的阐述为“应急计划是描述包括处理、恢复以及监督评估可行性和确定内部联系的方案”。

应急管理研究在我国起始于 20 世纪 90 年代，最初主要着眼于国际政治领域的突发事件。1994 年，魏加宁撰写《危机与危机管理》一书，详细论述了危机的理论背景、原则和方法以及决策机制等内容，2003 年 SARS 的暴发使很多学者将应急管理引入公共卫生领域。

### （二）应急管理的基本概念

应急管理是指政府及其他公共机构在突发事件中的事前预防、事发应对、事中处理及事后恢复的过程中采取相应的监测、预警、储备等应急准备以及现场处置等措施。目的是提高突发公共事件发生前的预见能力、事件发生中的防控能力以及事件发生后的恢复能力，降低突发事件危害程度，保障公众生命健康及财产安全，保障社会稳定发展。

### （三）医院应急管理

医院在应急管理体系中至关重要，是处理突发公共卫生事件的关键执行单位。医院应急管理又称为“医院危机管理”或“医院应急能力”，是以卫生应急管理预案为基础，以“预防为主，常备不懈”为思想，贯穿突发事件发酵、暴发、衰亡过程的全过程管理。医院应急管理包括预防、事发、恢复等阶段，它们相互交叉但又有各自的特点，且事发是预防的后续发展，恢复又是事发的后续发展。故医院应急管理即为针对突发公共卫生事件的检查、反应、处理、恢复和评估活动的总称。

## 三、理论基础

### （一）风险管理理论

风险管理最基本的定义是指发现、筛选和实施可用于降低风险水平措施的过程。风险管理确定并分析风险的概率和可能后果，结合受影响机构的脆弱性，确定风险等级并确定需要控制的风险和控制方式，以便及时识别各种风险危险并充分暴露各种问题。

风险管理的目标可分为损前目标和损后目标。损前目标是指采取措施减少风险形成的机会；损后目标是指增强各方协作，尽可能恢复到受损害之前的状态。在卫生应急管理实施中，风险管理的首要目标是损前目标，通过预防和控制风险，使得其对人类社会造成的危害降低到最低水平，保护人民群众健康安全。其次，在考虑成本投入最小化和效益产出最大化的基础上，选择最优的风险管理措施。最后，通过分析、评估等手段，提高卫生应急人员的整体能力。

由于突发事件风险具有客观性和可测性，因此，可通过实施风险管理来减少损失的可能性或降低损失程度，风险管理理论对医院应急管理有重要应用意义，是实现卫生应急管理“预防为主、关口前移”的一项重要基础性工作。

### （二）系统管理理论

系统思想产生革命性变化，起源于黑格尔开创辩证法。进入现代后，系统思想在一定程度上受到19世纪辩证法哲学思想的影响。辩证思想中的相互作用、相互联系的整体性思维方式潜移默化地渗透到了20世纪初的科学理论与科学工程实践中，促成了系统论的诞生和发展。系统管理理论的核心是用系统方法分析管理系统。

作为一种哲学方法论，一般系统论是由美籍奥地利理论生物学家贝塔朗菲（L. V. Bertalanffy）于1937年首次提出。贝塔朗菲批评了当时关于生命体本质“机械论”和“活力论”的片面性观点，指出生命的本质在于它是一种由多个部分相互作用而形成的有机整体。他率先建立起一种“机体系统论”，1948年，机体系统论进一步发展成为著名的“一般系统论”。

20世纪60～80年代，美国管理学家卡斯特（F. E. Kast）、罗森茨威格（J. E. Rosenzweig）和约翰逊（R. A. Johnson）推动系统论进入了深化和实践应用阶段。不仅研究企业、组织涉及管理的活动或者过程，还对组织内部结构或模型进行分析再创建系统模型。该理论最初认为，人和物构成系统即“两因素论”，随后发展为人和物还有环境共同构成系统即“三因素论”。

系统管理理论有利于促进医院完善组织机构，健全应急制度、监测预警等应急保障体系，从而建立突发公共卫生事件长效应急管理机制。

### （三）公共危机管理理论

公共危机是指突然发生的公共事件对公众的正常生活、生产秩序以及生命财产造成威胁，给社会组织、系统的运行及正常生活秩序造成重大影响并危及公众生命、财产以及环境安全的一种紧急事件或紧急状态。公共危机的特点包括突发性且紧急性、不确定性且易变性、危害性且破坏性、社会性且扩散性。根据公共危机管理的过程将公共危机理论划分为以下几种说法：

第一，二阶段理论。由斯奈德和狄辛所两人创建，将危机分为危机前阶段和危机发生阶段两种，判断危机前阶段是否转变为危机发生阶段在于是否跨越危机警戒线。

第二，三阶段理论。由那纳美克提出，将危机分为危机暴发前、危机发生中、危机结束后三个阶段。第一阶段要求人们在危机暴发前做好防范措施，建立早期预警系统；第二阶段要求制定应对危机的策略，在危机发生后将破坏程度降到最低；第三阶段是危机结束后采取各种措施尽可能挽救损失。

第三，四阶段论理论。是目前为止学术界较为认同和广泛流传的理论。不同的研究人员根据各自的标准，提出了不同的四阶段论。PPRR 四阶段理论是较为广泛应用的理论。美国联邦紧急事务管理局 PPRR 的基础上进行了修正，提出了“MPRR”模式。罗伯特·希斯在他们研究的基础上又提出了“4R”模式（见表 1－1）。

**表 1－1　　不同学者的四阶段理论含义**

| 四阶段理论 | 第一阶段 | 第二阶段 | 第三阶段 | 第四阶段 |
| --- | --- | --- | --- | --- |
| PPRR 理论 | 预防（prevention） | 准备（preparation） | 响应（response） | 恢复（recovery） |
| “MPRR”模式 | 减缓（mitigation） | 准备（preparation） | 响应（response） | 恢复（recovery） |
| “4R”模式 | 消减（reduction） | 响应（response） | 预备（readiness） | 恢复（recovery） |

公共危机管理理论对医院建立长效应急机制的启示包括：充分发挥公共危机管理理论的作用，指导医院及时做好卫生应急管理的基础工作，将危机消减、危机预备、危机响应和危机恢复四个危机管理模块贯穿在医院卫生应急管理的全过程。

## 第二节　重大疫情期医院应急管理存在的共性问题

由于我国突发性公共卫生事件应急系统的建立相较于其他国家起步较晚，重大疫情期间医院应急管理体制机制很不健全，导致很多医院在面对新冠肺炎、SARS 等重大疫情时，暴露出一系列问题。

### 一、计划阶段

在突发公共卫生事件应急管理工作中，事前预防工作是其重要环节。我国应急管理的重要指导方针是“居安思危，预防为主”，可见事前预防对公立医院应急管理工作的重要性。事前预防管理的意义在于尽可能减少突发公共卫生事件、灾难事故等的发生频率，通过事前准备尽量降低这些事件发生所带来的人员伤害及财产损失，并通过有效预防提高对事件处理的能力。

#### （一）应急监测预警问题

**1. 传染病监测预警系统有待进一步完善**

目前，我国传染病监测系统已从旧有的人工上报方式发展到信息化上报方式，但在面对新发重大传染病时，仍存在一些问题。第一，时效性较低。由于传染病报告卡是一种对已知的 ICD－10 诊断编码的判断结果，因此，对新发重大传染病的确认需要较长的时间周期。第二，准确度较低。传染病报告卡从发现到上报需要三级人工审批，这一流程中人为干扰因素较多，可能会降低其准确性。第三，灵活性较低。传染病预警系统的预警模型本质上是规则模型，只能对已知疾病进行检测和预警。第四，透明度较低。传染病上报是逐级审核汇总上报，缺乏透明性，应对新发重大传染病流行存在缺陷。

**2. 辅助性监测预警系统不健全**

对于一些医疗过程或医院运行中可能造成加重病人负担、引起医疗纠纷等不良后果的潜在事件（如由于病房门口地板上有积水，有些员工和患者发生跌倒，不处理可能会衍生其他不良后果），管理人员应快速识别潜在风险，并及时进行上报处理，采取预警措施，适时消灭风险。

此外，在重大疫情期，安全预警工作尤为重要。虽然大部分医院都建立了监控系统，但还存在部分盲区及死角，医院的监控系统也无法准确识别判断监控内的暴力分子、恐怖分子和涉毒人员身份，这对重大疫情期医院安全预警工作也是一大隐患。

**3. 应急监测信息系统不通畅**

应急信息传递，不仅是在单个医院范畴内进行信息传递，还包括医院与医院之间、医院与其他应急救援单位之间、医院与媒体之间信息的沟通。目前我国医院缺乏系统监测体系和多平台支撑协作体系，信息获取渠道单一，且并没有对信息进行汇集整理，各部门之间由于信息传递不畅，造成内部联动性不足。

### （二）应急预案问题

**1. 应急预案缺乏针对性**

应急预案是医院应对新发重大传染病工作的核心，是实际操作中的理论和行动依据。然而，当前很多医院的应急预案大部分是照搬国家及地方卫生部门的应急预案模式，没有根据本机构所处环境及自身特点采取更有针对性、更具体的措施，流于形式的应急预案与制定预案的初衷背道而驰，难以应对真实发生的突发公共卫生事件。

**2. 应急预案可操作性不强**

医院的应急预案制定略显粗糙，操作性不强，其中多是系统概述，表述并不十分清晰，没有涉及具体的操作流程，导致医务人员在实际应用中存在诸多问题，影响医院管理工作的有序进行，也无法发挥应急预案应有的价值。此外，应急预案并没有进行定期修订，部分预案内容已无法实际应用于实践中。

**3. 应急预案缺乏系统性**

应急预案编制过程中，主要是把应急预案编制下分给各个职能部门，再把各个职能部门制定的预案直接收录，没有将各部门预案相关之处进行关联。因此，院内应急预案种类繁多，缺乏系统性整合，在实际中不能发挥较大作用，且无形中加重了员工学习负担，不利于应急管理工作的顺利开展。

**4. 应急预案缺乏协同性**

现有的应急预案中，关于职责划分相对不清晰。此外，缺乏多部门、跨行业的综合预案演练实践。面对此次新冠肺炎，虽然有普通医院改建定点医院、建设方舱医院等措施的落实，但仍出现部分医院感染防控措施不到位、管理混乱和部分患者无处就医的现象。

### （三）应急演练问题

部分医院定期在院内或联合多部门开展模拟演练活动，有一定的危机意识，但与应急预案类似，也存在流于形式的问题，最终取得的效果差强人意。首先，大部分医院虽然较重视对医疗服务和消防安全的管理，经常进行突发医疗纠纷和消防事件的演练，但较为缺乏对信息故障、传染病等突发事件制定针对性应急培训及演练年度培训计划，缺乏应急培训和演练方案，因此，在突发公共卫生事件发生时，无法保证各部门能够根据平时演练所积累的经验及时开展有序、有效地救援。其次，应急知识与技能培训缺乏制度化、规范化，培训方式比较单一，缺少与外部组织协同性的演练。

### （四）应急保障问题

应急保障基础决定了应急管理的有效性，主要包括应急组织管理、应急人员管理和应急物资管理。

**1. 应急人员综合能力不强**

医院的应急小组往往由多个部门组建而成，应急小组成员不固定，随机组合性强，水平参差不齐，面对突发疫情时存在部门职责不清、协调性不够、不能有效沟通、反应不够迅速等问题。

**2. 应急培训力度不足**

医院结构复杂，人流量大，所开展的应急培训却多针对医务人员和行政人员，忽视了后勤管理人员与患者；同时，院内的安全教育内容单一，缺乏针对性，吸引力不足，难以达到预期宣传效果。

**3. 应急物资保障不充分**

医院虽然有一定防护、消毒用品等应急物资的储备，但是在储备场所和快速更新调运机制方面还存在明显不足。大部分医院应急物资目录更新较慢，若要领取使用还需经层层申报批准，效率较低，无法高效应对突发疫情，影响应急救援。面对新发重大传染病的暴发，尤其是在疫情初期，大量患者涌入，很多大型综合医院出现了应急准备能力不足、仓促应对的尴尬局面。如何平衡医院应急物资储备不足和资源浪费，以及解决医院间物资分配不合理的现象是亟待解决的问题。

## 二、执行阶段

执行阶段是应对重大突发公共卫生事件的关键阶段，计划阶段制定的各项方案措施只有在执行阶段中得到充分落实才能发挥其最大价值。执行阶段工作完成程度将直接影响到突发公共卫生事件的处理结果。

### （一）应对与救援措施不够灵敏

**1. 医务人员危机意识淡薄**

实际上，目前医院仍更加重视医疗工作，医院内工作人员关于突发事件的应急意识普遍淡薄，没有时刻做好充分准备。另外，医院之前虽已制定相关应急预案，但仍无法确定何时开启或执行应急预案，缺乏统一指挥和引领，因此无法及时妥善处理突发事件。

**2. 医院内部组织缺乏协同联动性**

面对突发事件，医院应急管理需要院内多部门之间合作，要求各部门及时收集指导部门工作的相关信息。然而，医院的信息传递层级较多，还未完全建立各部门之间应急专用的信息共享系统，导致传递效率低下，延误疫情判断。除此之外，医院内部各职能部门各司其职，专业性较强，分工较细，管理较分散，内部缺乏整体联动性。

### （二）缺乏协调联动的应急信息系统

应急信息系统是由基础设施、信息资源、信息应用服务系统、信息技术标准体系及信息安全保障体系等整合成的共享、高效的信息系统，它服务于应急管理的全过程，包含预防、准备、响应和恢复等阶段。SARS 疫情后，我国医院经过多年的不断努力与实践，疫情信息采集与传递能力显著提升，在应对突发疫情时与上级部门的联系与沟通越来越通畅，信息上报工作也较及时。但面对疫情相关的社会舆论，医院信息治理能力仍普遍欠缺，没有充分发挥其在疫情防控中寻找危机苗头、满足信息需求、引导公众舆情、创造积极形象的作用。例如，在新冠肺炎疫情暴发初期，在微博、朋友圈等社交网站上许多防治新冠肺炎的不实消息大肆传播（如一些“秘方”“神器”等），而医院忽视与社会媒体的密切联系，未及时向社会公开信息，引起很多误解，给疫情防控造成消极影响。

## 三、检查处置阶段

检查和处置阶段是应对突发公共卫生事件的最后环节，发挥着至关重要的特殊作用。这一阶段应注重检查实际执行效果与预期效果是否存在差距，重点反思、总结在计划阶段和执行阶段中积累的宝贵经验，为日后应对突发公共卫生事件提供借鉴。

疫情后续评估问题：

**1. 不善于反思总结经验**

突发疫情处理完毕后，医院理应对疫情处理的整体情况进行反馈评估，但实际中往往缺乏反思意识，过多注意应急管理过程中好的方面，并对其进行表扬鼓励，忽视亟须改进优化的部分，导致医院在每一次突发疫情中都处于被动应对的状态，无法建立医院长效应急管理机制。

**2. 未充分把握健康宣教“窗口期”**

辩证视角下，突发事件中也孕育着机遇。尽管新冠肺炎等重大疫情给社会经济和居民健康造成重大威胁，但这些疫情也启发很多民众重视健康，崇尚医学科学。因此，疫情防控过程就是向公众进行健康宣教的最佳“窗口期”，而大部分医院普遍不重视通过疫情防控向民众普及健康知识。

## 案例一：河南省某三甲医院新冠肺炎疫情应急管理总体方案[①]

新冠肺炎疫情防控事关人民群众生命健康安全，形势严峻，责任重大。作为省级定点救治医院之一，河南省某三甲医院高度重视新冠肺炎疫情防控，按照省委省政府和省卫健委党组的安排部署，迅速响应，第一时间成立领导组织，制定方案、抽调专家、建立机制、规范流程、明确责任，采取了最严密的防控措施、最规范的防控救治，抽调最精干的医护团队，举全院之力，做好新冠肺炎疫情防控，确保做到“早发现、早诊断、早隔离、早治疗”，切实保障和维护人民群众生命健康安全。

### 一、要深入学习贯彻习近平总书记重要讲话指示精神，坚决打赢新冠肺炎疫情防控阻击战

#### （一）迅速响应，强化领导

疫情就是命令，防控就是责任！2020 年 1 月 20 日，在河南省新冠肺炎疫情防控会议后，医院第一时间召开专题院长办公会研究部署新冠肺炎疫情防控，制定了《河南省某三甲医院新型冠状病毒感染的肺炎防控工作方案》，成立了河南省某三甲医院新型冠状病毒感染的肺炎防控工作领导小组，党政主要负责人双挂帅，全体班子成员参加。领导小组下设专家组、救治组、保障组、采供组、材料组、宣传组 6 个专项工作组。

2020 年 1 月 30 日，院党委常委会召开扩大会议，深入学习贯彻习近平总书记关于新型冠状病毒感染的肺炎疫情防控工作重要讲话指示精神，传达学习中共中央《关于加强党的领导、为打赢疫情防控阻击战提供坚强政治保证的通知》及河南省委常委会扩大会议关于“全面加强党的领导，坚决打赢疫情防控阻击战”的具体要求，以及省纪委书记任正晓关于新冠肺炎疫情防控工作的有关批示。结合医院实际，制定印发了《关于全面加强党的领导　坚决打赢疫情防控阻击战的通知》，要求全院各基层党组织和广大党员充分发挥战斗堡垒和先锋模范作用，进一步扛牢政治责任，甘

① 笔者根据河南省人民医院资料整理。

于担当尽职，勇做先锋模范，在新冠肺炎疫情防控一线锻炼队伍、发挥作用、接受考验，让党旗在新冠肺炎疫情防控一线高高飘扬，让党员徽章在新冠肺炎疫情防控一线熠熠生辉。各党支部、广大党员纷纷请战，主动请缨，要求到新冠肺炎疫情防控的第一线、最前线，涌现出夫妻携手同战“疫”等不少感人事迹。

### （二）靠前部署，一线指挥

新冠肺炎疫情发生以来，全院启动应急响应机制，医院党政主要负责人挂帅，一线指挥，现场部署，经常带领相关部门深入预检分诊、发热门诊、留观隔离病房等防控一线，查看流程、完善机制、明确责任，提出具体要求。多次组织召开新型冠状病毒感染的肺炎防控工作组成员会、现场会，对新冠肺炎疫情防控工作进行再部署、再安排，统一思想、提高认识，要求各部门全员在岗、值班值守、通力协作，提高政治站位，坚决服从命令，不打折扣把各项防控工作落实落细。书记、院长多次带领分管领导、相关职能和业务管理部门深入发热门诊、留观隔离病房等防控一线实地查看，对预检分诊、留观隔离、医护人员防护、应急物资调配保障等提出具体要求；坚持每日到门（急）诊和公共卫生医学中心，察看红外线测温位点、分流就诊标识、预检分诊、留观隔离等工作，确保防控措施再细化、防控责任再压实、防控物资保障再调配。同时高度重视确诊患者救治工作，落实多学科专家会诊制度，科学制定治疗方案，确保救治有力有效。

### （三）建立机制，完善制度

在印发《河南省某三甲医院新型冠状病毒感染的肺炎防控工作方案》中，明确了各部门相关职责及措施，制定发布新型冠状病毒感染的肺炎防控工作各项工作制度，启动全院应急响应，建立“11 项工作机制”。一是院领导 24 小时双值班驻守制。院领导班子成员双人 24 小时在院驻守值班，遇突发紧急情况，须 5 分钟内抵达现场。二是重点科室带班值守制。呼吸科、感染性疾病科、疾病预防控制科、儿科、老年医学科、急危重症医学部等相关科室和职能部门，全员在岗值守，科室负责人带班。遇突发紧急情况，带班值守人员须 3 分钟内到达现场。三是公共卫生医学中心专楼专用制。把公共卫生医学中心作为新型冠状病毒感染的肺炎救治专用病房，配备专职人员、专用车辆等。四是全院全员每日每岗培训制。加强对新型冠状病毒感染的肺炎防控相关培训，培训到全员全岗，包括所有院领导和中层干部。五是新型冠状病毒感染的肺炎防控工作组全员值守制。新型冠状病毒感染的肺炎防控工作组及各成员组的全体人员做好值班值守，院内会诊须5分钟内到齐，省内会诊确保即时出发。六是新冠肺炎疫情防控团队高年资、高职称、精英制。选派高年资、高职称、有经验的人员，作为新型冠状病毒感染的肺炎救治的主力军。七是主动邀请院外专家、属地相关机构来院检查督导制。主动邀请省、市卫健委相关部门领导，邀请省、市及属地疾控中心专家，来院检查、指导工作，确保我院新型冠状病毒感染的肺炎防控工作科学、规范。八是应急物资储备随用随有制。采供办、医学装备部、后勤保障部等部门做好各项应急物资采购、储备及供应，保证随用随有。九是班前班后每日总结报告制。专人负责新型冠状病毒感染的肺炎防控工作日报，确保每日工作情况上报至院领导班子成员和防控工作组成员。十是信息宣传传播安全审批制。做好新型冠状病毒感染的肺炎防控工作信息传播把关审核，严肃自媒体发布纪律，相关信息均由新型冠状病毒感染的肺炎防控工作组把关后，由医院统一发布。十一是主动与相关部门汇报、对接、沟通制。由新型冠状病毒感染的肺炎防控工作组办公室负责，及时做好与省、市卫健委，省、市及属地疾控中心，省、市级属地新冠肺炎疫情防控领导机构，以及国家有关部门工作小组及有关专家的汇报、对接与沟通，积极主动汇报工作，争取指导和支持。

**（四）全员培训，规范流程**

多次组织开展全员新型冠状病毒感染的肺炎防控工作培训，要求全体人员高度重视防控工作，并对各专科主任、副主任、亚专科主任、三级医师、质控员进行了新版诊疗指南、院感防护的培训，同时要求做好科内培训，做到防控知识培训全员覆盖。此外，对重点部门、岗位的人员进行针对性的强化培训。组织编写了《新型冠状病毒感染的肺炎防控健康教育手册》《新型冠状病毒感染的肺炎防控知识手册》，发放至各科室、每位职工学习掌握。完善会诊各项流程，确保人员到位。收集整理各相关科室新冠肺炎疫情防控期间会诊专家排班，形成新冠肺炎疫情防控会诊专家排班表，保证需要会诊时，会诊专家及时联系到位。

## 二、建立“区域分设、双向引流、专楼专用、精准防控”模式，全力做好新冠肺炎疫情防控救治

探索建立“区域分设、双向引流、专楼专用、精准防控”新型冠状病毒感染的肺炎防控模式，并借助智慧医疗助力新冠肺炎疫情防控。

### （一）区域分设、双向引流，把好体温监测关口

医院体温检测关口覆盖各个病房楼和诊疗区域，实行预检分诊初筛引导。在病人就诊集中的东门诊、西门诊、急救中心，分设3个预检分诊处，对发热病人进行初筛、引导就诊。在公共卫生医学中心开设感染发热门诊，收治经流行病学评估、与武汉相关的发热病人；在门诊西区二楼开设急诊呼吸门诊，收治与武汉不相关、无明确流行病学史的发热病人。经过体温监测、预检分诊的分流，两类发热病人分别被引导到不同区域诊治，就诊更加有序。

### （二）专楼专用、精准防控，加强留观、隔离、重症病人救治管理

医院公共卫生医学中心使用坚持平战结合，平时主要承担感染性疾病防治、肝病防治以及在推进医防结合方面发挥专业引领作用。2020年1月27日实行全楼封闭，作为新型冠状病毒感染的肺炎防控的专用区域，专楼专用。1楼作为发热门诊、2楼作为实验室、3楼作为隔离病房、4楼至6楼为留观病房、7楼为医务人员工作及生活区、8楼为重症病房，邀请省卫健委专家来院指导专用病房设置、发热患者就诊流程、防控措施落实等，帮助完善功能分区和救治流程。

### （三）选派高年资、高职称医护团队进驻，确保精准防控救治

医院公共卫生医学中心隔离病区第一批派驻医护人员107人，其中医师46人，护理人员59人，医务部、护理部各派出1名副主任。先后组织3批医护队伍梯队志愿者，定期轮换。特别是省卫健委下发关于取消春节放假做好新冠肺炎疫情防控工作的紧急通知后，全院干部职工充分发挥“敬佑生命、救死扶伤、甘于奉献、大爱无疆”的精神，全员上岗，许多医护专家主动请战，积极要求到新冠肺炎疫情防控一线、保障服务支持一线。目前，第一批医护团队已按照规定到省委党校隔离，第二批医护团队已进驻。

### （四）加强感控管理，杜绝交叉感染

医院积极收集整理各种近期新型冠状病毒感染防控方案、指南等文件，组织编写了《河南省某三甲医院新型冠状病毒医院人员感染防控手册》。根据《医疗机构内新型冠状病毒感染预防与控制技术指南》的文件精神，拟定《新型冠状病毒感染预防与控制核心管理要求》，拟定全院各级各类人员新型冠状病毒肺炎感染培训计划。制作隔离患者外出检查流程、隔离患者标本转运路线流程，科学处置医疗废物。

### （五）多区多院联防联控，互联智慧健康服务线上支撑

从作为省级定点医疗救治机构的院本部，延伸到社区卫生服务中心，充分发挥河南省某三甲医院第一、第二医院社区卫生服务基础定位和二级医院基本医疗服务功能的城市新型卫生健康服务中心的作用，把社区卫生服务基础功能与新冠肺炎疫情防控工作有机融合，下沉延伸到社区、街道，入户服务到家庭、居民、群众。以公共卫生医学中心远程会诊平台为中心，联通河南省某三甲医院互联智慧分级诊疗医学中心、互联智慧健康服务院，建立便捷快速的专家团队救治会诊信息平台；联通十几家县级定点医疗机构，在做好省级定点防控救治工作的同时，加强对基层医疗机构防控救治工作的指导；在河南省某三甲医院互联智慧健康服务院开设新型冠状病毒感染的肺炎防控咨询云门诊，组织呼吸科、感染科专家坐诊，接受线上咨询答疑；对96195服务专线接线专员进行防控知识培训，每天接听热线咨询100多人次。自新冠肺炎疫情防控工作开展以来，截至2021年2月3日，96195电话总量4275个，咨询新型冠状病毒感染的电话653个；与协作医院开展远程会诊112例，其中会诊新型冠状病毒感染者12例，高度疑似新型冠状病毒感染病人28例；互联智慧健康服务院云门诊共完成问诊5234人次，其中新型冠状病毒感染的肺炎线上咨询4087人次。

## 三、全员参与，做好医用物资、后勤保障支持

### （一）多渠道筹措应急物资

医院成立应急采购小组，确保应急物资保障供应。多方位积极联系寻找供应商，定购口罩、隔离衣、护目镜、消毒用品、感染ICU医疗设备等，完善发热门诊药房药品目录，根据省卫健委文件和有关防治指南，结

合临床意见，完成药品阿比多尔的临时采购配备，建立应急物资清单，固定人员专人配送、立即配送，面向社会征集应急物资捐赠，向河南省慈善总会、郑州市慈善总会等争取支持帮助，全力保证医用耗材、医用设备和后勤物资供应，努力保障后勤物资、医疗设备、医用耗材、防护用品、医用气体、药品等随用随有。

**（二）全方位做好后勤保障**

落实发热门诊分诊等候区用房，配备空调、照明灯、候诊椅等服务设施，完成人流、物流通道无障碍整改。对全院科室巡查，确保信息系统及业务流程可正常运行；解决关于急诊分诊台、发热门诊等调配人员信息权限问题；配合相关部门进行权限调整、设备安装调试、系统设置等工作。在发热门诊配备4台自助机，确保24小时正常使用。完善发热门诊标识标牌，建立临时发热病人候诊区，扩大发热门诊区域，增加发热门诊诊间，增设发热患者预检分诊处；供餐、物业、保安专人专管，切实做好一线医护人员的生活保障服务。

**（三）签立军令状，加快筹建隔离病房**

为落实河南省卫生健康委要求，我院增加新型冠状病毒感染的肺炎专用床位的部署，确保新型冠状病毒感染的肺炎患者得到及时、高效、安全的救治，2020年2月1日上午，医院新冠肺炎疫情防控领导小组召开会议，迅速部署改建应急专用隔离病房。为确保尽快建设、尽早投入使用，应急专用隔离病房筹建工作小组和承建单位双双立下军令状，表示将全力以赴，确保15天内建成投入使用。应急专用隔离病房框架结构建筑面积1500平方米，可收住100多位患者，建成后主要用来收治新型冠状病毒感染的肺炎患者，在承担新冠肺炎疫情救治时，急救中心、应急专用隔离病房、公共卫生医学中心之间既相互独立，又保持联通，可形成独立的诊疗区域，避免在医疗救治中发生交叉感染。

2020年2月2日上午，河南省某三甲医院首例治愈的新型冠状病毒感染的肺炎患者治愈出院，2月3日第二例感染确诊患者治愈出院，这是信心更是力量。面对复杂严峻的新冠肺炎疫情防控形势，作为人民的医院，作为担负维护全省一亿多人民群众生命健康重任的龙头医疗卫生单位，作为新型冠状病毒感染的肺炎救治省级定点医院，院党委将坚决贯彻落实习近平总书记对新冠肺炎疫情防控的重要指示精神，坚决贯彻落实党中央、省委重大决策部署，坚决贯彻落实省卫健委党组关于河南省新冠肺炎疫情防控的具体工作安排和重点防控措施，牢记人民利益高于一切，把打赢新冠肺炎疫情防控阻击战作为当前的重大政治任务，把维护人民群众生命安全和身体健康放在第一位，准确把握、全面贯彻坚定信心、同舟共济、科学防治、精准施策的重大要求，举全院之力，全力以赴打好新冠肺炎疫情防控阻击战。

# 第二章

# 医院灾害脆弱性分析

## 第一节 灾 害

### 一、基本概念

灾害是指不良事件发生时，人类生存与发展最基本的维持受到破坏，且超过了人类处置能力。在医学领域，人们对灾害事件的理解通常是医疗机构发生的内部灾害，是造成医院医疗运作能力降低的直接原因。然而，医院作为所在区域灾害事件的医疗救治承担者，当外部灾害事件发生时，其也会承担相应医疗救治任务，此时医疗需求急剧增加，进而影响医疗机构的正常运行。故只要是导致医疗环境被严重破坏、医疗工作受到严重干扰或医疗需求急剧增加的事件均可被认定为“灾害事件”。

### 二、灾害分类

#### （一）按成因分类

灾害按原因可分为自然类灾害、技术类灾害和人为类灾害。自然类灾害往往会随着时间的推移再次发生，而技术类灾害会随着技术的变化和人类行为方式的改变而改变。自然类灾害可分为地质灾害（地震、海啸、火山爆发、山体滑坡、塌方、地壳下陷、冰川滑落等）、气象灾害（洪水泛滥、干旱、火灾、寒潮、极端天气、雷击、饥荒、磁暴等）、生物类灾害（人畜新患病等）。技术类灾害包括中央计算机、主机、软件、辅助设备、通信、供电损坏或供应不足等。人为类灾害可分意外类灾害（危险物品类、爆炸类、交通事故类、建筑倒塌类、燃料短缺、环境污染等）和蓄意破坏类灾害（恐怖主义、破坏、暴动、战争等造成的灾害）。

### （二）按时间分类

按照其发生时间的紧迫程度，可分为突发性灾害、渐发性灾害和环境灾害。渐发性灾害包括土地沙漠化、干旱、饥荒等，环境灾害包括臭氧层变化、水土流失、酸雨等。虽然这两种灾害对人类社会也会造成很大危害，但较突发性灾害而言，渐发性灾害和环境灾害有一定的预警时间，如果应对措施得当，一般不会导致局部大量人员伤亡。从世界范围来看，导致重大损失的灾害大多属于突发性灾害，如地震、海啸、台风等。虽然现代科学技术高度发达，突发性灾害预警仍是悬而未决的“世界性难题”，在可以预知的将来，突发性灾害仍是灾害医学救援的主要类型。

## 三、医院灾害

医院灾害可分为四类：自然灾害类、技术事故类、人员伤害类、危险品伤害类。自然灾害类如干旱、洪水、地震、台风、流行病大暴发等。技术事故类如火警报警系统故障、污水处理系统故障、信息系统故障等。人员伤害类如医疗纠纷、爆炸物威胁、劫持人质、新生儿被盗等。危险品伤害类如放射性物质暴露、危险性气体泄漏等（见表2－1）。

**表2－1　灾害与医院灾害分类**

| | | | |
|---|---|---|---|
| 灾害 | 按成因分类 | 自然类 | 地震、海啸、火山爆发、山体滑坡、塌方、地壳下陷、冰川滑落、洪水泛滥、干旱、火灾、寒潮、极端天气、雷击、饥荒、磁暴、人畜新患病等 |
| | | 技术类 | 中央计算机、主机、软件、辅助设备、通信、供电损坏或供应不足等 |
| | | 人为类 | 危险物品类、爆炸类、交通事故类、建筑倒塌类、燃料短缺、环境污染，恐怖主义、破坏、暴动、战争等 |
| | 按时间分类 | 突发性 | 地震、海啸、台风等 |
| | | 渐发性 | 土地沙漠化、干旱、饥荒等 |
| | | 环境性 | 臭氧层变化、水土流失、酸雨等 |

续表

| | | | |
|---|---|---|---|
| 医院灾害 | 按成因分类 | 自然灾害类 | 干旱、洪水、地震、台风、流行病大暴发等 |
| | | 技术事故类 | 火警报警系统故障、污水处理系统故障、信息系统故障等 |
| | | 人员伤害类 | 如医疗纠纷、爆炸物威胁、劫持人质、新生儿被盗等 |
| | | 危险品伤害类 | 放射性物质暴露、危险性气体泄漏等 |

# 第二节　脆　弱　性

## 一、定义

脆弱性是指由于系统（子系统、系统组分）对系统内外扰动的敏感性及缺乏应对能力从而使系统的结构和功能容易发生改变的一种属性。在灾害管理、公共健康、土地利用、可持续发展等领域均有应用。

## 二、特征

系统的脆弱程度是相对的、动态的，会随着系统内部结构或其特征的改变而改变，且可以通过改变自身因素或人为因素进而改变内部结构和风险暴露形式，提高风险抵抗能力和系统稳定性，降低脆弱性程度。不同的研究视角、研究领域都可能形成不同的脆弱性分析，脆弱性包括人类学、社会学等多个维度，前者是指人类内在的脆弱性条件，后者是指由自然环境和社会环境变化所导致的敏感性增加，产生了脆弱性空间和脆弱性人口（见表2-2）。

**表2-2　　　　不同研究机构及学者对脆弱性的理解**

| 机构及学者 | 年份 | 定义 | 组分 |
|---|---|---|---|
| 政府间气候变化专门委员会（IPCC） | 2007 | 脆弱性是一个系统所受气候变化和变化的性质、程度和速率、敏感度和适应能力的函数 | 暴露度、敏感度和适应能力 |

续表

| 机构及学者 | 年份 | 定义 | 组分 |
| --- | --- | --- | --- |
| IPCC | 2014 | 系统受到不利影响的倾向 | 敏感、易受伤害、应对和适应能力 |
| ETC－CCA&ETC－SIA | 2012 | 脆弱性是一个系统所受气候变化和变化的性质、程度和速率、敏感度和适应能力的函数 | 暴露度、敏感度和适应能力 |
| 世界自然保护联盟（IUCN） | 2010 | 脆弱性是一个系统所受气候变化和变化的性质、程度和速率、敏感度和适应能力的函数 | 暴露度、敏感度和适应能力 |
| 欧洲经济区（EEA） | 2017 | 系统受到不利影响的倾向 | 敏感、易受伤害、应对和适应能力 |
| 联合国救灾办公室（UNDRO） | 1980 | 因发生某一特定规模的自然现象而造成的对处于危险中的某一特定元素或其中一组元素的损失程度，并按（无损害）0至1（总损失）的比例表示 | 损失程度 |
| 联合国国际减灾战略（UNISDR） | 2009 | 社区、系统或资产的特点和环境，使其容易受到危险的破坏性影响 | 系统属性 |
| 特纳（Turner） | 2003 | 脆弱性是指系统、子系统或系统组件由于暴露在危险中而可能受到伤害的程度，无论是扰动还是压力 | 暴露度、敏感度和适应能力 |
| 斯文·福斯（Sven Fuchs） | 2011 | 强调学者在风险及脆弱性相关研究中，必须清楚地描述和界定在每项研究中考虑的风险和脆弱性评估的组成部分 | 根据学者的研究目的，进行清晰描述 |

资料来源：杨伟超. 山洪灾害多尺度格局演变分析与脆弱性评估调控研究［C］. 天津大学，2018.

# 第三节　灾害脆弱性分析

## 一、定义

灾害脆弱性分析（hazard vulnerability analysis，HVA）指通过查找和确定易受危险侵袭的问题，分析预防和应对措施，为制定应急预案提供参考，从而减少风险和损失。

### 二、维度

灾害发生的历史、脆弱性、最大威胁和可能性是系统全面分析灾害脆弱性的四个维度。

其中，历史指对灾害的历史记录。灾害发生的频率和严重程度对于预测未来灾害再次发生的可能性有重要作用，同时也能为其他灾害预防提供宝贵信息。

脆弱性是指系统对内外扰动的敏感性及缺乏应对能力，结构和功能而易改变的属性。脆弱性的大小与地理位置和设施的结构、类型具有很强的关联性，如洪水泛滥与地势、植被情况等影响因素有关。

最大威胁指灾害能够造成的最大的威胁或最坏的情况，是灾后重建和恢复的重要决策依据。

可能性是未来发生灾害的可能性，是在确定优先灾害、备灾情况和防灾规划时需要考虑的另一个重要因素。

### 三、重要性

灾害脆弱性分析是各级医院科学评估突发事件不可缺少的步骤，有利于及时发现医院面临的潜在风险，并对潜在风险因素进行优先规划，明确应急管理工作的重点和方向，明确突发事件对医院正常运营和保障功能实现的影响，各级医院有必要根据本院实际情况进行灾害脆弱性分析，在灾前做好预警分析，有针对性地制定应急管理预案，从而更有效地应对非常规突发事件的挑战。

## 第四节　医院灾害脆弱性

### 一、定义

医院灾害脆弱性是指医学领域特定系统、次系统或系统的成分因灾害、压力或扰动而可能遭受的伤害，即医院受到某种潜在灾害影响的可能性以及它对灾害的承受能力。医院灾害脆弱性是某种灾害发生的动态可能性，可能对医院产生直接或间接影响，主要表现为损害医疗环境，医疗需求陡然增加，干扰医疗工作，并受到灾害严重程度、医院抗灾能力的影响以及院内院外多因素的制约。同时，大部分学者也将医院灾害脆弱性定义为：在特定的医学系统下，由于系统暴露于灾害、压力或者扰动下可能经历的伤害，以及医院应对灾害事件的处置能力与承受能力。

## 二、新冠肺炎疫情期间医院灾害脆弱性现状

新冠肺炎疫情是新中国成立以来在我国发生的传播速度最快、感染范围最广、防控难度最大的一次重大突发公共卫生事件。医院在新冠肺炎疫情中受到了很强的冲击，也同时反映出无论是国内还是国外应对突发公共卫生事件时都存在脆弱性。在医疗卫生方面，卫生系统内部难以与其他相关部门达到高效合作，医疗机构易出现“轻敌”的现象，医务人员防护意识不强，操作不规范，造成部分医务人员感染新冠肺炎，加重群众恐慌；在公共卫生方面，由于新冠肺炎疫情初期对病毒的传播机制与致病机理认识不足，对人员的聚集与分散管控不到位，部分医院由于资金的原因，无法进行严格的消毒作业或者消毒设施不符合要求，无法及时进行防疫，容易造成新冠肺炎疫情暴发；在卫生管理方面，医院对卫生防疫工作不够重视，部分医院的医生数量严重不足，新冠肺炎疫情报告滞后，存在不报、迟报、漏报的严重现象；在卫生经济方面，医院的业务量与收入减少，防疫物资的需求在不断增长，并且由于防疫物资的紧缺，其价格也在持续飙升，出现了医院难以维持运营的现象；在医护人员心理方面，高强度负荷工作的情况下，面对新冠肺炎疫情形势的严峻、执行操作的艰难与职业暴露，让医务人员内心充满恐惧与情绪困扰，同时也在担忧家人与朋友的安全。

新冠肺炎疫情对医院来说既是挑战也是机遇，不仅仅能反映出医院灾害的脆弱性，也能让医院更好地给自己定位。总结宝贵经验，及时梳理管理流程，完善相关制度，调整医院整体规划，从而快速有效控制突发公共卫生事件，减少其对社会和人民群众的危害。

## 三、国内外医院灾害脆弱性分析经验借鉴

国内外的医院灾害性分析可从许多方面进行比较。其中医务人员的应急能力、医院的应急演练及医院的突发公共事件应急能力都与医院灾害脆弱性分析的内部响应有直接关系。

### （一）应急能力分析

医院通过对医务人员进行应急能力考试，评估医务人员的知识技能熟练掌握程度，进而反映他们的应急能力。医务人员应急能力考试有两个假设前提：第一假设为每个医务人员的应急能力等于整个系统的应急能力；第二假设为考试能测评出医务人员的真实应急能力。测评对象不仅局限于公共卫生人员，还包括医院临床科室人员、专业技术人员、行政人员等，测评内容涉及应急理论知识和实践技能应用。美国联邦应急管理局（FEMA）通过计算机技术开发了网络在线应急知识测评，并设有应急培训课程，培训内容包括应急计划与准备、应急反应和应急管理等多方面，每个培训内容都设置相应的应急知识考试。美国居民可报名参加应急培训，有需要者也可以在线学习并参加考试，考试题型以单选题为主，并在考试后向参考者发送成绩回执，使其能正确评估自己的应急能力。

### （二）应急演练

应急演练能监测医院的应急协调、应急响应、应急决策等能力，一般包括成立临时组织机构、策划制定方案、演练准备、演练实施、演练总结与评价等环节，医院对突发公共卫生事件的应急演练也在一定程度上能反映医院的应急能力水平。美国对应急演练十分重视，2000 年发起了著名的美国高级官员演练（top official exercise），专门针对突发公共卫生事件，从领导决策能力、应急管理能力、信息收集分析能力、后勤保障能力等方面对公共卫生等应急系统进行了全面评价。2007 年，美国哥伦比亚大学研究应急演练，制作“突发公共卫生事件应急演练工具包”，详细介绍了应急演练的环节和具体内容。加拿大也不断加强研究应急演练，推动加拿大的

应急演练发展。

相较于国外，我国应急演练发展较晚。“非典”之后，我国才逐渐发展突发公共卫生事件应急演练，一方面主要对医院、疾病预防控制中心和卫生监督所进行检测演练，另一方面对核辐射、食物中毒和职业中毒进行应急演练，同时国内部分信息技术公司利用3D仿真技术、VR技术模拟应急场景，开发应急演练系统，实现救灾操作培训与应急预案演练。

### （三）突发公共事件应急能力评估

美国较为重视应急能力研究，目前已有州突发事件应急能力评价问卷、州和地方公共卫生准备和应急能力评价问卷、突发事件准备评价问卷、流行病学能力评价问卷、医院应对能力评价问卷等突发公共卫生事件应急能力评价问卷。日本也从风险掌握评估、灾害假设、应对措施、整顿体制、情报联络体系、设备物资管理、活动计划、信息流通、教育培训以及完善应急水平等十个方面评估灾害应急能力。而国内尚没有较全面的评价工具，部分学者通过自行设计问卷来评价机构的突发公共卫生事件应急能力，如段琼红等（2003）通过问卷调查和访谈研究湖北省疾病预防控制中心的应急能力；徐凌忠等（2004）自行设计问卷对威海市疾病预防控制机构的检验能力进行调查分析；李建国等（2006）研制了一套县级公共卫生应急反应能力评价指标。

通过比较国内外的研究现状，可以发现我国与外国之间的差别，分析我国的医院灾害脆弱性评估的不足与优势。国内公共卫生应急体系建设初见成效，也有阶段性成果，但仍未达到各方面敏锐高效的要求。有学者认为，我国应急体系建设还存在政府投入不足、法律法规不够完善；政府职责定位不够明确；预防与处置突发公共卫生事件能力建设发展不均衡；应急预案不够规范、更新较慢；信息监测报告未充分发挥作用；缺乏高质量的应急人员；应急能力评估不足。

## 四、分析方法

医院通过灾害脆弱性分析，了解自身某些方面的不足，例如人员分配不合理、应急预案不完善、相关工作人员对相应知识掌握不足、培训不充分等，发现问题并及时采取措施，完善医院应急管理体系，提高灾害应对能力，进而为人民提供更好的服务。

### （一）风险评估矩阵

风险评估矩阵是最常见的灾害脆弱性分析方法，评估结果客观，评价方法简洁，适合国内医院运用。其中应用较多的是由凯撒医疗机构（Kaiser Permanente）医疗集团开发的 Kaiser 模型，其主要是通过系统化方法来识别风险的危害性，对风险的可能性、严重性进行赋级（0～3 级）。风险评估矩阵多用于事前评价，是国内外评价医院灾害脆弱性的通用方法，可以直接反映医院的突发事件应急能力和承受能力，有利于降低医院灾害事件的发生。目前 Kaiser 模型的灾害脆弱性评价主要用于综合评价医院整体，少有针对急诊科、手术室等特殊科室与部门的研究。医院可利用该模型，从实际出发分析医院存在的风险，主要包括发生概率（一般通过既往数据及资料、已知的数据、有关机构的统计数据获取）、人力影响（考虑人员伤亡、预后恢复、心理影响等）、资产影响（计算更新、维护、建立设施等费用及时间成本）、运营影响（关注灾害导致的物资供应、日常服务等的中断，减员问题，可能引起的法律纠纷、形象声誉受损、增加财政负担等影响）、应急准备（关注应急预案、应急演练、培训、应急支援、应急物资等）、内部响应（考虑有效响应所需时间、医务人员技能水平、后备机制等）、外部响应（考虑与其他医院和物资供应机构的协调性、当地和国家的应急反应能力等），通过对 7 个维度进行赋级评分，计算灾害的相对风险，计算公式为相对风险 =（可能性 ÷3）×［（人力影响 + 资产影响 + 运营影响 + 应急准备 + 内部响应 + 外部响应）÷18］×100%。根据相对风险值的大小进行排序，排序靠前的则是医院面临的主要高风险事件。

### （二）德尔菲法

德尔菲法，又称“专家调查法”，是一种反馈匿名函询法，也可对医院进行灾害脆弱性分析。该方法主要是通过收集专家意见，整理汇总统计后向专家反馈并再次进行第二轮收集，第二轮整理反馈后再收集，再整理反馈，直至得到较为一致的专家意见。该方法对专家的专业性有一定要求，且在调查时一般通过邮寄信件或让专家背对背的方式进行，避免专家之间交换意见，相互影响。因而德尔菲法具有匿名性、反馈性、统计性的特点。德尔菲法是对灾害事件的事后评估，检测出来的结果更具权威性和专业性，并能对比突发事件的事前事后评估。

### （三）构建评价指标体系

通过建立一套科学的医院灾害脆弱性分析评价指标体系，也可对医院的灾害脆弱性进行分析。评价指标体系的构建一般需要综合使用文献法、专家会议法、德尔菲法等，严格选择咨询专家，也可利用层次分析法进一步对所构建的指标体系分配权重，最终计算医院灾害脆弱性得分。

### （四）DEA 模型

DEA 一般用于相对效率评价，它对投入产出指标的要求较高，评价结果对指标的影响较大。近年来，越来越多的研究表明，DEA 对评估灾害脆弱性的适用性增强，投入指标主要包括受灾环境、灾害因素等，产出指标为灾害的损失程度等。DEA 包括 CCR、BCC、超效率等模型，其中基础的 CCR 模型在灾害脆弱性评价中应用广泛，该模型主要通过计算各决策单元的综合效率判断有效性，综合效率值越接近 1，则表明该决策单元的灾害效率越高，脆弱性越强。但若应用 DEA 方法评估医院灾害脆弱性，在投入产出指标的确定和筛选时存在较大局限性，难以建立集聚代表性、科学合理性于一体的评价指标体系。

## 五、分析步骤

医院灾害脆弱性应按以下六个步骤进行分析：背景描述、灾害识别、风险评估、分类排序、综合分析、提出建议。

背景描述包括医院的基本情况、应急反应的政策方针和现状、医院内外关系等；灾害识别是指收集和识别医疗机构当前所面临的各种潜在灾害事件；风险评估则是采用相关风险评估工具对收集到的灾害事件进行评估，以确定每个灾害事件的风险大小；分类排序即对各灾害事件的风险大小进行排序，并进行应对级别分类，明确医院应对重点；综合分析是根据前期评估结果，重点分析高风险灾害事件的发生频率、造成的危害、薄弱环节及应对举措等；提出建议是针对医院面临的主要危害事件和应急反应管理工作中的缺陷提出改进工作的建议，为管理者提供参考。

## 六、医院灾害脆弱性分析的应用

医院评审过程中，识别医院优劣水准应从多个角度思考和衡量，全面地对医院进行评审，不能仅仅依据其占地面积、病床数、先进设备、资深博士人数来评估。医院灾害脆弱性分析应成为医院评审的重要指标，检测其面对突发公共卫生事件时的应急能力，人员分配的合理性，医护人员掌握相应知识和技术的熟悉程度，面对医疗纠纷、医疗事故等能否妥善处理并且维护好医院的公共形象等。

### 案例二：新冠肺炎疫情期河南省某三甲医院灾害脆弱性分析①

在新冠肺炎疫情期间，河南省某三甲医院运用Kaiser模型组织医务人员对本院的灾害脆弱性进行分析，步骤如下：（1）在新型冠状病毒肺炎疫情发生后，组织医务人员开展全员培训，并普及灾害脆弱性分析方法的相关知识及理念。（2）基于Kaiser模型从发生概率、人力影响、资产影响、运营影响、应急准备、内部响应、外部响应7个维度设计标准化问卷。可能性和损失的严重性评价（发生概率、人力影响、资产影响、运营影响）分为4级，计0~3分，0分为未知，1分为低，2分为中，3分为高；防范工作完备情况评价（内部响应、外部响应）分为4级，计0~3分，0分为未知，1分为高，2分为中，3分为低或无。（3）借助问卷星平台发布标准化问卷。（4）回收问卷，根据Kaiser模型结合可能性与严重性计算相对风险，相对风险=（可能性÷3）×[（人力影响+资产影响+运营影响+应急

① 笔者根据河南省人民医院资料整理。

准备＋内部响应＋外部响应）÷18］×100%。

在对医院的灾害脆弱性进行评估后，河南省某三甲医院积极采取防控措施。

针对新冠肺炎疫情发生的高风险性，医院进一步加强全员培训（包括医务人员、工勤人员、病人及家属和外来人员），提高对疾病及风险程度的认知，加强防护能力。医务人员培训方式包括每日晨会重点宣讲、现场操作示范、微信传达、课堂派考核等，医院对科室全体医务人员（包括实习及规培学员）进行知识培训及文件传达，确保全员掌握相关信息并准确执行。工勤人员培训方式包括图文讲解、操作示范、问答等，并对知识及文化程度相对较低的护工及清洁工进行单独培训，确保他们掌握重要信息，提高对疾病和风险的认知，做好自身防护，并要求责任护士随时督导日常消毒、隔离工作的认真准确执行。借鉴SARS防控经验，对病人及家属宣教，控制传染源，切断传播途径，保护易感人群，指导病人自我隔离，避免交叉感染，使病人养成24小时戴口罩的习惯。同时，护士长每日早晨交班后在每个病房进行相关知识的宣讲及示范，确保每例病人和家属知晓新冠肺炎疫情的危害，自觉通知家属尽量不到医院探视，正确佩戴口罩，做好手卫生并保持清洁卫生。并通过要求责任护士对分管病人及家属进行观察，检查并强化宣教效果。对于外来人员的宣教，主要通过在病房入口张贴纸质版宣传资料，在护士站的大屏电视上滚动播出新型冠状病毒肺炎科普知识及防护相关知识等途径加强宣教，要求外来人员佩戴口罩，对其进行体温监测，并配合护士完成流行病学调查，劝导外来人员如非必要尽量不要进入病房或接触病人。

针对新冠肺炎疫情发生的严重程度，从宣教、筛查、消毒、用物规范化处置、人员应急调配等方面进一步加强风险防控管理措施。在病区的每个入口及每个病房门口张贴醒目标识，全方位标识管理，要求避免探视、佩戴口罩，到护士站进行体温及接触史筛查。

医院对住院病人、家属及外来人员进行全面筛查，住院病人每日需监测体温2次；对发热病人加强检查并进行病情分析；对于疑似病人，在立即汇报的同时，立即转入单人病房，要求其佩戴口罩，不能出入房间，不允许探视、陪护；对陪伴人员及家属，医院每日用体温枪筛查体温，发现发热情况立即使用水银体温计复测，如有发热立即安排就诊或回家休息；所有外来人员入科室前，对其进行体温筛查，发热者禁止进入病区，有武汉接触史者安排专人送至发热门诊。此外，全病区增强消毒强度及频次要求，病房空气消毒从原来的每日 1 次，每次 1 小时，增加至每日 1 次，每次 2 小时；病区物体表面使用的含氯消毒液浓度从原来的500 毫克/升增加至 1000 毫克/升；多重耐药菌消毒及仪器设备使用后用消毒湿巾纸进行擦拭消毒。分类收集病房内使用后的口罩及棉签，集中处理口罩，责任护士每日强化指导每例病人及家属正确佩戴及更换口罩，使用后的口罩要求将口鼻面向内折叠包裹缠绕后用卫生纸包裹暂存，每日由清洁工使用黄色医用垃圾袋进行统一收集及处理；在病房内卫生间外墙壁上增设专门用于回收使用后棉签的塑料盒，方便病人放置使用后的棉签，责任护士每日 2 次进行清空并倒入黄色垃圾袋，并使用 75% 乙醇对棉签盒喷洒消毒，使用含氯消毒液对棉签盒进行浸泡消毒。

针对此次新冠肺炎疫情内部准备度相对不足，医院从人员、物资、设备、信息等方面积极完善相关储备。在人员准备方面，修订完善人力资源应急调配预案并全面告知，全体医务人员停止休假外出，除正常上班外，均在家休息待命，要求全体医务人员保持通信畅通，在岗或居家休息待命。同时积极响应医院号召，组织志愿者参加重点科室（急诊科、感染科、呼吸内科、重症医学科等）的应急支援及调配。在物资储备方面，在前期科室已备用的职业防护用品箱（包括 N95 口罩 2 个、一次性外科口罩 4 个、隔离衣 2 件、防护服 4 套、眼罩 1 副、防喷溅口罩 2 个、手套 4 副）的基础上，科室补充申领一次性使用无菌医用口罩 50 包（共 1500 个），一次性使用医用外科口罩 10 包（300 个），一次性 N95 口罩 10 个，防护服 10 件，并明确使用要求，避免浪费及遗失。在设备储备方面，进一步完善仪器设备使用及储备，对科室现有的 6 台监护仪、7 台输液泵、2 台注射泵进行储电性能测试，并进行明确标识；对新进的 1 台无创呼吸机及 10 升便携式氧气筒再次组织使用培训；对科室的 4 台移动式空气消毒机的消毒时间进行调整（从原来的 1 小时调整至 2 小时），明确病室消毒的顺序并登记。在信息登记与反馈方面，科室办公护士每日对外来人员进行登记，科室主任及护士长在科室的微信群及时进行工作的安排、调整、信息的上传下达。

# 第三章

# 医院应急管理系统设计

## 第一节　医院应急管理系统设计概述

### 一、系统设计的内涵与作用

#### （一）系统设计的定义

系统设计广义上是指有效、科学、系统的整体规划方法，适用于工程建设、信息工程、政治规划等诸多领域。系统设计是信息系统开发的第二个重要阶段，其核心是采用系统工程学的思想，根据反映用户信息需求的系统逻辑模型，在大规模项目规划中建立从整体到局部、从上到下的程序化规划设计方法，将复杂的问题变得简单化。

#### （二）系统设计的评判标准

系统设计工作的优劣直接影响新系统的质量和经济效益，对系统设计工作进行质量评判的标准有以下几种。

**1. 完整性**

这是最基本的评价标准，系统是作为一个统一的整体而存在的，功能应当尽量完整，要求系统设计能够保证用户所需的功能。

**2. 简单性**

在达到预定的目标、具备所需要功能的前提下，系统应尽量简单。系统结构清晰合理，易于理解和维护，提高数据的共享性，要使操作简单化。这样可减少处理费用，提高系统效益，同时也便于管理。

**3. 可靠性**

可靠性是指在运行过程中抵抗异常情况的干扰及保证系统正常工作的能力。这种能力具体体现在检查错误、纠正错误的能力，系统一旦发生故障后重新恢复的能力。

**4. 运行效率**

系统的运行效率包括处理能力、处理速度、响应时间等效率指标。处理能力是在单位时间内处理事务的个数；处理速度是处理单个事务的平均时间；响应时间是从发出处理请求到给出结果的时间。

**5. 一致性**

在系统设计时应做到多方面的一致性，要有良好的设计规范和标准。一致性有利于子系统之间、多系统之间的联系与合作。

**6. 可适应性**

一方面，随着系统环境的变化，自身要发生改变以适应环境，导致用户会对系统提出新的要求，信息系统也要发生变化；另一方面，系统本身可能也会处于各种原因需要不断修改。

系统的可适应性是指修改和维护系统的难易程度，它直接关系到系统的生命周期。一个可适应性良好的系统，维护相对容易，生命周期较长。所以要求系统设计人员要有一定的预见性。

**7. 安全性**

安全性是指系统的保密功能和防病毒功能，如何保证系统的安全已经成为确定系统设计方案的最为重要的因素。

**8. 经济性**

系统的经济性是指系统收益与支出之比。系统应该给用户带来相应的经济效益，但是需要指出的是，这种补偿有时是间接的或不能定量计算的，特别有很大一部分效益不能以货币来衡量。

### （三）系统设计的作用

系统设计是联系现实空间与信息空间的桥梁。在系统建设规模越来越大、复杂程度前所未有的今天，系统设计作为信息系统规划的蓝图，能提高大型、复杂信息系统的建设效率，在信息系统的需求获取、系统分析、系统设计以及系统维护等工作中均有着重要作用。

在应急管理信息化领域中，系统设计的核心任务是以突发事件应急管理为目标，对应急管理相关的业务流程进行合理再造，并基于所设计的业务流程统一规划、设计相应的信息系统和基础设施。

## 二、系统设计的理论依据

### （一）社会生态系统理论的起源

最早提出社会生态系统理论的是著名的心理学家布朗芬布伦纳。在这个理论中，他认为一个人会受到四个系统的影响，由主到次分别是：微系统（micro system）指个人在面对情境中，所经历的一种关于活动、角色及人际关系的模式（如家庭）；中系统（mesosystem）指各微系统之间的联系或相互关系。布朗芬布伦纳认为，如果微系统之间有较强的、积极的联系，发展可能实现最优化。相反，微系统间的非积极的联系会产生消极的后果；外系统（exosystem）指那些个体并未直接参与但却对他们的发展产生影响的系统（如父母的工作环境）；宏系统（macrosystem）包含了某文化、次文化及其他社会脉络在前述三个系统中所形成的模式。

查尔斯·扎斯特罗在《理解人类行为与社会环境》中阐述了社会生态系统的层次性，包括家庭系统、朋友系统、社会服务系统、政府系统等一系列相互联系的因素构成了一个功能性的整体。

### （二）社会生态系统理论的定义

社会生态系统理论在社会学、社会工作学界内又称为生态系统理论，是用以考察人类行为和周围社会环境交互关系的理论。该理论将人类所处的社会环境看作社会性的生态系统，强调生态环境（人的生存系统）对于分析和理解人类行为的重要性，重视人与环境间各系统的相互作用，强调环境对人类行为的重大影响，是社会工作的重要基础理论之一。其主要观点是：人在环境中，人与环境的关系是互惠的，人本身就有与环境和其他人互动的能力，可以与环境形成良好的适配关系；个人的行动是有目的的的，人类遵循适者生存的法则。探寻个人的意义必须将个人置于其所处环境之中，个人的问题从来不是真空孤立的，而是个人在生活环境和过程中的问题，必须在个人生存的环境中来理解和判定。

## 第二节　医院应急管理系统设计的实施

### 一、医院应急管理系统设计的原则

从20世纪70年代开始，我国医院逐步建立了医院信息系统。然而，由于缺乏系统设计，医院系统之间存在信息孤岛，互联互通程度低，系统整合功能低下。近年来，在经历了甲型H1N1流感多次公共卫生事件后，医院应急管理积累了大量经验，但同时也面临着一些不利的社会因素，包括医患矛盾的加剧、医务人员的过劳、医院在功能上除了承担医疗服务外还要应对非医疗问题，医院的应急管理复杂而重要。因此要规范化建立一致性强的管理系统，同时要加强应急管理的研究，重视预案的实用性和加强教育与演练来强化应急管理。应急管理体系建设应加强系统设计，注重连贯性，分级分类建设。

突发公共事件的发生往往涉及多方面的应对，从医院外的社会公共应对到院内医疗专业应对关系到多方面多部门。从事故发生到院前、院中、院后需要建立一系列联动反应机制，保障应对的时效性。因此需要统一规划建设，整体组织协同，全方位推进，多部门联动。

#### （一）系统总体设计原则

**1. 整体性和开放性的原则**

在进行系统设计时应充分考虑各相关部门之间的关系，整体设计规划本项目系统，注重各种信息资源的有机整合；既考虑安全性，同时也考虑具有一定的开放性，把握好信息共享和信息安全之间的关系。

**2. 可扩展性和易维护性原则**

在设计时具有一定的前瞻性，充分考虑系统升级、扩容、扩充和维护的可行性；并针对系统涉及范围广、业务繁多的特点，充分考虑如何大幅度提高业务处理的响应速度以及统计汇总的速度和精度。

**3. 经济性和实用性原则**

系统的设计实施应尽最大可能节省项目投资，设计系统性能优良，价格合理，具有较好的性能价格比，设计面向实际，注重实效，坚持实用、经济的原则，充分合理利用现有基础，节省投资。

**4. 先进性和成熟性原则**

在系统设计时，将充分应用先进成熟的技术，满足建设的要求，把科学的管理理念与先进的技术手段紧密结合起来，提出先进合理的业务流程；系统将使用先进成熟的技术手段和标准化产品，使系统具有较高性能，符合当今技术的发展方向，确保系统具有较强的生命力，有长期的使用价值，符合未来的发展趋势。

**5. 可靠性和稳定性原则**

在设计时采用可靠的技术，系统各环节具备故障分析与恢复和容错能力，并在安全体系建设、复杂环节解决方案和系统切换等各方面考虑周到、切实可行，建成的系统安全可靠，稳定性强，把各种可能的风险降至最低。

**6. 安全性和保密性原则**

在系统设计时应把安全性放在首位，既考虑信息资源的充分共享，也考虑了信息的保护和隔离；系统在各个层次对访问都进行了控制，设置了严格的操作权限；并充分利用日志系统、健全的备份和恢复策略增强系统的安全性。

**7. 标准化原则**

系统各项技术等遵循国际标准、国家标准、行业和相关规范。

### （二）安全保障体系设计原则

**1. 全面考虑，重点部署，分步实施**

安全保障体系是融合设备、技术、管理于一体的系统工程，需要全面考虑，同时，尽量考虑设计网络安全的重点因素，充分考虑可扩展性和可持续性，从解决眼前问题、夯实基础、建设整个体系等方面做好安全工作。

**2. 规范性、先进性、可扩展性、完整性并重原则**

保障体系涉及对象较多，有管理、技术等多方面，包括系统定级、安全评测、风险评估等多项环节，是一项复杂的系统工程。为保证监测中心网络和各业务系统安全防护工作的有效性和规范性，相关工作应按照国家有关标准实施。系统应采用成熟先进的技术，同时，网络安全基础构架和安全产品必须有较强的可扩展性，为安全系统的改进和完善创造条件。

**3. 适度性原则**

安全是相对的，没有绝对的安全。安全建设需要综合考虑资产价值、风险等级，实现分级适度的安全。监测中心网络及系统的安全防护工作应始终运用等级保护的思想，制定和落实与环保网络和系统重要性相适应的安全保护措施要求；要坚持运用风险评估的方法，提出相应的改进措施，对网络和系统进行适度的安全建设。

**4. 经济性原则**

充分利用现有投资，采用有效的措施和方案尽量规避投资风险。

**5. 分级分域的安全防护原则**

根据信息安全等级保护的相关要求，结合网络特点，网络安全设计应遵循分级分域的安全防护策略，保障物理层、网络层、系统层、数据层、应用层的安全性。

**6. 技术和管理并重原则**

安全保障体系是融合设备、技术、管理于一体的系统工程，重在管理。在技术体系建设的同时，需要加强安全组织、安全策略和安全运维体系的建设。

## 二、医院应急管理组织架构及职能

### （一）组织架构

医院应急指挥组织的架构由决策层、管理层和实施层组成。医院应急管理领导小组是决策层，包括院长和相关科室的负责人；管理层是医院根据突发事件成立的应急指挥中心，分为医院应急指挥中心和现场应急指挥中心两个部门；实施层则由主要应急力量组成，包括医疗、后勤保障、信息、财务、院感、新闻宣传、社工志愿者等。应急工作小组可根据突发事件性质和承担任务内容特点灵活组合（见图 3－1）。

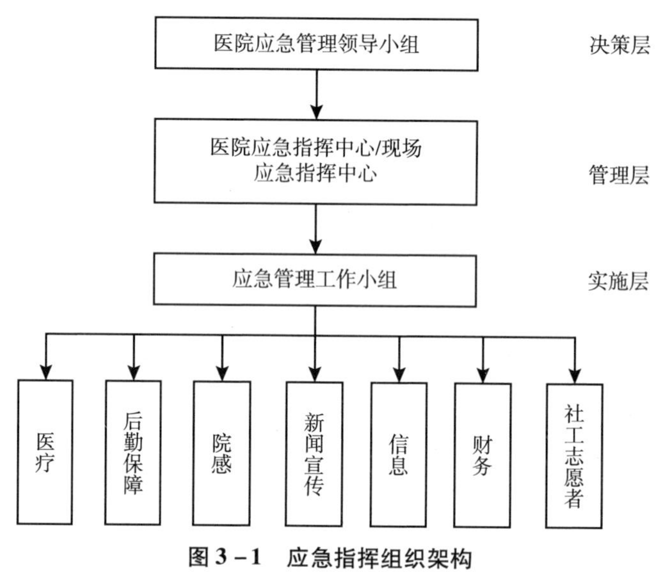


**图 3－1　应急指挥组织架构**

## （二）职责分工

### 1. 医院应急管理领导小组

医院应急管理领导小组主要负责突发事件应急应对和指挥控制。在应急响应工作中，医院应急管理领导小组依靠系统流程和方法，实现对应急事件的判断确认、决策、响应、勘察、指挥、调度、信息综合、联络、处置等一系列工作的及时、有序开展。

### 2. 医院/现场应急指挥中心

医院/现场应急指挥中心负责现场应急处置的指挥和协调。在应急响应工作中，医院/现场应急指挥中心应根据应急预案和现场需要，迅速调集应急救援资源；同时根据现场情况，适度调整应急方案。如突发公共事件得不到有效控制时，医院/现场应急指挥中心应及时决定是否提升应急响应级别和指挥层级。此外，医院/现场应急指挥中心还应核实应急响应工作终止条件，并在应急处置工作结束后进行总结评估。

当发生特别重大灾害事故且需要多部门协同应对时，医院/现场应急指挥中心总指挥应加入由当地政府所组建的市/区应急救援指挥部。

**3. 应急管理工作小组**

应急管理工作小组按各自职能分工，有计划、有步骤地落实医院应急管理的专项工作，并承担应急执行部门的组织领导和管理职责。

（1）医疗救治组。由有经验的护理人员组成检伤分诊组，评估所有的伤病员并进行初步判定，对轻、重、危重伤病员和死亡人员进行分类并做出标记，分别安置于绿、黄、红、黑 4 种颜色区域。登记患者个人信息（姓名、年龄、单位、联系电话等）以及初步诊断和收治科室等信息，将识别卡系于伤病员腕部，或别于伤病员胸部，便于转运、信息汇总和后续住院治疗。对因昏迷而无法辨别身份者，也需登记个人信息［性别、年龄（估计）、编号代名］以备查询。此外，由急诊科和相应梯队应急医疗响应队伍组成抢救组，并按专业分为若干抢救小组，根据检伤分诊情况由相应抢救小组对伤病员进行分类救治。

（2）服务保障组。主要由后勤保障组、信息组和财务组组成。服务保障组负责按照预案的需要开辟院内救治场所以及保障救治现场的安保维稳，保障应急医疗救治所需药品、设施设备等物资的供应，护送需要进行辅助检查的伤病员，以及保障疾病诊疗、检验检查、财务等相关信息系统的通畅等。

（3）院感控制组。负责做好院内感染控制、消毒隔离、个人防护、医疗垃圾和污物处理及监测，防止院内交叉感染。此外还需协助开展标本采集和流行病学调查方面的工作；负责或协助进行对传染病或不明原因疾病的调查和报告工作等。

（4）新闻宣传组。主要负责收集相关素材，承担各类突发事件应急响应时的新闻宣传职责；必要时还需根据要求，作为新闻发言人履行信息发布的责任；此外还需协助官方媒体做好信息发布和通报工作，正确引导公众舆论。

（5）社工志愿组。社工志愿者应做好突发事件中需要协助医护人员完成的工作，如帮助满足患者的基本生活需求以及陪伴安抚工作，对伤员及其家属进行心理筛查与诊治等。

#### 4. 应急指挥决策系统

以快速报告和呼叫响应程序为纽带，医院应急管理指挥决策系统由接报部门、指挥中心、执行部门3部分组成（见图3－2）。

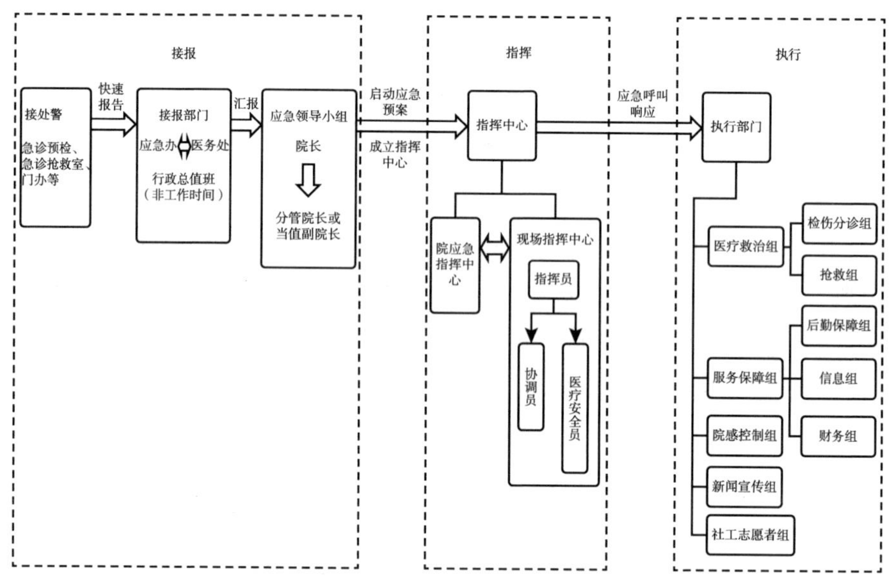


**图3－2　医院应急指挥决策流程**

注：一次造成1人以上死亡或3人以上受伤，必须及时上报。

（1）接报。

快速报告总体情况：医院急诊预检、急诊抢救室、门诊办等一线部门接到突发公共事件的预警报告后，应在迅速开展前期处置工作的同时，立即将人员伤亡、抢救等情况向接报部门作快速报告。接处警部门接收预报时需确认或了解事件基本情况、人数、创伤种类、严重程度、距离、估计时间、救护车数等关键信息。凡是一次造成1人以上死亡或3人以上受伤的各类突发事件信息，必须及时向应急办等接报部门上报。对一些特殊突发公共事件应加强情况报告并提高响应等级。

接报部门：工作时间接报部门应设在应急办公室和医务处（任一方接报后应及时向另一方互通消息），非工作时间则由行政总值班承担接报工作。接报部门负责获取紧急突发事件信息，并根据伤亡规模迅速判断事件等级，向院长、分管院长或当值副院长汇报。

（2）指挥。

启动：接报后，应第一时间作出决策和判断，决定是否启动突发事件应急预案，并向报告人员作明确指示。同时，应急管理领导小组应根据情况决定是否向上级领导或上级部门汇报。应急预案启动后，领导小组自动转为医院的应急指挥中心，组长任总指挥，副组长为副总指挥。此外，应急管理领导小组还需成立现场应急指挥中心，并设立相应的现场指挥员、协调员和医疗安全员。

指挥层级：按照分级响应原则，现场应急指挥中心由相应层级人员履行各自的职责。现场指挥员负责现场的总协调和应急指挥；现场协调员负责核实并汇总相关医疗救助信息，与内外相关部门随时保持联络；医疗安全员则负责医疗应急资源的协调和伤病员的救治工作。

（3）呼叫。

接到应急领导小组“启动应急预案”通知后，接报部门需要按照既定响应层级的要求召集相关应急响应工作队伍。

工作期间，接报部门应利用全院呼叫广播系统对响应工作进行快速及时和清晰无死角的广播。为避免造成不必要的恐慌，应按预定代号进行紧急呼叫。Ⅰ级特大事件的一般呼叫代码为“集合区域 + 抢救 A * A * + 创伤类型”（A * A * 为Ⅰ级特大事件的呼叫代码），Ⅱ级重大事件的一般呼叫代码为“集合区域 + 抢救 AAA + 创伤类型”，Ⅲ级较大事件的一般呼叫代码为“集合区域 + 抢救 BBB + 创伤类型”，Ⅳ级事件一般呼叫代码为“集合区域 + 抢救 CCC + 创伤类型”。不同响应梯队的应急队伍人员，在接到广播通知后应第一时间前往指定集合区域，参加应急抢救任务。在非工作期间，可运用嵌入电脑系统的手机拨号自动呼叫召集应急医疗响应队伍成员。

（4）执行。

应急呼叫得到响应之后，执行部门（各应急管理工作小组）按功能组成相应的应急执行部门，通常包括医疗救治组、服务保障组、院感控制组、社工志愿组、新闻宣传组五个应急执行部门，根据响应要求和实际需要承担相应应急处置工作。其中，医疗救治组按每组 1 名医生、1 ~ 2 名护士、1 名运送人员的标准配置，要求统一穿着区域标识背心，在规定抢救区域内开展抢救工作。

## 第三节　医院应急管理预案

预案管理是应急管理的首要环节，起源于20世纪中期的国外的应急管理，在20世纪末发展繁荣。这一时期，罗伯特·希斯的著作《危机管理》是应急管理领域的权威经典。罗伯特·希斯认为，危机计划不只是阐述应急行动及其顺序的说明书，真正发挥其作用的危机计划才是一个完美的危机计划。日本学者铃木敏正曾在其著作《危机管理系统》中提到，“危机管理体系中的一个重要原则就是制定危机管理规划，确定危机规划的过程是分析危机、评价危机、确定危机管理目标、选择应对危机策略以及制定危机管理程序”。铃木敏正认为，达到应急管理的目标，需要设定一套类似于组织管理计划的危机管理计划。

应急预案是指面对突发事件如自然灾害、重特大事故、环境公害及人为破坏的应急管理、指挥、救援计划等。应急预案针对具体设备、设施、场所和环境，在安全评价的基础上，结合事故发生后的应急救援机构和人员、应急救援的设备、设施、条件和环境的情况，制定行动的步骤和纲领以及控制事故发展的方法和程序。

应急预案一般建立在医院的综合防灾规划上，需要具备几大重要的子系统：应急组织管理指挥系统；应急工程救援保障体系；负责综合协调的相互支持系统；准备充分的保障供应体系以及综合救援的应急队伍等。

医院突发事件应急预案管理系统以应急预案管理为中心，通过对应急预案的日常管理和模拟突发事件对预案进行演练，并且在事件发生后通过系统下发任务指令。

### 一、应急预案概述

#### （一）应急预案基本特征

**1. 规范性**

应急预案规范了相关机构和部门（如政府、企业和专业应急组织等）

的职责和行动，具有一定的约束性和权威性，应急单位必须按照预案的内容开展救援活动。

**2. 完备性**

应急预案构成要素必须是完备的，应有明确的主体、客体、情景、目标和可行的措施五大要素，这是应急预案的基本框架。

**3. 可操作性**

应急预案作为救援行动的行动指南应具有可操作性，可操作性是指按照应急预案的内容指示能够解决突发事件的能力。因此，应急预案的内容设置既需要系统全面，又要有针对性。

**4. 科学性**

应急预案的科学性是指应急预案的指导思想、生成程序和所述应急方法都是科学合理的，确定正确的防灾救灾工作原则、选择客观合理的编制条件和方法、形成严密的应急预案体系，这些都是应急预案符合科学性的体现。

**5. 应急性**

应急预案与日常文件不同，它是应急条件下的工作文件，具有特殊的目标、启动时间和工作方式。

### （二）应急预案体系

应急预案应形成体系，针对各级各类可能发生的事故和所有危险源制定专项应急预案和现场处置方案，并明确事前、事发、事中、事后的各个过程中相关部门和有关人员的职责。生产规模小、危险因素少的生产经营单位，综合应急预案和专项应急预案可以合并编写。

**1. 综合应急预案**

综合应急预案是从总体上阐述事故的应急方针、政策，应急组织结构及相关应急职责，应急行动、措施和保障等基本要求和程序，是应对各类事故的综合性文件。

**2. 专项应急预案**

专项应急预案是针对具体的事故类别（如煤矿瓦斯爆炸、危险化学品泄漏等事故）、危险源和应急保障而制定的计划或方案，是综合应急预案的组成部分，应按照应急预案的程序和要求组织制定，并作为综合应急预案的附件。专项应急预案应制定明确的救援程序和具体的应急救援措施。

**3. 现场处置方案**

现场处置方案是针对具体的装置、场所或设施、岗位所制定的应急处置措施。现场处置方案应具体、简单、针对性强。现场处置方案应根据风险评估及危险性控制措施逐一编制，做到事故相关人员应知应会、熟练掌握，并通过应急演练，做到迅速反应、正确处置。

### （三）应急预案类型

**1. 应急行动指南或检查表**

这一类的应急预案主要用于指导针对已辨识的危险制定相应的应急行动。应急行动指南简要介绍行动必须遵从的基本程序的要求，包括发生情况时的报告对象，报告信息内容的要求，采取应急措施的种类。这类应急预案的主要作用是提示，可用于对相关人员要进行培训。有时亦将这种应急预案作为其他类型预案的补充。

**2. 应急响应预案**

这一类的应急预案主要是针对每项设施和场所可能发生的事故情况而编制的具体应急响应预案。应急响应预案的内容需包括所有可能发生的危险状况，明确相关人员在紧急状况下的职责。然而这类预案仅说明应急响应时必需的行动，不包括应急响应的事前要求（如培训、演练等）和事后措施。

**3. 互助应急预案**

互助应急预案指的是相邻企业或单位在事故应急处理中共享资源，为促进相互帮助而制定的应急预案。

**4. 应急管理预案**

这一类预案是综合性的应急预案，预案的内容涉及应急响应的事前、事中及事后工作的各方面，包括事故应急处理的四个步骤：预防、预备、响应和恢复。预案中明确提出每一项职责的具体实施程序。

## 二、应急预案的编制要求

### （一）应急预案的文件结构

应急预案的编制要形成完整的文件结构。一般完整的应急预案由总预案、程序文件、指导说明书和记录四部分构成。

### （二）应急预案主要内容

**1. 总则**

应急预案的总则需要说明该预案的目的、工作原则、编制依据、适用范围等核心问题。

工作原则要求明确具体，如统一领导、分级管理、条块结合、以块为主、职责明确、规范有序、结构完整、功能全面、反应灵敏、运转高效、整合资源、信息共享、平战结合、军民结合和公众参与等原则。

适用范围级别限定要明确、针对性要强，可以预见的突发公共事件均应制定预案。

**2. 组织指挥体系及职责**

预案中需要明确各组织机构的职责、权利和义务，并以突发事故应急响应全过程为主线，明确事故发生、报警、响应、结束、善后处理等各环节的主管与协作部门；同时以应急准备及保障工作为支线，明确各参与机构和部门的职责。要体现应急联动机制要求，最好附图表说明。

**3. 预警和预防机制**

预警和预防机制包括信息监测与报告、预警预防行动、预警支持系统、预警级别及发布四个方面的机制，其中预警级别的设置建议分为四级预警。

确定信息监测方法与程序，建立信息来源与分析、常规数据监测、风险分析与分级等制度。按照早发现、早报告、早处置的原则，明确影响范围，信息渠道、时限要求、审批程序、监督管理、责任制等。应包括发生在境外、有可能对我国造成重大影响的事件的信息收集与传报。

明确预警预防方式方法、渠道以及监督检查措施，信息交流与通报，新闻和公众信息发布程序。

预警服务系统要建立相关技术支持平台，做到信息传递及反馈高效、快捷，应急指挥信息系统要保证资源共享、运转正常、指挥有力。

明确预警级别的确定原则、信息的确认与发布程序等。按照突发公共事件严重性和紧急程度，建议分为一般（Ⅳ级）、较重（Ⅲ级）、严重（Ⅱ

级）和特别严重（Ⅰ级）四级预警，颜色依次为蓝色、黄色、橙色和红色。

**4. 应急响应**

应急响应包括分级响应程序，信息共享和处理，通信、指挥和协调，紧急处置，应急人员的安全防护，群众的安全防护，社会力量动员与参与，事故调查分析、检测与后果评估，新闻报道，应急结束等 11 个要素。其中分级响应程序原则上按一般、较大、重大、特别重大四级启动相应预案。

制定科学的事件等级标准，明确预案启动级别和条件，以及相应级别指挥机构的工作职责和权限。按突发公共事件可控性、严重程度和影响范围，原则上按一般（Ⅳ级）、较大（Ⅲ级）、重大（Ⅱ级）、特别重大（Ⅰ级）四级启动相应预案。突发公共事件的实际级别与预警级别密切相关，但可能有所不同，应根据实际情况确定。阐明突发公共事件发生后通报的组织、顺序、时间要求、主要联络人及备用联络人、应急响应及处置过程等。对于跨国（境）、跨区域、跨部门的重大或特别重大突发公共事件，可针对实际情况列举不同措施。要避免突发公共事件可能造成的次生、衍生和耦合事件。

建立突发公共事件快速应急信息系统。明确常规信息、现场信息采集的范围、内容、方式、传输渠道和要求，以及信息分析和共享的方式、方法、报送及反馈程序，要求符合有关政府信息公开的规定。如果突发公共事件中的伤亡、失踪、被困人员有中国港澳台地区人员或外国人，或者突发公共事件可能影响到境外，需要向中国香港、澳门、台湾地区有关机构或有关国家进行通报时，明确通报的程序和部门。突发公共事件如果需要国际社会的援助时，需要说明援助形式、内容、时机等，明确向国际社会发出呼吁的程序和部门。

明确参与应急活动所有部门的通信方式，分级联系方式及备用方案。提供确保应急期间党政军领导机关及事件现场指挥的通信畅通的方案。

现场指挥遵循属地化为主的原则，建立政府统一领导下的以突发事件主管部门为主、各部门参与的应急救援协调机制。要明确指挥机构的职能和任务，建立决策机制，报告、请示制度，信息分析、专家咨询、损失评估等程序。

制定详细、科学的应对突发公共事件处置技术方案。明确各级指挥机构调派处置队伍的权限和数量，处置措施，队伍集中、部署的方式，专用设备、器械、物资、药品的调用程序，不同处置队伍间的分工协作程序。如果是国际行动，必须符合国际机构行动要求。

提供不同类型突发公共事件救援人员的装备及发放与使用要求。说明进入和离开事件现场的程序，包括人员安全、预防措施以及医学监测、人员和设备去污程序等。

根据突发公共事件特点，明确保护群众安全的必要防护措施和基本生活保障措施，应急情况下的群众医疗救助、疾病控制、生活救助，以及疏散撤离方式、程序，组织指挥，疏散撤离的范围、路线、紧急避难场所。

明确动员的范围、组织程序、决策程序等。明确机构、职责与程序等。明确新闻发布原则、内容、规范性格式和机构，以及审查、发布等程序。明确应急状态解除的程序、机构或人员，并注意区别于现场抢救活动的结束。明确应急结束信息发布机构。

**5. 后期处置**

后期处置包括善后处置、社会救助、保险、事故调查报告和经验教训总结及改进建议。

善后处置要明确人员安置、补偿，物资和劳务的征用补偿，灾后重建、污染物收集、清理与处理程序等。

社会救助要明确社会、个人或国外机构的组织协调、捐赠资金和物资的管理与监督等事项。

保险要明确保险机构的工作程序和内容，包括应急救援人员保险和受灾人员保险。

突发公共事件调查报告和经验教训总结及改进建议要明确主办机构，审议机构和程序。

**6. 保障措施**

保障措施包括通信与信息保障，应急支援与装备保障，技术储备与保障，宣传、培训和演习，监督检查等。

要建立通信系统维护以及信息采集等制度，确保应急期间信息通畅。

明确参与应急活动的所有部门通信方式，分级联系方式，并提供备用方案和通讯录。要求有确保应急期间党政军领导机关及现场指挥的通信畅通方案。

应急支援与装备保障包括以下几个方面：

（1）现场救援和工程抢险保障。包括突发公共事件现场可供应急响应单位使用的应急设备类型、数量、性能和存放位置，备用措施，相应的制度等内容。

（2）应急队伍保障。要求列出各类应急响应的人力资源，包括政府、军队、武警、机关团体、企事业单位、公益团体和志愿者队伍等。先期处置队伍、第二处置队伍、增援队伍的组织与保障方案，以及应急能力保持方案等。

（3）交通运输保障。包括各类交通运输工具数量、分布、功能、使用状态等信息，驾驶员的应急准备措施，征用单位的启用方案，交通管制方案和线路规划。

（4）医疗卫生保障。包括医疗救治资源分布、救治能力与专长、卫生疾控机构能力与分布，及其各单位的应急准备保障措施、被调用方案等。

（5）治安保障。包括应急状态下治安秩序的各项准备方案，包括警力培训、布局、调度和工作方案等。

（6）物资保障。包括物资调拨和组织生产方案。根据具体情况和需要，明确具体的物资储备、生产及加工能力储备、生产流程的技术方案储备。

（7）经费保障。明确应急经费来源、使用范围、数量和管理监督措施，提供应急状态时政府经费的保障措施。

（8）社会动员保障。明确社会动员条件、范围、程序和必要的保障制度。

（9）紧急避难场所保障。规划和建立基本满足特别重大突发公共事件的人员避难场所。可以与公园、广场等空旷场所的建设或改造相结合。

技术储备与保障方面需成立相应的专家组，提供多种联系方式，并依托相应的科研机构，建立相应的技术信息系统。组织有关机构和单位开展突发公共事件预警、预测、预防和应急处置技术研究，加强技术储备。

宣传、培训和演习包括以下几个方面：

（1）公众信息交流。最大限度公布突发公共事件应急预案信息，接警电话和部门，宣传应急法律法规和预防、避险、避灾、自救、互救的常识等。

（2）培训。包括各级领导、应急管理和救援人员的上岗前培训、常规性培训。可以将有关突发事件应急管理的课程列为行政干部培训内容。

（3）演习。包括演习的场所、频次、范围、内容要求、组织等。

监督检查方面需明确监督主体和罚则，对预案实施的全过程进行监督检查，保障应急措施到位。

**7. 附则**

附则包括名词术语、缩写语和编码的定义与说明，预案管理与更新，国际沟通与协作、奖励与责任、制定与解释部门、预案实施或生效时间等。

要注意突发公共事件类别、等级以及对应的指标定义，统一信息技术、行动方案和相关术语等编码标准。并且明确定期评审与更新制度、备案制度、评审与更新方式方法和主办机构等。国际机构的联系方式、协作内容与协议，参加国际活动的程序等。除此之外，应参照相关规定，提出明确规定，如追认烈士、表彰奖励及依法追究有关责任人责任等。最后注明联系人、电话和预案实施或生效时间等。

**8. 附录**

附录包括相关的应急预案、预案总体目录、分预案目录、各种规范化格式文本，相关机构和人员通讯录等。

主要有可能导致本类突发公共事件发生的次生、衍生和耦合突发公共事件预案，预案总体目录、分预案目录，新闻发布、预案启动、应急结束及各种通报的格式等，并且要求及时更新并通报相关机构、人员。

## 三、应急预案的编制方法和步骤

编制应急预案是应急救援准备工作中重要内容。应急预案编制程序的科学性、合理性是保证应急预案内容实用性和有效性的关键。因此，编制应急预案需要遵循规范的流程，尽量使各利益相关方、有关专家及有实际应急救援经验的人员共同参与进来，在全面风险评估和应急资源调查基础上来开展编制工作。编制过程要充分讨论、广泛征求意见，切实保证预案编制每一环节、每一步骤都能执行到位。

应急预案编制之前，要注意以下几点：一是准确和客观了解应急预案所需相关信息，包括相关法律法规政策信息、潜在的危险和威胁、应急资源状况等信息。二是预案编制人员应具有相应的知识和能力，能够胜任预案编制工作，必要情况下要进行专门培训，要熟悉预案编制方法和流程。三是预案编制要有体系化的思想认识。编制预案要做好上下级、内外部、综合与专项、政府与企业等预案之间的衔接。四是预案文本要简洁明了。应急预案应该使用通俗易懂的文字进行表述，做到易懂、易记、好用。

政府及其部门应急预案与企事业单位应急预案在编制程序方面稍有不同，但概括来说，主要包括以下五个步骤。

### （一）成立预案编制工作组

应急预案编制部门和单位应组成预案编制工作组，工作组成员通常包括预案所涉及的主要部门和单位的业务相关人员、有关专家及有现场处置经验的人员参加。对于企事业单位应急预案编制，预案编制工作组中也可邀请协议救援队伍以及周边相关企业、单位或社区代表参加。编制工作组组长由应急预案编制部门或单位有关负责人担任。

应急预案编制工作组成员之间应彼此合作，编制过程中应鼓励编制成员之间进行公开讨论，形成意见互补，保证应急预案的准确性、完整性和实用性也有助于进一步提升各部门对统一的应急行动的理解和认同。

### （二）收集相关信息资料

应急预案编制的首要工作是收集相关的信息资料，包括：适用的法律法规、部门规章、政策文件、技术标准等；以及当地的地形、环境情况及气象、水文、交通资料等。翔实、客观、准确的信息资料有助于提高预案编制工作效率，为应急预案编制提供重要参考依据。

#### 1. 法律法规分析

分析国家法律、地方政府法规与规章，如安全生产与职业卫生法律、法规，环境保护法律、法规，消防法律、法规与规程，应急管理规定等。

调研现有预案内容包括政府与本单位的预案，如疏散预案、消防预案、工厂停产关闭的规定、员工手册、危险品预案、安全评价程序、风险管理预案、资金投入方案、互助协议等。

**2. 风险分析**

通常应考虑下列因素：

（1）历史情况。本单位及其他兄弟单位，所在社区以往发生过的紧急情况，包括火灾、危险物质泄漏、极端天气、交通事故、地震、飓风、龙卷风等。

（2）地理因素。单位所处地理位置，如邻近洪水区域，地震断裂带和大坝；邻近危险化学品的生产、贮存、使用和运输企业；邻近重大交通干线和机场，邻近核电厂等。

（3）技术问题。某工艺或系统出现故障可能产生的后果，包括火灾、爆炸和危险品事故，安全系统失灵，通信系统失灵，计算机系统失灵，电力故障，加热和冷却系统故障等。

（4）人的因素。人的失误可能是由于下列原因造成的：培训不足，工作没有连续性，粗心大意，错误操作，疲劳等。

（5）物理因素。考虑设施建设的物理条件，危险工艺和副产品，易燃品的贮存，设备的布置，照明，紧急通道与出口，避难场所邻近区域等。

（6）管制因素。彻底分析紧急情况，考虑如下情况的后果：出入禁区，电力故障，通信电缆中断，燃气管道破裂；水害，烟害，结构受损，空气或水污染，爆炸，建筑物倒塌，化学品泄漏等。

**3. 应急能力分析**

对每一紧急情况应考虑如下问题：

（1）所需要的资源与能力是否配备齐全。

（2）外部资源能否在需要时及时到位。

（3）是否还有其他可以优先利用的资源。

### （三）开展风险评估和应急资源调查

**1. 开展风险评估**

风险评估是指通过对应急预案所面对的风险状况进行调查和分析，判断风险发生的可能性，分析可能产生的直接后果以及次生、衍生后果，判定风险级别。根据风险评估的结果，提出控制风险、治理隐患的措施，以及突发事件发生后的应对措施，并将这些措施纳入应急预案的编制内容。此外，需要通过风险评估掌握以下突发事件的关键要素：突发事件发生的可能性或频率、规模、强度或严重性、可用的发出警报的时间、突发事件发生位置、可能受影响的区域和人群、发展速度和可能持续的时间长度。

**2. 开展应急资源调查**

通过全面评估区域内应急资源的配备、分布、种类、规格以及使用性能以及管理单位等情况，掌握当地和所在单位内第一时间可调用的应急队伍、装备、物资和合作区域内可请求援助的应急资源情况，为制定应急响应措施提供依据。在应急资源调查中，也要客观分析应急资源方面存在的不足及短板，判断当前的资源是否满足有效应对和处置突发事件的需要。

### （四）应急预案编制

应急预案编制应当遵循符合实际、注重实效的原则，重点是明确监测预警和应急处置两个环节的任务。政府预案侧重于基本原则、体制机制、重点任务、工作流程、分级标准等，具有宏观指导性和协调保障性的特点，而基层单位预案侧重于操作性和实战性，需要突出自救互救、先期处置和信息报告三项重点任务，做到职责明确、程序规范、措施科学，书面表达上应尽量运用简明化、图表化、流程化的方式。

应急预案编制要广泛征求意见。政府相关部门应急预案编制的过程中应当广泛听取有关部门、单位和专家的意见，与相关的预案作好衔接。预案中涉及其他单位职责的，应当书面征求其他单位意见。对于基层单位，应当根据法律、法规、规章的规定或者实际需要，征求相关应急救援队伍、公民、法人或其他组织的意见。必要时，向社会公开征求意见。

在编制应急预案，确定具体的应急行动内容时要充分考虑以下内容：要采取什么行动？谁采取这个行动？何时采取这个行动？需要花费多少时间，实际上还有多少时间来采取这个行动？在这个行动之前还有什么事情必须要做？在这个行动之后还有什么事情要做？这个行动需要什么资源？

通过以上因素考虑，来增强预案中行动内容的可操作性。

应急预案的编制应遵循以下六点：

**1. 以人为本，健全机制**

要把保障人民群众的生命安全和身体健康作为应急工作的出发点和落脚点，最大限度地减少突发公共事件造成的人员伤亡和危害。要不断改进和完善应急救援的装备、设施和手段，切实加强应急救援人员的安全防护和科学指挥。要充分发挥人的主观能动性，充分依靠各级领导、专家和群众，充分认识社会力量的基础性作用，建立健全组织和动员人民群众参与应对突发公共事件的有效机制。

**2. 依靠科学，依法规范**

制定、修订应急预案要充分发挥社会各方面，尤其是专家的作用，实行科学民主决策，采用先进的预测、预警、预防和应急处置技术，提高预防和应对突发公共事件的科技水平，提高预案的科技含量。预案要符合有关法律、法规、规章，与相关政策相衔接，与完善政府社会管理和公共服务职能、深化行政管理体制改革相结合，确保应急预案的全局性、规范性、科学性和可操作性。

**3. 统一领导，分级管理**

在国务院统一领导下，组织有关部门、单位制定和修订本部门的突发公共事件应急预案。要按照分级管理、分级响应和条块结合、以块为主的原则，落实各级应急响应的岗位责任制，明确责任人及其指挥权限。

**4. 加强协调配合，确保快速反应**

应急预案的制定和修订是一项系统工程，要明确不同类型突发公共事件应急处置的牵头部门或单位，其他有关部门和单位要主动配合、密切协同、形成合力；要明确各有关部门和单位的职责和权限；涉及关系全局、跨部门、跨地区或多领域的，预案制定、修订部门要主动协调有关各方；要确保突发公共事件信息及时准确传递，应急处置工作反应灵敏、快速有效；充分依靠和发挥人民解放军和武警部队在处置突发公共事件中的骨干作用和突击队作用；充分发挥民兵在处置突发公共事件中的重要作用。

**5. 坚持平战结合，充分整合现有资源**

要经常性地做好应对突发公共事件的思想准备、预案准备、机制准备和工作准备，加强培训演练，做到常备不懈。按照条块结合，资源整合，降低行政成本的要求，充分利用现有资源，避免重复建设，充分发挥我国社会主义制度集中力量办大事的优越性。

**6. 借鉴国外经验，符合我国实际**

认真借鉴国外处置突发公共事件的有益经验，深入研究我国实际情况，切实加强我国应急能力和机制的建设，提高社会管理水平，要充分发挥我们的政治优势、组织优势，在各级党委和政府的领导下，发挥基层组织的作用，建立健全社会治安综合治理、城乡社区管理等社会管理机制。

### （五）应急预案审核和批准

应急预案完成后，需要通过履行审核和批准程序，以保证应急预案的科学性、合理性以及与实际情况的符合性。应急预案审核内容主要包括预案是否符合有关法律、行政法规，是否与有关应急预案进行了衔接，各方面意见是否一致，主体内容是否完备，责任分工是否合理明确，应急响应级别设计是否合理，应对措施是否具体简明、管用可行，应急预案的衔接性等。必要时，应急预案审批单位可组织有关专家对应急预案进行评审。应急预案审核或评审通过后，按照规定程序进行批准发布。

目前，许多行业针对应急预案编制工作相继出台了应急预案编制方面的指导标准或规范性文件，如《生产经营单位生产安全事故应急预案编制导则》（以下简称《导则》）、《环境污染事故应急预案编制技术指南》等，编制相应类别应急预案时可以参考使用。

应急预案评审采取形式评审和要素评审两种方法。形式评审主要用于应急预案备案时的评审，要素评审用于生产经营单位组织的应急预案评审工作。应急预案评审采用符合、基本符合、不符合三种意见进行判定。对于基本符合和不符合的项目，应给出具体修改意见或建议。

**1. 形式评审**

依据《导则》和有关行业规范，对应急预案的层次结构、内容格式、语言文字、附件项目以及编制程序等内容进行审查，重点审查应急预案的规范性和编制程序。

**2. 要素评审**

依据国家有关法律法规、《导则》和有关行业规范，从合法性、完整性、针对性、实用性、科学性、操作性和衔接性等方面对应急预案进行评审。为细化评审，采用列表方式分别对应急预案的要素进行评审。评审时，将应急预案的要素内容与评审表中所列要素的内容进行对照，判断是否符合有关要求，指出存在问题及不足。应急预案要素分为关键要素和一般要素。

关键要素是指应急预案构成要素中必须规范的内容。这些要素涉及生产经营单位日常应急管理及应急救援的关键环节，具体包括危险源辨识与风险分析、组织机构及职责、信息报告与处置和应急响应程序与处置技术等要素。关键要素必须符合生产经营单位实际和有关规定要求。

一般要素是指应急预案构成要素中可简写或省略的内容。这些要素不涉及生产经营单位日常应急管理及应急救援的关键环节，具体包括应急预案中的编制目的、编制依据、适用范围、工作原则、单位概况等要素。

应急预案编制完成后，生产经营单位应在广泛征求意见的基础上，对应急预案进行评审。

**3. 评审准备**

成立应急预案评审工作组，落实参加评审的单位或人员，将应急预案及有关资料在评审前送达参加评审的单位或人员。

**4. 组织评审**

评审工作应由生产经营单位主要负责人或主管安全生产工作的负责人主持，参加应急预案评审人员应符合《生产安全事故应急预案管理办法》要求。生产经营规模小、人员少的单位，可以采取演练的方式对应急预案进行论证，必要时应邀请相关主管部门或安全管理人员参加。应急预案评审工作组讨论并提出会议评审意见。

**5. 修订完善**

生产经营单位应认真分析研究评审意见，按照评审意见对应急预案进行修订和完善。评审意见要求重新组织评审的，生产经营单位应组织有关部门对应急预案重新进行评审。

**6. 批准印发**

生产经营单位的应急预案经评审或论证，符合要求的，由生产经营单位主要负责人签发。

## 四、应急预案编制的注意事项

应急预案的制定主要是针对可能发生的突发事件，事先制定好相应突发事件的救援计划和处置方案，以保证迅速、有序、有效地开展应急救援行动。事先评估突发事件发展的可能性以及存在的隐患，对参与应急突发事件的人力以及物资进行指挥和调度，对应急突发事件发生的前、中、后期的相应工作人员和物资调度进行部署。在非常规突发事件发生之前制定应急预案，可为应急决策者在第一时间提供决策支持。

**1. 预案内容要“全面”**

体制方面主要是明确应急体系框架、组织机构和职责，强调协作，特别要落实各级岗位责任制和行政首长负责制。运行机制方面主要包括：预测预警机制、应急信息报告程序、应急决策协调机制、应急公众沟通机制、应急响应级别确定机制、应急处置程序、应急社会动员机制、应急资源征用机制和责任追究机制等内容。同时，应急预案工作要与加强法制建设相结合，要依法行政，努力使突发公共事件的应急处置逐步走向规范化、制度化和法制化轨道。并注意通过对实践的总结，促进法律、法规和规章的不断完善。

**2. 预案内容要“准确”**

预案务必切合实际、有针对性。要根据事件发生、发展、演变规律，针对本企业风险隐患的特点和薄弱环节，科学制订和实施应急预案。预案务必简明扼要、有可操作性，让每一名员工都能做到“看得懂、记得住、用得准”。

**3. 预案内容要“适用”**

由于医疗机构普遍缺乏专职应急管理部门，加上医院事务繁多，容易造成在某些单位中兼职应急管理工作的人员在编制应急预案时照搬网络上应急预案或其他同类单位应急预案，或在应急预案完成后未按程序要求征询专家或其他相关部门的意见，导致预案针对性和实用性不强。

因此，预案内容要“适用”，也就是务必切合实际。应急预案的编制要以事故风险分析为前提。要结合本单位的行业类别、管理模式、生产规模、风险种类等实际情况，充分借鉴国际、国内同行业的事故经验教训，在充分调查、全面分析的基础上，确定本单位可能发生事故的危险因素，制定有针对性的救援方案，确保应急预案科学合理、切实可行。

**4. 预案表述要“简明”**

编制应急预案要本着“通俗易懂，便于操作”的原则。要抓住应急管理的工作流程、救援程序、处置方法等关键环节，制订出看得懂、记得住、用得上，真正管用的应急预案，坚决避免把应急预案编成只重形式不重实效、冗长烦琐、晦涩难懂的东西。应急预案是否简明易懂、可操作，还要广泛征求并认真听取专家和一线员工的意见。

**5. 应急责任要“明晰”**

明晰责任是应急预案的基本要求。要切实做到责任落实到岗，任务落实到人，流程牢记在心。只有这样，才能在一旦发生故事时实施有效、科学、有序的报告、救援、处置等程序，防止事故扩大或恶化，最大限度地降低事故造成的损失和危害。

**6. 应急预案要“衔接”**

在编制应急预案时，必须按照“上下贯通、部门联动、地企衔接、协调有力”的原则，将所编应急预案从横向、纵向两个方面，与相关应急预案进行有机衔接。正确处理日常安全防范、安全生产工作和应急处置突发公共事件工作的关系；正确处理内部规章制度（如防火、保密、安全等）和突发公共事件应急预案的关系。

**7. 应急预案要“演练”**

预案只是预想的作战方案，实际效果如何，还需要实践来验证。同时，熟练的应急技能也不是一日可得。因此，必须对应急预案进行经常性演练，验证应急预案的适用性、有效性，发现问题，改进完善。这样不仅可以不断提高预案的质量，而且可以锻炼应急人员过硬的心理状态和熟练的操作技能。

**8. 预案改进要“持续”**

应急预案要及时修订，不断充实、完善和提高，每一次重大突发公共事件发生后，都要进行预案的重新评估和修订。加强应急预案的培训、演练，通过培训和演练及时发现应急预案存在的问题和不足，与时俱进，及时修订预案内容，实现动态管理。同时，在预案制定和修订过程中要按照决策民主化、科学化的原则，广泛征求社会各界和专家的意见。

## 五、应急预案的更新与演练

### （一）预案更新

应急预案要有持续完善和改进的思想。医疗机构应根据预案在实施中和各类应急演习中的情况和发现的问题，适时对应急预案进行修订。当发生新的突发公共事件时，预案编制部门应根据所获取的信息，结合专家研讨意见，在原有预案的基础上，及时对预案进行修订和更新，形成新的应急预案。

《生产安全事故应急预案管理办法》规定有以下情形的应急预案应及时更新修订：

（1）生产经营单位因兼并、重组、转制等导致隶属关系、经营方式、法定代表人发生变化的；

（2）生产经营单位生产工艺和技术发生变化的；

（3）周围环境发生变化，形成新的重大危险源的；

（4）应急组织指挥体系或者职责已经调整的；

（5）依据的法律、法规、规章和标准发生变化的；

（6）应急预案演练评估报告要求修订的；

（7）应急预案管理部门要求修订的。

### （二）预案演练

预案的演练是应急预案中的一项重要内容。应急预案的演练形式很多，包括桌面演练、流程桌面演练、项目演练、呼叫演练、模拟病例演练等。

应急演练是指各级政府部门、企事业单位、社会团体，组织相关人员与群众针对特定的突发事件假设情景，按照应急预案所规定的职责和程序，在特定的时间和地域，执行应急响应任务的训练活动。

**1. 预案演练的目的**

（1）检验预案。通过开展应急演练，查找应急预案中存在的问题，进而完善应急预案，提高应急预案的实用性和可操作性。

（2）完善准备。通过开展应急演练，检查应对突发事件所需应急队伍、物资、装备、技术等方面的准备情况，发现不足及时予以调整补充，做好应急准备工作。

（3）锻炼队伍。通过开展应急演练，增强演练组织单位、参与单位和人员等对预案的熟悉程度，提高其应急处置能力。

（4）磨合机制。通过开展应急演练，进一步明确相关单位和人员的职责任务，理顺工作关系，完善应急机制。

（5）科普宣教。通过开展应急演练，普及应急知识，提高公众风险防范意识和自救互救等灾害应对能力。

**2. 预案演练的原则**

（1）结合实际、合理定位。紧密结合应急管理工作实际，明确演练目的，根据资源条件确定演练方式和规模。

（2）着眼实战、讲求实效。以提高应急指挥人员的指挥协调能力、应急队伍的实战能力为着眼点。重视对演练效果及组织工作的评估、考核，总结推广好经验，及时整改存在问题。

（3）精心组织、确保安全。围绕演练目的，精心策划演练内容，科学设计演练方案，周密组织演练活动，制定并严格遵守有关安全措施，确保演练参与人员及演练装备设备的安全。

（4）统筹规划、厉行节约。统筹规划应急演练活动，适当开展跨地区、跨部门、跨行业的综合性演练，充分利用现有资源，努力提高应急演练效益。

**3. 应急演练的组织与实施**

一次完整的应急演练活动要包括计划、准备、实施、评估总结和改进五个阶段，各阶段主要任务如下：

（1）计划阶段的主要任务：明确演练需求，提出演练的基本构思和初步安排。

（2）准备阶段的主要任务：完成演练策划，编制演练总体方案及其附件，进行必要的培训和预演，做好各项保障工作。

（3）实施阶段的主要任务：按照演练总体方案完成各项演练活动，为演练评估总结收集信息。

（4）评估总结阶段的主要任务：评估总结演练参与单位在应急准备方面的问题和不足，明确改进的重点，提出改进计划。

（5）改进阶段的主要任务：按照改进计划，由相关单位实施落实，并对改进效果进行监督检查。

## 六、应急预案管理

应急预案体系中的管理机制是预案建设的核心。医院应将应急预案的编制、修订、实施及演练列入医院的年度工作计划。应急预案相当于在用事先编好的确定体系去应对不确定的突发公共事件，例如新发突发传染病事件。因此要解决好以下两个方面的问题：

一是用确定性去应对新发突发传染病事件当中会遇到的确定性问题，核心就是医疗资源的协调分配和事故权责体系构建。医疗资源的协调是预先根据应急需求分析，对应急工作所需要的人力资源、物资资源、技术资源和信息资源的准备和使用。事故权责体系的构建包括相关的规章制度以及应急处置过程中的各个相关领导、部门、机构及个人的责权分配。

二是以灵活性去应对疫情事件当中的不确定性，核心就是疫情分析及疫情决策。疫情分析是指基于获得的信息对疫情的发生、发展及趋势进行分析，疫情决策则是在疫情分析的基础上有针对性地采取措施以降低疫情对人身和财产的破坏。疫情事件本身巨大的破坏性（含破坏威胁）、变化不确定性（含信息不对称）、时间紧迫性（含资源有限性），对这三方面造成的问题的有效应对是应急响应工作的重点。目前的应急预案体系，在信息报送、资源调配、责任体系等方面做了明确和严格的规定，弥补了过去不明晰的责任体系和不协调的资源配置的缺失，然而在如何将突发疫情事件转化为常规事件方面还缺少更清晰的目标导向。

# 案例三：河南省某三甲医院新冠肺炎疫情应急预案①

## 一、医院总体应急预案

<table>
<tr><td rowspan="4"></td><td>类别</td><td colspan="3">应急预案</td><td>编号</td><td></td></tr>
<tr><td>名称</td><td colspan="3">新冠肺炎疫情应急预案</td><td>生效日期</td><td></td></tr>
<tr><td>制定单位</td><td>疾病预防控制科</td><td>责任人</td><td></td><td>修订日期</td><td></td></tr>
<tr><td>定期更新</td><td></td><td>总页码</td><td>3</td><td>版本</td><td></td></tr>
</table>

（一）目的

及时、妥善、有序地防控新冠肺炎疫情，防止新冠肺炎疫情的传播和蔓延，保护人民群众生命和健康安全。

（二）范围

全院职工、进修、规培、实习人员、研究生、患者、来访者。

（三）定义

传染病突发公共卫生事件：是指突然发生，造成或者可能造成社会公众健康严重损害的重大传染病疫情、群体性不明原因疾病、新发传染病等严重影响公众健康的事件。

（四）权责

（五）参考文献

法律法规

1.《中华人民共和国传染病防治法》中华人民共和国主席令第 17 号，自 2004 年 12 月 1 日起施行。

2.《突发公共卫生事件应急条例》中华人民共和国国务院令第 376 号，自 2003 年 5 月 9 日起实施。

（六）政策

1. 传染病突发公共卫生事件分类

（1）出现鼠疫和肺炭疽首发病例以及霍乱的暴发流行。

（2）乙类、丙类传染病暴发或多例死亡。

（3）群体性不明原因疾病（如心因性反应、群体性急性出血热综合征、传染性非典型肺炎、急性腹泻综合征、急性黄疸综合征和其他不明原因疾病）。

（4）新出现的传染病。

2. 传染病突发公共卫生事件应急处理组织架构及职责

（1）组织架构：

①成立新冠肺炎应急处理领导小组，由党委书记/院长担任组长，主管副院长担任副组长。

②领导小组下设医疗救护组、专家委员会、后勤保障组、信息发布组、防护监测组等二级组织，负责传染病等突发公共卫生事件的应急处置工作。

（2）职责。

①医疗救护组。

医疗救护组由医务处、护理部组成，日常负责应急医疗梯队的组建、培训、演练与调配，实施医疗卫生救援时负责人员、床位、药品、设备的组织与协调。

① 笔者根据河南省人民医院资料整理。

续表

②专家委员会。

专家委员会由各相关科室科主任组成，负责传染病突发公共卫生事件的技术咨询和业务指导工作。

③后勤保障组。

后勤保障组由后勤保障部、药学部、医学装备部组成，负责提供应急所需的后勤物资、医疗设备及药品，定期核查物资储备情况，及时更新，确保效期，做好自查记录与使用登记。

④信息发布组。

信息发布组由应急办、宣传处组成，负责突发公共事件信息的上报与公布，以及与上级的沟通和联络。

⑤防护监测组。

防护监测组由感染管理科和疾病预防控制科组成，负责日常法定传染病的院内监测和分析，安排并督导防控工作，在新冠肺炎救治过程中指导医护人员自我防护，并向上级对口部门上报。

3. 工作要求

（1）应急预案启动后，相关工作人员应坚守岗位，后备人员应保持信息畅通，随时准备加入救治工作。

（2）任何科室和个人对新冠肺炎疫情，不得隐瞒、缓报、谎报或者授意他人隐瞒、缓报、谎报。

（3）除信息发布组外，任何科室和个人不得擅自对外介绍、传播与传染病救治相关的任何信息。

（七）流程

1. 新冠肺炎疫情发生后，相关科室及医务人员应迅速报告医务处疾病预防控制科及我院应急指挥办公室（非工作时间报告总值班），应急指挥办公室（或）总值班应迅速报告我院突发公共卫生事件领导组，启动应急预案。

2. 病人病房原则上设置在感染性疾病科，专楼专用，床位不足时由医疗救护组负责调配。医疗救护组根据传染病涉及专业不同，负责组织协调相关科室人员展开应急救治，组织多学科会诊，同时，根据情况组织好后备梯队。

3. 后勤保障组及时组织车辆，开辟通道，准备所需药品、设备、防护用品等物资。

4. 防护监测组中感染管理科负责做好医护人员防护及消毒、隔离工作指导；疾病预防控制科负责收集新冠肺炎病人发病人数、发病特点、病人姓名、性别、年龄、住址、流行病学史及发病和救治情况等相关信息，督促相关科室做好院内报告工作，并负责在事件发生 2 小时内向所在地县级人民政府卫生行政主管部门报告。同时应配合所在地县级人民政府卫生行政主管部门做好流行病学调查和样本采集工作。

5. 信息发布组及时向上级卫生行政部门上报传染病突发公共卫生事件的有关信息，并根据有关授权进行信息发布。接到传染病突发公共事件的报告后，在迅速开展紧急医疗卫生救援工作的同时，应在 30 分钟内向本级卫生行政部门进行电话首报告，内容包括：突发事件发生时间、地点、传染病病种、病人人数、医疗卫生救援初步情况等；现场救援开始后第一时间向现场医疗卫生救援指挥部或本地卫生行政部门进行现场情况初汇报；现场救援工作结束后 1 小时内进行详细报告。

6. 疫情应急处置完成后，各参与处室应及时进行回顾，总结经验和不足，提出改进意见，汇总至应急办，经领导组审定形成文字材料。相关处置材料交由院档案室归档。

（八）审核

<table>
<tr><th colspan="2">部门</th><th>核准主管</th><th>核准日期</th></tr>
<tr><td rowspan="2">主办</td><td rowspan="2">疾病预防控制科</td><td>主任：</td><td rowspan="6">年　月　日</td></tr>
<tr><td>院长：</td></tr>
<tr><td>协办</td><td>1. 医务部</td><td>主任：</td></tr>
<tr><td></td><td></td><td>院长：</td></tr>
<tr><td></td><td>2. 感染管理科</td><td>主任：</td></tr>
<tr><td></td><td></td><td>院长：</td></tr>
</table>

## 二、部门应急预案范例：《新型冠状病毒疫情下医院感染预防与控制应急预案》

根据国家关于印发《新型冠状病毒感染的肺炎诊疗方案（试行第四版)》的通知和《关于新型冠状病毒感染的肺炎防控中常见医用防护用品使用范围指引（试行）的通知》以及目前全国新型冠状病毒疫情发展情况，为了有效预防与控制新型冠状病毒在医院（诊所、门诊部）内部的传播，保障医务人员和就医患者的安全，现制定医院（诊所、门诊部）新型冠状病毒疫情下医院感染预防与控制应急预案，各临床医技科室、全体医务人员要严格落实执行。

**（一）组织管理与分工**

建立本院新型冠状病毒防治小组（以下简称“小组”）。

组长由院领导（党委书记和院长）担任，医院感染管理、人事、护理、医务、后勤保障、保卫等相关部门负责人为组员（每个单位要列出具体人员名单并公告)。

**（二）职责分工**

1. 小组组长负责对新冠肺炎疫情防控进行整体物资、人员调配。

2. 小组负责建立新冠肺炎疫情防控网络平台或微信群，及时沟通新冠肺炎疫情防控工作。

3. 医院感染管理部门职责：

(1) 负责本单位全体医务人员防护知识培训，培训内容（PPT 加语音）可发至本单位网络平台，做到人人知晓；

(2) 制定具体防护措施以及紧急情况下环境消毒措施；

(3) 负责预检分诊台技术支持；

(4) 预留电话（24 小时）负责全院医务人员防护问题以及消毒问题解答；

(5) 完成小组交办的其他事宜。

4. 人事部门职责：

(1) 联系全体外出人员，并登记外出地点和返回时间；

（2）撰写告全体医务人员温馨提示，内容主要涉及接触过发热患者或到过疫区或外出等的医务人员；

（3）协助小组完成预检分诊医护人员和全院其他医务人员调配；

（4）完成小组交办的其他事宜。

5. 医务部门职责：

（1）负责就诊患者挂号方式通知，全部采取电话预约或者网络预约挂号；

（2）根据各科室号源和复诊情况安排患者按预约挂号时间错峰就诊；

（3）负责统计每日出诊情况和突发事件，并及时向小组汇报；

（4）负责追踪全国、本省、本地新冠肺炎疫情通报情况，及时向小组汇报；

（5）完成小组交办的其他事宜。

6. 护理部门职责：

（1）负责全体护理人员工作调配，配合预检分诊工作；

（2）做好护理人员心理疏导以及合理安排其工作；

（3）完成小组交办的其他事宜。

7. 后勤保障部门职责：

（1）负责全院防护用品和消毒用品的供给；

（2）负责医务人员工作餐的配给；

（3）负责救护车在备用状态；

（4）负责小组交办的其他事宜。

8. 保卫部门职责：

（1）保证全体医务人员的人身安全，制定应急预案；

（2）协助小组做好预检分诊工作；

（3）完成小组交办的其他事宜。

### （三）新冠肺炎疫情防控原则

1. 三早：早发现、早隔离、早报告。

2. 及早发现传染源，切断传播途径，保护易感染群。

（1）传染源：感染新型冠状病毒感染者；

（2）传播途径：主要通过呼吸道飞沫传播，也可以通过接触传播；

(3) 易感人群：人群普遍易感，老年人及有基础疾病者感染后病情较重，儿童婴幼儿也有发病。

3. 医务人员做好自身防护。

4. 医务人员做好每个患者间清洁消毒工作。

**(四) 预防与控制措施**

1. 预检分诊

(1) 门诊大厅建立预检分诊台；

(2) 物资配备：电子体温仪、N95 口罩、一次性外科口罩、一次性普通口罩、一次性隔离衣、一次性防护服、乳胶检查手套、防护面罩或防护目镜（必要时使用）、速干手消毒剂等；

(3) 门诊预检分诊台医务人员工作时一次性医用戴帽、N95 口罩或一次性外科口罩或两层一次性普通口罩，穿一次性隔离衣，戴乳胶手套，2 ~4 小时更换，如遇污染立即更换；

(4) 制定门诊预检分诊流程和预检分诊发热患者登记表。

2. 门诊科室接诊

(1) 每个科室预留 1 间独立、通风良好的诊室，配备防护装备齐全、业务能力强的医务人员接诊急需诊治的发热患者；

(2) 诊室每日早开诊前、中午休息时、结束诊疗工作后进行通风，诊室有空气净化消毒机的开诊前 1 小时开启，工作结束后 1 小时关闭；

(3) 各种物体表面使用医用消毒湿巾或 1000 毫克/升含氯制剂或其他符合国家要求的其他消毒剂擦拭消毒，每日两次遇污染即可消毒；

(4) 牙科综合治疗台表面严格执行两患者间的清洁消毒，使用医用消毒湿巾或其他符合要求的消毒剂；

(5) 非一次性防护面罩和防护眼镜使用后用 75% 的酒精进行擦拭消毒。

3. 门诊医务人员个人防护

(1) 口腔医生诊治患者时采用标准防护原则；

(2) 口腔医务人员工作时戴一次性口罩（外科口罩、N95 口罩）帽子、穿工作服、遇有喷溅操作时戴防护面罩或防护眼镜、穿隔离衣；

(3) 白大衣内部穿刷手服，如机构没有刷手服，建议医务人员准备一套自己的衣服放在医院，下班回家全部换下来，最好洗个澡回家，无条件洗澡的一定洗手、洗脸，换自己衣服再回家；

（4）全体医务人员严格执行手卫生，接诊前、接诊后，更换手套时均应严格执行手卫生、洗手或快速手消毒。

**（五）口腔急诊预防与控制措施**

1. 口腔急诊应建立预检分诊台，设备配备和预检分诊医务人员防护均采用预检分诊标准；

2. 物资配备：电子体温仪、N95口罩、一次性外科口罩、一次性普通口罩、一次性隔离衣、一次性防护服、乳胶检查手套、防护面罩或防护目镜（必要时使用）、速干手消毒剂等；

3. 门诊预检分诊台医务人员工作时一次性医用戴帽、N95口罩或一次性外科口罩或两层一次性普通口罩，穿一次性隔离衣，戴乳胶手套，2～4小时更换，如遇污染立即更换。

**（六）病房预防控制措施**

1. 病区应预留一间独立病房，用于疑似或确诊患者的隔离。

2. 病区谢绝家属探视，陪护人员要相对固定。

3. 病房发现疑似感染病例，及时会诊转诊，期间做好医务人员和患者的防护。

4. 向住院患者及其陪同人员开展新型冠状病毒的防护知识培训工作，指导患者做好洗手、咳嗽礼仪、医学观察和居家隔离等。

# 第四章

# 新冠肺炎疫情期医院线下服务应急管理

## 第一节　门诊服务应急管理

自2019年12月以来，新型冠状病毒（2019－nCoV）已波及全国，我国已将此类急性呼吸道传染病纳入乙类法定传染病，按甲类管理。2020年2月8日中国国务院联防联控机制办公室通报将该病原感染所致的肺炎称为“新型冠状病毒肺炎”，简称“新冠肺炎”，英文简称于2020年2月21日修订为“COVID－19”。COVID－19具有传播方式多样且有不确定性、传播力强、速度快、流行范围广、预防和诊疗困难等特点，给人类的生命安全带来了严重的威胁。经过不断地研究与更新，国家卫生健康委员会在2020年2月19日发布了《新型冠状病毒肺炎诊疗方案（试行第六版）》，对病毒的流行病学特征、临床特点、诊断及治疗等做出较为详尽的介绍，目前的研究显示新型冠状病毒传染源主要是新型冠状病毒感染患者及无症状感染者，主要经呼吸道飞沫和密切接触传播，在相对封闭的环境中长时间暴露于高浓度气溶胶情况下存在气溶胶传播的可能，人群普遍易感，防控难度大。因此，为了做好新型冠状病毒感染的预防与控制工作，做到“早发现、早报告、早诊断、早隔离、早治疗”，控制新冠肺炎疫情传播，降低患者感染率，确保医务人员零感染，医院应从控制传染源、切断传播途径、保护易感人群入手，对预检分诊、发热门诊及病区住院患者都做出发热筛查、接诊流程及应急处置等安排，从而有效阻断新型冠状病毒在医院内的传播流行。另外，在此期间，还需要对住院患者进行号源管控，以此来对医院的人流量进行严格控制，减少医院人员交叉感染的风险。

## 一、预检分诊

预检分诊是医院防控传染病的第一站，快速排查、严防漏诊，及时疏导发热患者至发热门诊就诊，第一时间隔离疑似病例，对预防院内传播起着至关重要的作用。

### （一）高度重视，迅速行动

面对这种新发的传染病，医务人员对疾病的流行病学、发病特征及主要临床表现认识不足，易产生恐慌心理，医院感染管理部门应针对国家发布的诊疗及防护指南规范及时对分诊台的人员做专题培训。培训的重点内容包括：疾病的发病及病情变化特征、隔离防护、消毒隔离措施等。在医院门诊大厅、电梯等处张贴关于新型冠状病毒肺炎防治知识的宣传海报；编写通俗易懂的健康教育宣传资料（包括新冠肺炎的相关流行病学特征、常见症状、体征及防控措施等），分发给患者及家属阅读。门诊大厅、走廊等通过电子显示屏、橱窗以及手机 App 等形式对就诊患者开展健康教育。

### （二）严格落实预检分诊工作流程

迅速成立三级筛查体系。一级设置在门诊入口处，要求入楼者必须戴合格的口罩，进行初步发热排查，体温大于等于 37.3℃的患者不论是否来自疫区，均引导至发热门诊就诊排查；体温小于 37.3℃的患者进入二级筛查体系。为避免人群聚集，二级筛查设置在楼内各候诊区，由门诊的分诊护士进行发热及流行病学史的二次排查，体温小于 37.3℃无流行病学史患者可进入诊室候诊，大于等于 37.3℃或有流行病学史的患者由专人做好防护后引导至发热门诊排查。三级筛查设置在诊室内，要求接诊医生进行流行病学史的二次调查，期间执行“一医一患一诊室”，避免患者二次聚集，严格管控门诊候诊区域，优先接诊急危重症患者，如发现有流行病学史的患者，及时上报感染管理部门并引导至发热门诊排查，接诊该患者的诊室停诊，终末消毒后方可接诊下一位患者，必要时全诊区进行封闭管理。门诊患者新型冠状病毒肺炎排查流程如图 4 –1 所示。

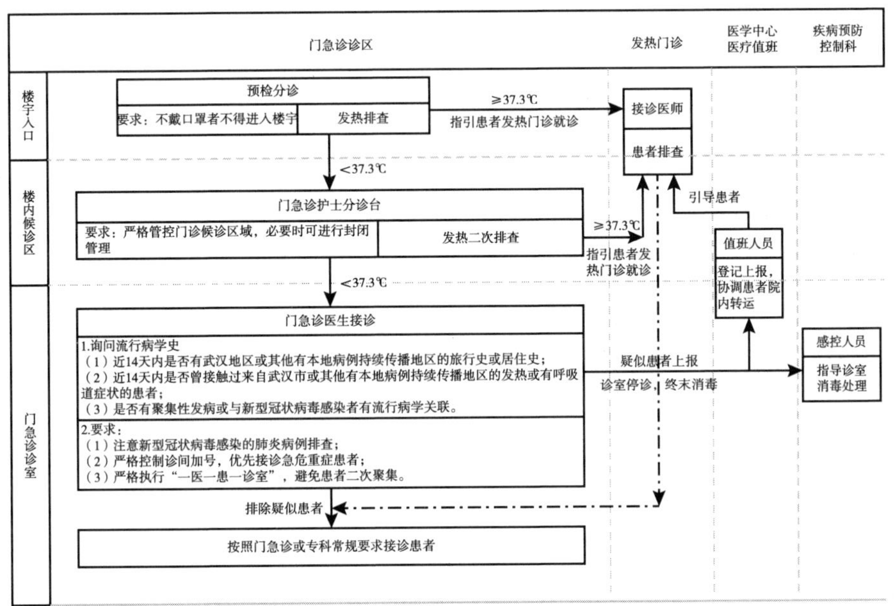


**图 4 –1　门急诊患者新型冠状病毒肺炎排查流程**

另外，考虑到个别患者可能存在隐瞒流行病学史及接触史这一情况，医院要在门诊多区域放置从《传染病防治法》《治安管理处罚法》《最高人民法院、最高人民检察院关于办理妨害预防、控制突发传染病疫情等灾害的刑事案件具体应用法律若干问题的解释》等相关法律法规中摘取相关法律法规条款印制成宣传册子放置在门诊候诊区域，并在显眼位置放置法律法规警示牌，尽量提高就诊患者病史采集的真实性。

### （三）科学防护、有效消毒

新型冠状病毒主要是近距离飞沫传播及接触传播，因此戴口罩、保持 1 米距离、避免人群聚集、加强手部卫生及环境消毒是防控的重点。预检分诊人员要求穿戴一次性工作帽、工作服、医用外科口罩、一次性隔离衣，必要时戴护目镜或防护面屏、一次性乳胶手套。医用外科口罩 4 小时更换或潮湿、污染时及时更换。要求分诊护士每次接触患者后用快速手消剂消毒双手，接触疑似新型冠状病毒感染患者后应首选用流动水洗手，及时消毒体温仪。应注意分诊大厅通风良好，尽量避免人群聚集，每日至少 2 次用 1000 毫克/升含氧消毒剂擦拭分诊台桌面和地面。

## 二、普通门诊

新冠肺炎疫情期如普通门诊开诊，要求每位门诊医生做好个人防护，并且所有门诊区域均每日派专人通风不小于 2 次，每次不少于 30 分钟。挂号、收费、取药、检查窗口均安排志愿者或保安值守，要求有序排队，排队人员间隔至少 1 米。患者进入诊室后，门诊医生均需询问发热史及流行病学史（医务部每日短信提醒），并做好门诊患者排查，鉴于部分患者初期可不发热这一特点，门诊诊疗过程中如发现有上呼吸道症状或流行病学史的可疑患者，应立即电话联系医院新型冠状病毒肺炎会诊专家组会诊，做到全方位排查。普通门诊严格控制诊室开诊数量，安排专人督导各类工作人员的个人防护，同时适当控制患者的数量，为了减少人员聚集和交叉感染，采取分时段、分批次治疗，时刻提醒医务人员提高警惕，做好个人防护，严防医患交叉感染。医护人员实施一级防护，严格按照“新型冠状病毒肺炎流行期间院内就诊流程”和“门诊感染防控流程”实施标准预防；门口体温检测点、普通门诊、会诊处均需配备快速手消毒剂，医护人员每操作一位患者之后均用快速手消毒剂洗手。工作时穿工作服、隔离衣，戴一次性防护帽、一次性外科口罩、一次性乳胶检查手套，若遇到有呼吸道症状、咳嗽患者，采集咽拭子、送标本等操作时，选择戴一次性外科手套、护目镜或防护面具，摘脱防护用具后应用流动水按 6 步洗手法洗手，避免触摸眼角膜、鼻腔黏膜、口腔黏膜等部位。对挂号及分诊流程进行优化，关闭院内普通门诊挂号窗口，要求患者统一通过医院官网门诊预约挂号系统实施实名制预约挂号，挂号时需如实填写姓名、年龄、居住地、电话、近 14 日内有无外地旅居史、呼吸道症状、不适症状等，分诊护士根据预约系统显示患者不适症状以及流行病学史进行初步分诊，合理安排就诊时间，通过短信形式通知患者就诊时间及就诊地点。如图 4－2 所示的是医务人员 6 步洗手法。

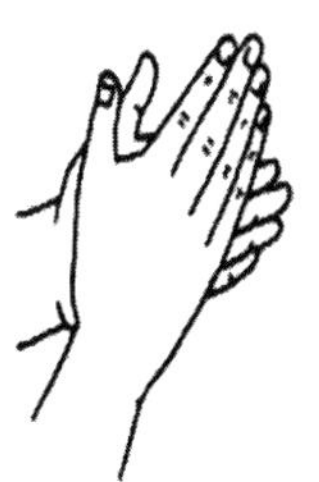

第1步，掌心相对，手指并拢相互揉搓

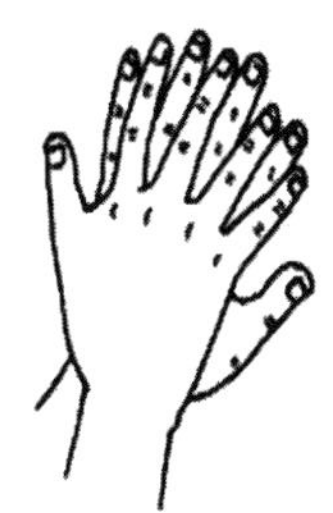

第2步，手心对手背沿指缝相互揉搓

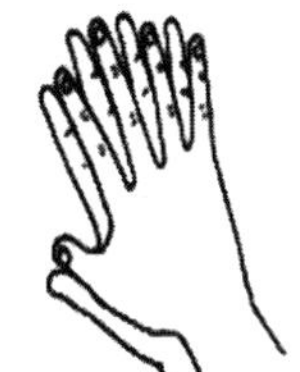

第3步，掌心相对，手指交叉指缝相互揉搓

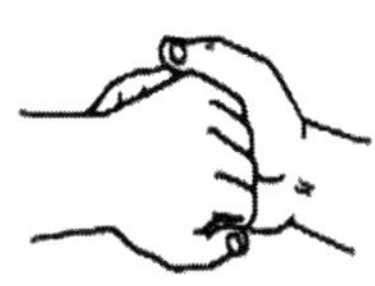

第4步，弯曲手指关节在掌心旋转揉搓

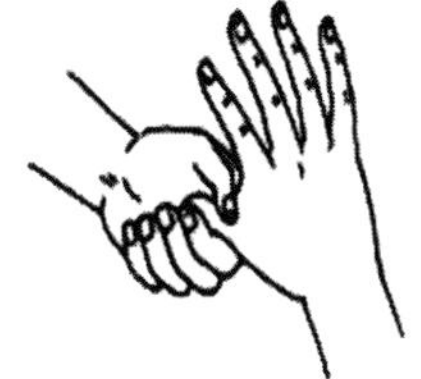

第5步，大拇指在掌心旋转揉搓

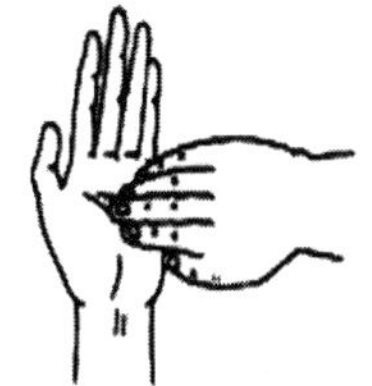

第6步，五指并拢，指尖在掌心旋转揉搓

**图 4－2　医务人员 6 步洗手法**

资料来源：北京日报．记住这 6 步！流感高发季，跟着医务人员学洗手［N/OL］．2020－01－10.

## 三、特殊门诊

鉴于口腔、眼科、耳鼻喉科、整形（美容）科、集体健康体检等诊疗服务的高危性，医院应立即按相关要求暂停上述服务内容，只保留急诊医疗服务，限制需要自然腔道检查（支气管镜、胃肠镜等）的科室开展诊疗。对于确实需要开展的检查，要求务必做到以下几点：

（1）相对固定检查人员，该人员必须认真学习新型冠状病毒肺炎诊疗方案和防控方案，并完成医院组织的网络考核方可上岗。医护人员实施一级防护，医护人员穿工作服、隔离衣，戴一次性防护帽、一次性外科口罩、一次性外科手套接诊，对每例急诊患者及家属测量体温、询问并登记流行病学史。

（2）发热或符合新型冠状病毒肺炎观察标准的患者走特殊防护通道，实施隔离防护流程，对于体温异常者，立即引导患者至发热门诊进行排查。

（3）医技职能部门做好保障，准备好必要的防护用品及消毒试剂，要求医务人员做好个人防护，第一时间向患者及家属发一次性医用口罩，做好家属解释工作，尽量限制家属陪伴，快速评估病情，通知医生抢救，对于接触患者体液或操作中可能发生体液喷溅的操作，医护人员必须戴护目镜或防护面罩，穿防护服，戴防护口罩。

（4）上述科室在门诊诊疗区域设置隔离诊室，以备紧急需求。

## 四、发热门诊

### （一）重点加强防护培训

发热门诊医务人员作为高暴露一线人员，有效的防护最为重要。应对穿脱防护用品以及进入感染区的实际操作加强模拟演练；还应开展应急防控实战演练，使一线医务人员熟悉预检分诊流程和提高应急处置的能力。发热门诊标识明显，严格设立三区两通道，三区即清洁区、潜在污染区、污染区，二通道即工作人员通道、患者通道。医务人员根据不同的岗位特点、暴露风险选择合适的防护用品，按一级防护着装进入半污染区，由半污染区进入污染区按二级防护着装，为疑似或确诊病例实施可能产生气溶胶或喷溅操作的人员，如吸痰、呼吸道标本采样、气管插管和气管切开等有可能发生患者呼吸道分泌物或其他体液的喷射或飞溅的工作时，按三级防护着装。据悉，防护标准不统一，穿脱流程不规范，是造成医务人员感染性职业暴露的关键性问题，而与重视穿防护用品相比，更应该重视正确脱除防护用品，因为脱除的防护用品是污染的，脱除时要特别注意防止自身污染，并减少环境污染。特别强调严格采取手卫生措施，脱卸防护装备的每一步均应进行手消毒，所有防护装备全部脱完后应再次洗手、消毒。

### （二）发热门诊环境管理

发热门诊建筑布局和工作流程应当符合《医院隔离技术规范》等有关要求。留观室或抢救室需要加强通风；如使用机械通风，应当控制气流方向由清洁侧流向污染侧。

### （三）严格落实患者处置流程

患者进入发热门诊后，预检分诊护士给未佩戴口罩或口罩不合格的发热患者及家属发放医用外科口罩，由护士先测量体温，接诊医生详细询问流行病学史，检查体温后开具相应检查检验单，患者至指定的检查室进行检查，结果回报后组织专家会诊，按国家"新型冠状病毒感染的肺炎"病例定义，将疑似病例或确诊病例立即转入隔离留观病房单间隔离进行治疗并上报感染管理科，同时采集患者两份呼吸道标本，配合疾控中心人员进行流行病学调查及核酸确诊检验，核酸检查结果反馈后第一时间通知发热门诊，如为确诊病例，需在2小时内上报传染病报卡，并联系医疗值班员转至定点医院进行治疗。核酸检查阴性的患者按一般患者进行对症治疗。发热门诊患者新型冠状病毒肺炎排查流程如图4－3所示。

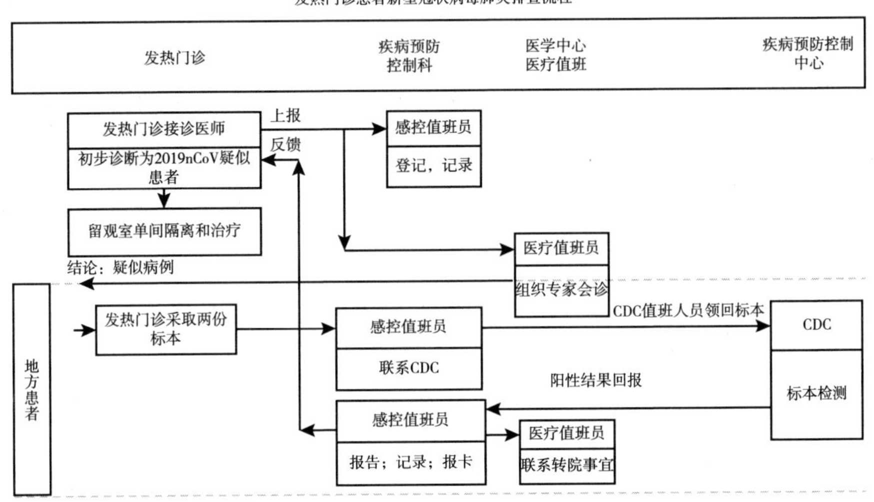


图4－3　发热门诊患者新型冠状病毒肺炎排查流程

### （四）加强环境消毒

日常诊疗活动结束后，诊室采用3%过氧化氢喷雾等方法进行空气消毒，物体表面、地面采用1000毫克/升含氯消毒剂擦拭消毒，每日至少2次，遇明显污染随时消毒。隔离留观病区加强通风，严格空气消毒（有人情况下使用空气消毒机，无人情况下使用3%过氧化氢喷雾等方法）；物体表面、地面消毒使用2000毫克/升含氯消毒剂擦拭消毒，每日至少4次，遇明显污染随时消毒。疑似或确诊病例转出后、解除隔离后的终末消毒，先采用3%过氧化氢喷雾等方法进行空气消毒，再对室内物体表面、地面使用2000毫克/升含氯消毒剂进行擦拭消毒，必要时可再次进行3%过氧化氢喷雾消毒。复用物品遵循先消毒，再清洗，再消毒或灭菌的原则，可采用含氯消毒剂1000~2000毫克/升浸泡消毒30~45分钟，处理后物品应双层黄色垃圾袋密闭包装，标明感染源（标为“新冠”以备区分）。提前电话通知消毒供应中心，做好回收人员的个人防护工作。

## 五、号源管控

### （一）号源管控的定义

号源管控是指医疗服务提供机构根据医院内部医疗人力资源和医疗物力资源以及外部患者和社会大环境的变化而对号源的预约、退订以及号源的数量进行管理控制的过程。号源管控按行为主体划分为主动控制和被动控制。主动控制即医院从供给源头进行控制，如根据病种及患者病情来对号源进行控制，医院可以主动降低每天的放号量，缩短预约周期，降低人群聚集密度以达到减少门诊诊疗场所人群感染的风险性。

一级响应期间，省内各医院都进行了人流量管控，非急诊患者基本不流动，医院新冠肺炎疫情期的就诊人数比往常下降了许多。因此国家为降低医院区域人群感染风险，要求各医院门诊部必须严格控制就诊数量。

### （二）号源管控的基本原则

#### 1. 严格保证重点科室的正常运行

由于医院的特殊功能，在新冠肺炎疫情期间，医院需要根据医疗需求进行主动控制以保证重点科室和基础科室的正常运行，如感染科、呼吸科、妇产科等。对此类科室医院不能主动控制减少其号源数量，但应该对其设置限制条件，并大力全面推广预约门诊App，如平安好医生、好大夫在线、就医宝预约挂号等。而且还需要以网络媒体方式告知患者，并对这些科室的医疗服务人员进行相关的新冠肺炎防控知识培训，在自己的岗位上做好防控，更好地完成本职工作。

**2. 对有风险科室进行严格控制**

（1）停止就诊患者量较少的科室。

在新冠肺炎疫情期间，应该充分结合各科室的病种特点以及网上预约就诊患者数量来暂停需求量较少的科室，如简易门诊、激光科室、整形外科等科室。并将相关科室的专科医生分流到重症专区，有效缓解病区医疗服务人员数量不足，通知以上科室的就诊患者暂缓就诊，并做好解释工作。

（2）对中等风险的科室医务人员进行分流。

在新冠肺炎疫情期间，对如妇科室、儿科、康复科、心血管科、内分泌科、麻醉科、心胸外科、神经外科等科室的医务工作人员进行分流，既保证每个科室都有1～2名医生值班，又可以析出一些医务工作人员去重症病区帮忙救助患者。

（3）暂时停止老专家门诊。

老年人属于疾病传染高危人群，因为各项生理机能严重退化，抗病能力较低，并且一旦传染，病情危险的可能性会进一步变大，因此为减少老年人接触的风险，各个医院需统一暂停老专家门诊，降低接触次数，减少感染风险。

## （三）号源管控的管控关键

**1. 总量管控**

（1）保证重点科室。

新冠肺炎疫情期间，应尽量维持重点科室号源总量不变，并满足特殊时期的就诊需求，在新冠肺炎疫情期间，有很多的患者是需要到发热门诊、呼吸科室以及感染门诊进行就医的。

（2）限制中等风险科室。

对于部分患有慢性病必须时常用药的患者，需要进行限号，并且需要严禁加号。另外还需要在新冠肺炎疫情得到有效控制之后逐步恢复门诊。

（3）禁停高风险科室。

对于新冠肺炎疫情期间的高风险科室，需要严格限制，但也应满足急诊科患者的需求。

**2. 预约挂号**

要严格禁止到医院现场去挂号，并全面推行实施网上挂号，减少病人在病区的接触机会，降低传染风险。

**3. 禁止加号**

严格禁止当日或近日加号以减少预约病人接触的机会。

**4. 分时放号、预约、检查**

对于医院放号、病人预约、医生检查需要分时段进行。各个科室种类不同，则需要设定不同数量的号源，而后进行有序的分配。医院各科室也要个性化分配号源数量，并通过挂号系统统计分配挂号时间，并且提醒患者按时间按时段有序就诊。患者到诊后，依据挂号单排列队形，之后医生根据挂号单依次叫号，患者有序就诊，医生有序进行检查，这样可以尽量避免人群聚集。

**5. 合理控制陪诊人员、安排出诊医生**

对于陪诊人员，至少是一对一，即一名陪诊人员对一名病患。而出诊医生则要合理进行安排，以降低人员接触风险。

**6. 合理退号**

在网上预约挂号的患者可在网上退号，而线下挂号的可在新冠肺炎疫情结束后凭借挂号单到挂号医院办理退号。

**7. 按时上报数据**

各个科室需要每天按时上报门诊数据，如预约号量、退号量、当天门诊号量等，目的是为更加细致地了解号源分布以及患者需求，并据此更好地排班，进行动态控制，减少人群聚集数量，降低风险。

**8. 对外宣传**

在新冠肺炎疫情期间，需要实时向全体群众公布医院的门诊及接待病人的情况，让人民更加了解国家及医院的政策，降低病患接触感染的风险。

### （四）特别状况应急处置

**1. 需要就诊的患者**

通过宣传信息公告就诊须知，新冠肺炎疫情期间，需要就诊的患者就诊时需要做好自身防护以及路途之中的防护，严格遵守医院秩序，自觉配合医院工作。

**2. 非急诊患者**

对于现场挂号的非急诊患者，需保留挂号凭证，在新冠肺炎疫情结束后，凭证到现场窗口办理退号；对于网上挂号的非急诊患者，由医院挂号平台向患者发出通知，而后患者通过挂号平台办理退号。另如若需要来医院就诊的，仍需要做好自身防护以及路途防护。

**3. 停诊患者**

已预约的患者可选择在网上办理退号，线下挂号的患者可选择在新冠肺炎疫情结束后到现场办理退号。

**4. 特殊科室患者**

特殊患者如妇产科、肿瘤科、慢性病科室的，若医院有继续让相应科室工作，则这些患者可以做好自身防护以及路途防护前去治疗；如若就诊医院未让上述科室继续工作，患者可就近选择开通此类服务的医院进行治疗。

## 第二节　住院服务应急管理

住院部是患者的聚集地，医务人员要做好病区管理，加强防范，制定统一的监管流程，提高敏感性，严格把关住院患者、陪护人员及其他外来人员的感染，做好环境终末消毒，确保住院患者在医院内的安全。

### 一、医院感控制度管理

根据上级卫生部门精神，成立医院感染管理委员会，根据新冠病毒的病原学特点，结合感染源、传播途径、易感人群以及医院自身诊疗条件，建立预警机制，完善各项应急预案、制度建设及各项流程的科学规划，坚决杜绝语言制定流于形式、应急物资保障不足、应急人员不足、应急知识不到位、应急信息不畅通等问题，分工明确，责任到人，层层把关，保证各项措施落实到位。由于新冠病毒的各项信息尚处于逐渐发现和不断认知的阶段，医院不但需要根据其最新临床表现和流行病学数据调整防控措施，而且需要根据重大公共卫生事件应急管理预案做到未雨绸缪，严格落实感控三级管理制度，医院感染管理委员会在院长的直接领导下，感染管理科人员全程感控统筹管理，各临床科室主任、护士长为第三责任人，重点进行科室医患的排查，防控风险点的排查，流动人员的排查，防控物品的请领、管控及正确使用。做到层层落实，逐级到人，责任到人，形成人人防控，防控人人，主动跟进、主动作为的联防联控机制。

## 二、加强医务人员防护

### （一）开展全员培训

依据岗位职责，确定针对不同人员的培训内容，尤其是对高风险科室，如发热、内科、儿科、急诊、ICU 和呼吸病房的医务人员要重点培训，使其熟练掌握新型冠状病毒感染的防控知识、方法与技能，提高应对突发新冠肺炎疫情的应急知识与技能水平。在培训中应高度重视对疑似或确诊病人的身份识别、药物管理、医嘱执行、监护抢救等重点环节和医院感染防控、防范职业暴露等关键环节，对病人做到早发现、早报告、早隔离、早诊断、早治疗、早控制。

### （二）做好医务人员防护

住院病区应当规范消毒，储备质量合格、数量充足的防护物资，如消毒产品和医用外科口罩、医用防护口罩、隔离衣、眼罩等防护用品，确保医务人员个人防护到位；同时强化标准预防措施的落实，做好诊区、病区（房）的通风管理；严格落实《医务人员手卫生规范》要求，佩戴医用外科/防护口罩，必要时戴乳胶手套。采取飞沫隔离、接触隔离和空气隔离防护措施，根据不同情形，做到以下防护（见表 4－1）。正确使用防护用品，戴手套前应当洗手，脱去手套或隔离服后应当立即用流动水洗手。严格执行锐器伤防范措施。

表 4 - 1　　住院区医务人员防护措施

| 发生接触的情形 | 防护措施 |
|---|---|
| 接触患者的血液、体液、分泌物、排泄物、呕吐物及污染物品 | 戴清洁手套，脱手套后洗手 |
| 可能受到患者血液、体液、分泌物等喷溅 | 戴医用防护口罩、护目镜、穿防渗隔离衣 |
| 为疑似患者或确诊患者实施可能产生气溶胶的操作如气管插管、无创通气、气管切开，心肺复苏，插管前手动通气和支气管镜检查等时 | (1) 采取空气隔离措施；<br>(2) 佩戴医用防护口罩，并进行密闭性能检测；<br>(3) 眼部防护（如护目镜或面罩）；<br>(4) 穿防体液渗入的长袖隔离衣，戴手套；<br>(5) 操作应当在通风良好的房间内进行；<br>(6) 房间中人数限制在患者所需护理和支持的最低数量 |

### （三）关注医务人员健康

医疗机构应当合理调配人力资源，做好班次安排，避免医务人员过度劳累。同时应向一线医务人员提供营养膳食，增强医务人员免疫力。针对岗位特点和风险评估结果，开展主动健康监测，包括体温和呼吸系统症状等。采取多种措施，保障医务人员健康地为患者提供医疗服务，同时注重医护人员的心理疏导及人文关怀。医疗队伍中大多数人未经历过大型传染病的考验，容易引起恐慌焦虑的情绪，需要及时进行心理疏导及防护相关培训教育，及时评估人员劳动负荷，避免带病上岗或过度劳累。

## 三、病区及住院患者管理

### （一）严格落实病区管理

住院区的患者应认真仔细辨别确诊或疑似新型冠状病毒肺炎患者，以免形成交叉感染。凡未经发热门诊排查的发热患者一律不得收入院，排查后的患者收入院前由住院管理科窗口工作人员再次进行患者及家属发热及流行病学史的排查，体温小于 37.3℃、无流行病学史的患者方可办理入院手续。病区设置过渡病房，新入院患者安置在过渡病房观察 3 天，观察期间如无发热伴呼吸道症状，再转入普通病房。病房加强门禁 24 小时管理，患者住院期间原则上不得离开病房，确实需要陪护的患者只安排 1 名固定人员，并做好个人信息登记及发热、流行病学史的排查。病房严格执行探视制度，规定探视时间及人数（后期取消探视）。探视、陪护、会诊、保洁、外送等人员进入病区前必须监测体温、佩戴口罩，并做好手卫生。

住院患者新型冠状病毒肺炎排查流程如图 4 –4 和图 4 –5 所示。

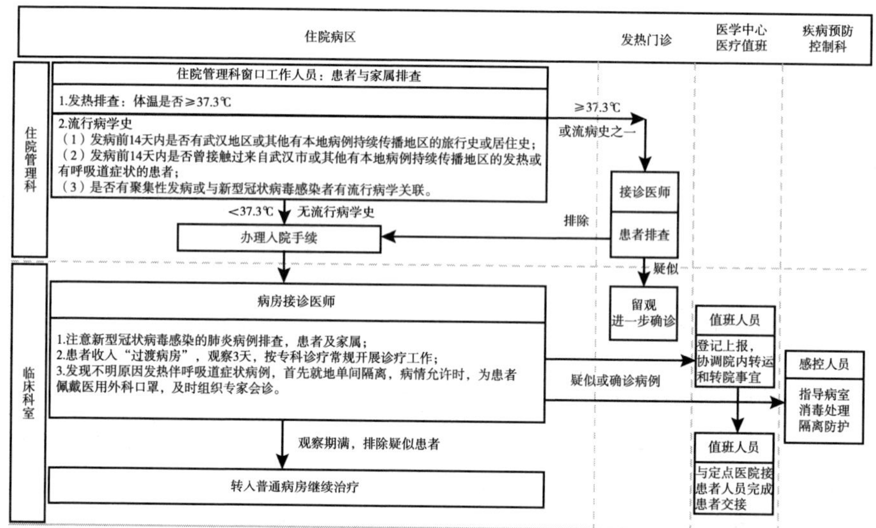


**图 4 –4　新住院患者新型冠状病毒肺炎排查流程**

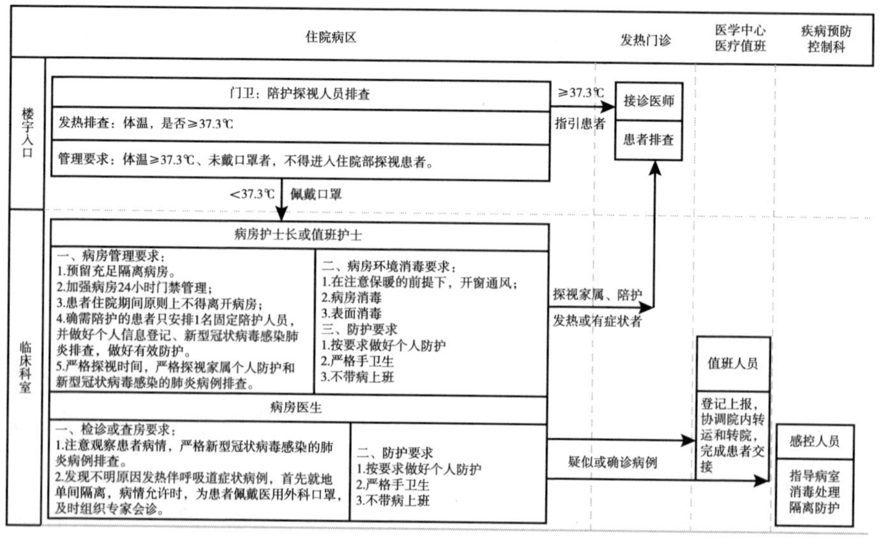


**图 4 –5　已住院患者及陪护探视人员新型冠状病毒肺炎排查流程**

### （二）发热患者应急处置

病区若发现不明原因发热伴呼吸道症状的患者，主管医师应根据患者的流行病史和临床特征等结果进行综合判断，不能排除感染时，应第一时间进行单间隔离，为患者佩戴医用外科口罩，关闭房间空调，并及时请发热门诊会诊。经发热门诊会诊后，若排除新冠肺炎感染，则按照正常患者处理；若无法排除，应立即报告医疗值班员和感染管理科，并联系发热门诊护士采集疑似患者标本。要求发热门诊采样人员在三级防护基础上，通过指定的专用电梯，到达患者所在病房，采集标本后放生物安全转运箱送至检验科，期间注意避免对人员及环境的污染。标本采集人员离开后，病房立即执行有效消毒。等待新冠肺炎病毒核酸检测结果期间，医务人员为患者进行必要诊疗操作时，应采取二级防护；紧急抢救时，应采取三级防护。患者标本的新冠肺炎病毒核酸检测结果若为阳性，应上报并将患者按指定路线转至发热门诊隔离留观病房，病区封闭管理 14 天，密切接触者隔离医学观察 14 天。对被隔离的患者，其活动范围原则上限制在隔离病房内，尽量减少患者的移动或转换病房，若确实需要离开隔离病房或隔离区域时，应当佩戴医用外科口罩，防止其对其他患者或环境造成污染。疑似或确诊患者出院或转院前，应当更换干净衣物，并按《医疗机构消毒技术规范》对其接触环境进行终末消毒。疑似或确诊患者死亡后，应当对尸体及时进行处理。处理方法为：用 3000 毫克/升的含氯消毒剂或 0.5% 的过氧乙酸棉球或纱布填塞患者口、鼻、耳、肛门等所有开放通道；用双层布单包裹尸体，装入双层尸体袋中，由专用车辆直接送至指定地点火化。患者住院期间使用的个人物品需经消毒才可由患者或家属带回家。

### （三）关注患者心理健康

因新型冠状病毒肺炎患者需隔离治疗，家属不能陪护探视，这容易导致患者产生一些心理问题，如下：（1）社会认知偏差。个人在面对突发事件时，极易产生极端思维，在证据不足时便会鲁莽决策、以偏概全，这给突发事件后谣言的传播提供了沃土。（2）恐慌紧张。由于新冠肺炎是一种新发急性传染病，其来势凶猛、传染性强，医学界对其的认识仍需不断深入，患者到定点救治医院住院隔离治疗和家属到指定地点隔离接受医学观察后极易产生紧张恐惧心理，这对患者和家属造成了严重的身心损害。部分患者和家属反复考虑自己的疾病现状和后果，更容易接受负面信息，造成极大的恐惧情绪，进一步导致判断力下降。（3）孤独无助。患者和家属进入隔离病区和隔离医学观察区后，一人一间病房，只能在自己的房间内活动，同时其他人也不能陪护、照顾或探视。由于失去家人和朋友的交流和关怀，患者和家属时常会倍感孤独无助。（4）焦虑急躁。患者离开亲属到定点医院接受隔离治疗，脱离了工作单位，减少了与家人的接触，社会交往受限，对隔离病区环境、隔离管理制度等不适应，加上长期接受治疗，难免产生焦虑急躁的情绪。部分患者担心之前与家属密切接触过程中是否传染给家人，影响亲属的生活和工作，终日焦虑和自责不安，从而影响饮食和睡眠。当病情出现变化时，患者的情绪波动尤其明显。因此，及时对患者及家属进行心理疏导对遏制新型冠状病毒传播、提高疗效显得尤为重要。具体的做法有：（1）健康教育。耐心且通俗易懂地给病人及家属讲解疾病的基本情况，使患者及家属正确认识疾病的发生、发展和转归，正确认识隔离治疗和隔离医学观察的必要性和重要性，同时使患者积极配合隔离对症治疗，使家属积极配合隔离医学观察。（2）缓解恐惧心理。热情地对待每一位患者和家属，主动向患者及家属介绍定点医院隔离病区的基本情况和医疗设施，强调新冠肺炎可治愈，坚定患者战胜病魔的信心，并且帮助家属正确认识隔离治疗的积极意义。（3）缓解孤独心理。医护人员需要关心患者及家属的痛苦，语言贴切、态度和蔼、问寒问暖、无微不至。医护人员每天都尽量轮换抽出一定的时间陪伴患者及家属并与之交流，逐渐消除或缓解患者及家属的孤独心理。（4）缓解焦虑急躁心理。医护人员可鼓励患者保持积极乐观的心态，鼓励患者通过视频电话等方式让其与家属或朋友联系和问候，也可主动询问正在接受医学观察的家属的身体情况，发现异常及时给予对症处理，如此逐渐消除或缓解患者及家属的焦虑急躁心理。（5）缓解抑郁绝望心理。医护人员根据患者的不同情况适当地解释病情，消除他们的思想顾虑，使其积极乐观地对待疾病，积极地配合医院的治疗和护理，逐渐从疾病和绝望的阴影中走出来。

### （四）严格环境消毒制度

病区加强日常通风，使用1000毫克/升含氯消毒剂进行物体表面、地面擦拭消毒，每日至少1次，遇明显污染随时消毒。发现疑似或确诊病例时，转出后严格执行终末消毒，病房先采用3%过氧化氢喷雾等方法进行空气消毒，再对室内物体表面、地面使用2000毫克/升含氯消毒剂进行擦拭消毒。

## 四、医院医疗物品管理

### （一）加强医疗器械药品管理

医院应按照国家卫健委发布的《新型冠状病毒感染的肺炎防控方案》第一版到第五版、《新型冠状病毒感染的肺炎防控中常见医用防护用品使用范围指引（试行）》，视频学习医院召开的关于新冠肺炎防治的重要电视会议及相关要求，并强化标准化6步洗手流程。用于诊疗疑似或确诊患者的听诊器、体温计、血压计等医疗器具及护理物品应当专人专用。若条件有限，不能保障医疗器具专人专用时，每次使用后应当进行规范的清洁和消毒。医院住院部应参照《新型冠状病毒感染的肺炎防控中常用医用防护用品使用范围规范指引》严格规划口罩、帽子、手套、护目镜等的使用，严防医用防疫物资的流失每日根据在岗的工作人数按需发放防护物资，对防护物资进行分级管理，医院应参考《新冠肺炎病毒感染的肺炎诊疗方案》第一版到第五版，迅速拟定应急药品目录，以满足新冠肺炎感染患者的诊疗需要。应急药品目录包括抗病毒药（洛匹那韦/利托那韦、阿比朵尔、利巴韦林、干扰素）、抗感染药（莫西沙星、左氧氟沙星、阿奇霉素）、非甾体抗炎药（萘普生和布洛芬）和糖皮质激素等品种；除住院药房的常规品种外，新增专用抗疫药品6个，限用于新冠肺炎确诊患者，药品数量根据收治患者的情况进行动态调整。表4－2为新冠肺炎应急药品目录。

表 4－2 新冠肺炎应急药品目录

| 药物类别 | 药品名称 | 药品规格 | 备注 |
|---|---|---|---|
| 抗病毒药物 | 洛皮那韦/利托那韦片 | 200 毫克/50 毫克 | 抗疫专用 |
| | 阿比朵尔片 | 0.1 克 | 抗疫专用 |
| | 利巴韦林片 | 100 毫克 | 抗疫专用 |
| | 利巴韦林注射剂 | 1 毫升：100 毫克 | 抗疫专用 |
| | α 干扰素注射剂 | 300 万单位/毫升 | 常规品种 |
| 抗感染药物 | 莫西沙星注射液 | 400 毫克 | 常规品种 |
| | 莫西沙星片 | 400 毫克 | 常规品种 |
| | 阿奇霉素片 | 0.25 克 | 抗疫专用 |
| | 左氟沙星片 | 0.5 克 | 常规品种 |
| 非甾体抗炎药 | 布洛芬混悬剂 | 100 毫升：2 克 | 抗疫专用 |
| | 萘普生片 | 100 毫克 | 常规品种 |
| | 甲基强的松龙注射液 | 40 毫克 | 常规品种 |

抗疫应急药品仅限于医院内确诊或疑似病人使用，由指定处方权限的医生开具医嘱，病区护士到住院部取药，由药师审核后进行调剂。住院部应建立应急药品的管理台账及使用记录，登记每日用量与余量，及时上报科室及医院感染管理部门；并由药品物资配送组长每日进行盘点管理，确保医疗物资能及时按需补给，不会出现库存积压的情况。另外，应设置专人对从病区返回的医疗物资配送车进行消毒，在指定区域使用含氯消毒剂喷洒配送车把手和底部的车轮，擦拭车身，减少潜在的感染风险。

### （二）加强医疗废弃物管理

当前，新冠肺炎疫情防控正处于关键时期，综合医院是应对新冠肺炎疫情联防联控的主要抓手和重要环节，面对新冠肺炎疫情的持续扩大，新冠肺炎疫情相关医疗废物显著增加，医疗废物管理能力和水平受到严峻挑战。科学有效的医疗废物管理能够减少感染性垃圾对医院环境的影响，降低医院感染风险，有效防止疾病传播。因此，必须严格规范医疗废物处置工作，增强医疗废物处理全流程管控，减少疾病传播机会，降低交叉感染风险，切实保障患者、医护人员和社会公民健康安全，尤其是新冠肺炎确诊或疑似病例产生的废物，应当将所有医疗废物用双层黄色垃圾袋封闭盛装，并在其表面贴上感染性医疗废物封口标签，标明产生科室、时期和类别，注明“新型冠状病毒肺炎”等标识，转运人员与有关科室做好交接，确保包装完整、封口严密和标识清晰，同时转运人员应做好必要的自我防护措施，如一次性防渗透隔离衣、工作帽、手套、鞋套、防护眼镜、防护口罩等。另外生活垃圾按医疗废物进行处理，并实行院内专人、专车收集，按照固定路线转运至特殊垃圾场焚烧处理。每天运送结束后，对运送人员以及运送工具（车辆、电梯、路线）使用1000毫克/升含氯消毒液进行喷洒处理。

## 五、应用中医治疗管理

新冠肺炎在中医领域属于疫病范畴，病为感受疫戾之气。《黄帝内经》中认为疫病的发生与天、人、邪有关。天，指五运六气的乖戾失常。《素问·本病论》中写到：“失之迭位者，谓虽得岁正，未得正位之司，即四时不节，即生大疫。”① 人，指人体的正气亏虚；“人气不足，天气如虚，人神失守，神光不聚，邪鬼干人，致有夭亡。”② 邪，即指六淫邪气或“毒气”“尸鬼”等疫疠之气；“天虚而人虚也，神游失守其位，即有五尸鬼干人，令人暴亡也。”③ 明代吴又可编著《瘟疫论》，他认为瘟疫的病因是杂气，杂气的传染途径有“天受”和“传染”之分，其中“天受”指吸收了空气中疫气发病，“传染”是直接与疫病患者接触发病。因此吴又可常用达原饮、三消饮、承气类方等治疗瘟疫。新冠肺炎疫情期间可用这些方饮来预防疫病。另外，因为新冠肺炎的复杂性以及多变性，需要各个医院的中医部需根据当地的病情严峻情况、当地气候特点以及不同体质等情况，依据下列方策进行辨证论治。

---

①②③ 佚名．黄帝内经·素问［M］．北京：人民卫生出版社，1963：581，590，474，533，516

吴又可．瘟疫论．［M］．北京：中国医药科技出版社，2010：50－51

### （一）医学观察期[①]

临床表现1：乏力伴肠胃不适→推荐中成药：藿香正气胶囊。

临床表现2：乏力伴发热→推荐中成药：金花清感颗粒、连花清瘟胶囊等。

### （二）临床治疗期[②]

**1. 初期：寒温郁肺**

临床表现：恶寒发热或无热，干咳，咽干，倦怠无力，胸闷，腕痞，或呕恶，便溏。舌质淡或淡红，苔白腻，脉濡。

推荐处方：苍术15克、陈皮10克、厚朴10克、藿香10克、草果6克、生麻黄6克、羌活10克、生姜10克、槟榔10克。

**2. 中期：疫毒闭肺**

临床表现：身热不退或往来寒热，咳嗽痰少，或有黄痰，腹胀便秘。胸闷气促，咳嗽喘憋，动则气喘。舌质红，苔黄腻或黄燥，脉滑数。

推荐处方：杏仁10克、生石膏30克、瓜蒌30克、生大黄6克（后下）、生炙麻黄各6克、葶苈子10克、桃仁10克、草果6克、槟榔10克、苍术10克。

推荐中成药：喜炎平注射剂，血必净注射剂。

**3. 重症期：内闭外脱**

临床表现：呼吸困难、动辄气喘或需要辅助通气，伴神昏，烦躁，汗出肢冷，舌质紫暗，苔厚腻或燥，脉浮大无根。

推荐处方：人参15克、黑顺片10克（先煎）、山茱萸15克，送服苏合香丸或安宫牛黄丸。

推荐中成药：血必净注射液、参附注射液、生脉注射液。

**4. 恢复期：肺脾气虚**

临床表现：气短、倦怠乏力、纳差呕恶、痞满，大便无力，便溏不

---

①② 2020年1月，中华人民共和国中央人民政府《关于印发新型冠状病毒感染的肺炎诊疗方案（试行第四版）的通知》。

爽，舌淡胖，苔白腻。

推荐处方：法半夏 9 克、陈皮 10 克、党参 15 克、炙黄芪 30 克、茯苓 15 克、藿香 10 克、砂仁 6 克（后下）。

各个设有中医部的医院应利用手中的资源充分发挥中医药特色优势，加强中西医结合、中西药并用，多运用瘟疫学理论认识新冠肺炎疫情的发病规律，使用中医药来治疗新冠肺炎。也可使用特色疗法来预防治疗新冠肺炎，如中药悬挂、佩戴、烧熏、涂浴、塞鼻、取嚏、点眼、涌吐、粉身、洗浴等防治瘟疫，其目的是阻断轻症转重症，用以减少发病率及感染率。

## 第三节　窗口服务应急管理

医院窗口是患者来院就诊的第一道关口。医院窗口数量多、分布散、人员密，医院窗口服务质量高就能提高患者就医的满意度，进而美化医院在人民群众中的形象。而医院窗口服务则是衡量医院社会服务水平的重要指标，因此在新冠肺炎疫情期间加强医院窗口服务应急管理，提高医院的窗口服务应急水平以及质量也是重中之重了。

### 一、医务工作人员防护

医院应该组织工作人员学习新型冠状病毒的知识，了解其流行病学特征、传播方式、发病特点等。要求窗口的员工佩戴一次性外科口罩、帽子、手套和护目镜，强化医用口罩的有效时间为 4 小时，规范口罩的佩戴方式，要求使用完毕后规范放置在感染性废弃物的处置箱中，避免产生二次污染，严防院内感染。对窗口实施一日两次消毒，同时，将日常交接班方式改为书面交接，现场培训修改为网络培训，避免员工之间潜在的交叉感染。每日监测员工的体温，按时上报健康状况。

### 二、各个窗口应急管理

医院窗口大致可分为五个：即导医窗口、挂号窗口、收费窗口、药房窗口以及医保窗口。在疫情期间前来就诊的人员需佩戴口罩，如需现场排队的，人则应按照人与人之间间隔 1 米的距离的原则，避免相互之间的交叉感染。

另外，每个窗口都应遵照国家及医院制定的医疗规范开展工作。

### （一）导医窗口

导医，顾名思义就是导引医疗就诊。导医窗口是窗口服务的首端，患者经常因为导医窗口的医疗信息公示栏不清不楚而找不到诊疗科室，不便于患者更加便捷地完成就诊流程。例如，在就医中，门诊导医及一些窗口服务人员，对医院一些检查诊疗项目地点变动信息掌握不全面，同时一些科室变更，缺乏恰当地告知方式和渠道，导致患者在大医院内来回往返，给患者就医带来不便。科室内部一些检查项目，其实在门诊及病区同时开展，由于该科医生告知不够，导致门诊患者经常往返两地确认。

医院应当及时确实地公布自己医院的医疗信息，尤其是在新冠肺炎疫情期间，医院更应该及时地完备更新本院的医疗信息，防止患者因找不到科室所在而聚集，从而引发更大流量的人群感染。

在新冠肺炎疫情期间，医院需要派遣专员专门维护自己医院的网站，并逐天更新自己医院的医疗信息，使广大就诊群众能够优先得知自己医院的具体情况。

### （二）挂号窗口

在新冠肺炎疫情期间，医院的挂号窗口应尽量减少非重点科室的挂号量，尤其是整形外科、激光科等；应当保证重点科室的正常运行，特别是发热门诊、呼吸科、感染科等；应当暂停老年专家科室，降低医院患者以及医务工作人员的交叉感染

另外医院应尽量与企事业单位合作共同开发网上挂号的软件，尽量减少欲挂号患者到现场进行挂号，降低感染风险。

如有因急诊急需挂号的患者，可到现场后挂号，但应间隔排队，相距距离至少为一米，且需做好自身的自我防护。

已在网上挂号的患者，根据要就诊的科室的实际情况选择就诊或者退号；已在现场挂号的患者，根据要就诊的科室的情况选择就诊或者退号。

如若退号，则保留纸质号联，在新冠肺炎疫情结束后凭纸质挂号单到现场办理退号。

### （三）药房窗口

药房窗口是医院专门为患者提供药品服务的地点。药房不仅要保证提供给患者准确、质量合格的药品，而且要保证患者安全有效地使用药品，确保医疗费用更为经济合理。在新冠肺炎疫情期间，中国药学会组织编写并发布了《新型冠状病毒感染：医院药学工作指导与防控策略专家共识》，为新冠肺炎疫情防控过程中药房工作的开展和管理提供了指导意见。

根据各医院情况的不同，药房可能涉及包括医用酒精、手消毒液等在内的消毒产品的供应。在新冠肺炎疫情初期，手消毒液的供应问题较为突出。在市场暂时短缺的情况下，有条件的医院药房可参照世卫组织公布的含醇手消毒液配方自行配制，按照其质控标准进行检验确保质量合格后，供医院内部使用。该举措可有效缓解消毒产品短缺的压力，弥补市场供应的不足。

另外，应根据医院处方情况，动态调整药房窗口的开设数量，并规定人与人之间保持 1 米以上的间距，最大限度地降低患者取药时的聚集感染风险；同时，合理安排药学人员的班次和岗位，以保证其以健康的身心状态开展工作。

同时，可根据临床使用情况对使用量较大的药品规划定量储备，如适当增加抗病毒药物的二级库储备量，以满足临床用药需求。这一措施还可避免频繁领药，减少药品配送人员出入调剂部门的频次，降低人员接触带来的感染风险。

还有新冠肺炎疫情期间应妥善处理新冠肺炎确诊或疑似患者的退药工作。隔离区内的药品，应由病区自行按照感染管理部门要求进行报损处理；非隔离区内的药品，病区应将退药单独存放于特定容器中并进行明确标记，并对药品进行消毒处理（可用 75% 医用酒精或含有效氯 500 ~ 2000 毫克/升的消毒剂进行喷洒）后再退回药房窗口。被退回药房窗口的药品应单独存放，待新冠肺炎疫情结束后再集中处理。

### （四）收费窗口

收费窗口通过提供患者门诊挂号和就诊费用结算服务，完成患者费用的结算和收入。作为医院服务中的重要部分，收费窗口的服务质量直接关系到患者就诊效率和就诊满意程度。

同时，医院还需要对就医流程进行简化，在服务功能方面可将就诊卡、医保卡及银行卡进行“三卡合一”，同时在多处设置挂号与缴费一体自助机，让所有前来就诊的病患都能在收费窗口或是自助机上进行看病、缴费、取药等“一卡通”操作。同时，还可设置总收费大厅，在各个就诊室楼层设置收费处，实行分楼层收费。此外，需要对收费窗口进行醒目标示，并且结合节假日、季节变化、流行性疾病等实际情况去合理安排收费窗口服务人员数量，推行弹性工作制。

尤其是在新冠肺炎疫情期间，收费窗口更应该简化流程，更多采用网上付费收费的形式，按多种方式进行收费，诸如按 DRGs 付费或者按服务单元付费的方式，可尽量减少人群聚集的密度，降低交叉感染的风险。

### （五）医保窗口

医保窗口作为患者就医治疗之后在医院的最后一个环节，具有十分重要的作用。医保不仅促进医疗资源的有效利用，还充分保障了人民群众的切身利益。

在新冠肺炎疫情期间，医院的医保窗口更是重中之重。医院应当积极与医疗保障局沟通，简化审批流程，提出“容缺办理”事项，取消不必要的环节，促进医保报销效率。另外，医院应申请建立医保专用微信公众号，安排工作人员线上值班，实时处理及解答问题。对内将二维码广泛发至医保协管员群、护士长群、中层干部群等内部微信群，医护人员及患者可以通过公众号进行医保咨询。医务工作人员办公的同时做好人员疏导工作，及时告知患者线上咨询方式，并尽量确保现场排队咨询不超过 3 人，提醒其与他人相互之间间隔 1 米以上距离。

此外，医院应当积极配合医疗保障局切实做好政策宣传与医疗保障工作，积极协调制定新冠肺炎疫情期间患者住院医保结算流程（见图 4－6），确保患者不因费用问题得不到及时救治，保障患者医疗需求。

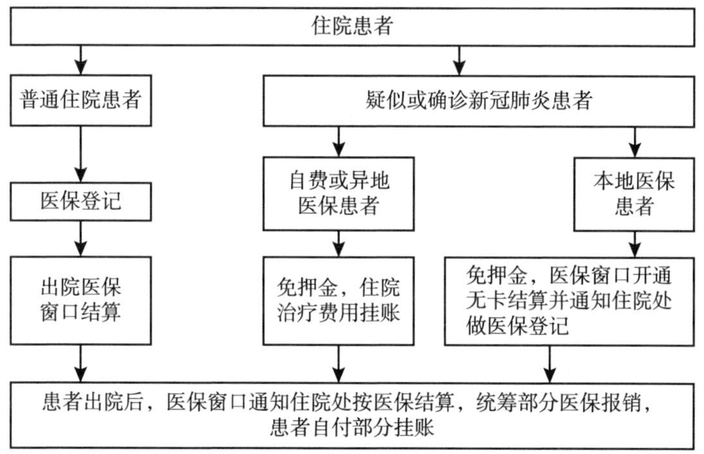


**图 4－6　新冠肺炎疫情期间患者住院医保结算流程**

另外，医院也应该利用钉钉等软件开展线上培训及视频会议，普及医保工作人员了解或掌握新型冠状病毒的防控知识、方法与技能。同时，线上咨询开展以后大大改善了新冠肺炎疫情发生前窗口排长队的情况，减少了患者滞留时间，避免了人群在窗口堆积，提高了办事效率，切实落实“网上办”“掌上办”，让参保人“少跑路”甚至“不跑路”就能把事情办好。

医院在新冠肺炎疫情期间更应该推进线上线下深度融合，用互联网作为技术支撑，有序做好医保服务管理工作，切实落实“不见面”办，让数据替患者跑腿，提高办事效率，及时满足参保人需求，切实提升服务质量。

## 三、窗口的人性化服务

### （一）合理设置窗口设施

良好的医疗服务质量，需要配套完备的医疗服务设施跟进。患者作为就医的群体，面对就医的各环节，需要更加便捷的设施配套支持。在医院的建设规划中，有重点地针对患者反映的突出问题加快解决。

检查科室的设备配置要考虑到人性化的趋向；公共区域建立方便患者的一些设施如饮水机等；患者费用查询机系统的日常维护管理；检查科室电子屏幕排号系统的建立；科室针对患者的告知标识的完善等，以打造人性化服务的设施保障体系。

另外医院应当整改窗口，继续加装扩音设备、改大窗口以及配置固定椅，而医院的导医、挂号、药房、收费、结算的窗口高度，应当按照国家标准图集规定的参数100厘米修建，避免就诊群众“卑躬屈膝”式进行就医，影响就医效率、增加感染风险。

### （二）提高工作人员素质

医院应转变角色，变被动服务为主动服务，培养医务人员沟通意识，提高服务能力。特别是在医院的培训中，要通过融入人文精神，进一步改善医患关系，从而提高服务质量。在医院人性化服务中，窗口科室管理者的服务观念，对本单位服务文化的建立和发展具有重要作用。门诊挂号部门管理者在挂号患者多、空间硬件建设不同步的情况下，应当采取各种措施，提升服务质量，注重员工的情绪管理，形成较好的服务团队文化。医保入院等窗口管理者，应从规范服务、完善各项制度上入手，倡导耐心、积极的服务心态，解决患者的疑惑，落实奖惩措施，形成完善的内部管理体系。药剂等窗口单位管理者应注重定期汇总窗口服务焦点问题，专门研究形成统一的解决方案，为窗口患者提供规范化服务，有效提高服务质量。

因此，改进窗口服务，对窗口医务人员进行培训。定期组织交流学习，使医院首先转变观念，认识到窗口服务对塑造医院社会形象的重要性，从而推动自己医院深化服务工作，形成窗口文明服务的持久力。

## 第四节　疫病隔离区服务应急管理

新型冠状病毒传播方式多样，且具有不确定性、传播力强、速度快、流行范围广、预防和诊疗困难等特点，一旦发现新型冠状病毒确诊或疑似病例，需进行隔离观察治疗，医院作为发现和救治传染病的关键场所和前哨阵地，其在应对和控制传染病疫情中起着不可替代的作用，是应急体制中的重要组成部分。因此，医疗机构应加强隔离区的管理建设。

## 一、病房改造

隔离区区域的划分应在原有病房的基础上，根据传染病病房设置标准进行改造，严格按照传染病区的要求进行划分，设置成三区、四通道。

### （一）三区

三区即清洁区、半污染区、污染区。每个区域墙面与地面都贴有醒目标志与指示牌，红、黄、绿三种颜色分别代表污染区、半污染区、清洁区，字体颜色不同，以便区分。穿衣间和脱衣间的墙面需张贴醒目穿脱流程，配置落地穿衣镜，防止进出隔离间与穿脱错误。为进一步达到隔离防护的要求，清洁区与污染区之间装有隔断门形成缓冲带一；病区走廊入口处与外走廊装隔断门形成缓冲带二，用于患者送餐；在患者专有通道右侧利用隔断门隔出独立空间形成缓冲带三，用于患者的特殊标本运送。

（1）清洁区即为绿区，不易受到患者血液、体液和病原微生物等物质污染及传染病患者不应进入的区域，包括办公区域和生活区域。办公区域为医师开医嘱、开处方、会诊讨论，护士处理医嘱、配药、书写护理记录的工作区域，科室医疗用品的清洁库房等也均在此区。该区要求医护人员穿工作服、工作鞋，戴一次性工作帽、外科口罩，穿隔离衣。生活区域主要是医护人员休息、用餐、沐浴等生活的区域。

（2）污染区即为红区，传染病患者和疑似传染病患者接受诊疗的区域，包括被其血液、体液、分泌物、排泄物等污染物品暂存和处理的场所。所有暴露在污染环境的区域也称隔离区，包括污染区处置室、污染区库房、患者住院的病房等。隔离区病房分为两个区域，即重症患者区域和轻症患者区域，重症患者区域在病区走廊中间醒目位置，轻症患者区域在其两侧。重症患者区域为独立房间，与轻症患者区域之间有醒目标志，重症患者区域严格按照消毒隔离防护规范要求，查房、治疗、护理操作在相对集中的时间段进行。每个病房设独立卫生间，配备紧急呼叫铃、洗手台、淋浴器、专用拖把及消毒桶等，保证与其他病房无交叉。隔离区医护人员必须按三级防护要求进入，佩戴 N95 口罩，穿防护服、隔离服、隔离鞋，戴手套、防护眼镜等。

（3）半污染区即为黄区，位于清洁区与污染区之间、有可能被患者血液、体液和病原微生物等物质污染的区域。脱衣间，是指医护人员脱内层防护服区域，待医护人员进行完全消毒后才能进入清洁区域。

### （二）四通道

四通道即患者通道、患者送餐通道、患者标本通道、工作人员专用通道。每个通道进出均在门楣、地面醒目注明通道指引方向，防止误入通道。

（1）患者通道：为患者专用通道，有地标与工作人员指引。一旦确诊患者，将通过最短路径、隔离通道，由专人护送至隔离病房。

（2）送餐通道：送餐人员将餐送至缓冲带二，按呼叫门铃，餐车不得进入病区。由隔离区工作人员取餐后分发给患者。

（3）患者标本通道：患者特殊标本由隔离区工作人员将标本放至专用容器送至缓冲带三，由外走廊工作人员取送至相关地点检验。门口设呼叫铃，方便工作人员运送。

（4）工作人员专用通道：设有门禁，从源头防止患者或家属误入工作人员通道。

## 二、隔离区改造

隔离病区设置双库房、双穿衣间、双脱衣间、双处置间、双治疗室、三缓冲带，功能区域划分清晰，取消隔离区医护工作站，避免医护人员交叉感染。隔离病区功能布局如下。

### （一）双库房

清洁区库房存放保证科室患者使用的所有耗材物品，污染区库房存放保证患者短期内所需物品，避免医护人员往返隔离区与清洁区时增加交叉感染机会。

### （二）双穿衣间

由于此次新型冠状病毒（以下简称“新冠病毒”）主要通过飞沫传播，

传染性强，医护人员在穿衣间一要做好二级防护；二要戴一次性帽子、外科口罩、穿隔离衣、戴第三层手套、穿靴套、戴面屏等做好三级防护措施。双穿衣间按照穿衣顺序放置防护用品，物品配备严格按照三级防护标准。

### （三）双脱衣间

医护人员要在脱衣间一脱外层防护设备，在进门处设洗手池，备消毒液喷洒壶、脚盆（站立喷洒消毒液用），并在门口备好自动免洗手消毒液、擦手纸等。外层防护用品脱完后，医护人员在脱衣间二脱内层防护设备，以达到脱防护服流程标准。

### （四）双处置间

设在病区走廊两端，以减少护士来回走动，就近处置原则，避免患者交叉感染，减轻护士工作量。

### （五）双治疗室

保证物品专区专用，无相互交叉。清洁区治疗室负责核对、配置每日上午常规医嘱用药；隔离区治疗室用于处理因病情需要的临时医嘱用药与治疗。因隔离区护士长期穿戴防护服与护目镜，体力消耗巨大，容易产生疲乏，为防止配置药物时发生差错，由清洁区护士配置好药物后送至缓冲区，交于隔离区护士。

### （六）三缓冲带

缓冲带一设于清洁区与隔离区之间，用于工作人员从工作区通往隔离区病房以及工作人员从隔离区脱完所有防护用品进入清洁区的缓冲；缓冲带二设于隔离病区内走廊西侧与楼层外走廊之间，用于患者送餐，工作人员从隔离区至清洁区的缓冲；缓冲带三设于隔离区内走廊南侧与楼层外走廊之间，作为患者外送标本专用通道。通过三个缓冲间的合理设置，减少工作人员交叉感染概率（见图4－7）。

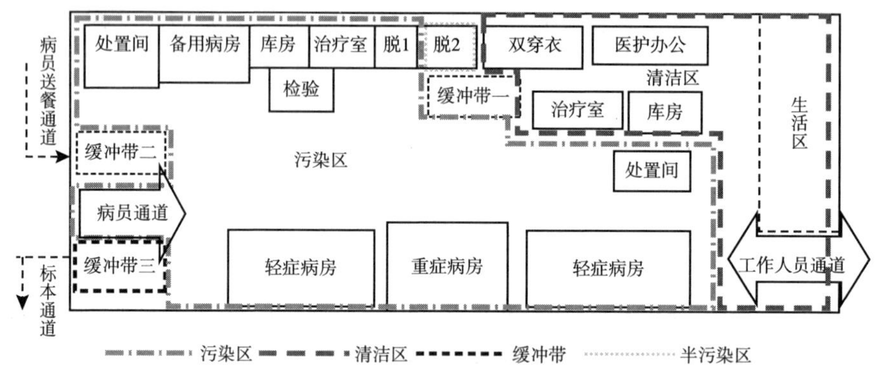


图4－7　隔离区功能布局

### （七）取消隔离区医护工作站

原有护理站及医生办公室医护人员长期暴露于传染区，需将该区域移至清洁区。隔离区医护人员需穿戴繁重的防护服，因此设4小时工作制；清洁区医护人员工作服外需穿戴隔离衣、外科口罩、帽子等，设8小时工作制。医疗护理记录由隔离区汇报给清洁区医护人员书写记录，不仅减少医护人员交叉感染机会，更是减少工作人员工作负荷，且大大节省人力与财力。

## 三、隔离病区设备设施与配置

### （一）全面监控设备

病房配备可视对讲系统，可用于病情观察、呼叫、家属探视等。清洁区与隔离区分别安排医护人员在岗在位，隔离病区装有可视监控对讲系统，达到信息化、动态化监护模式，通过可视对讲系统，在清洁区的医生及会诊专家可以实时观察隔离病区内的患者，随时与患者视频交流和远程会诊，与患者及隔离区医护人员沟通，了解病情；通过监控系统可督查工作人员消毒隔离防护规范遵守情况等，若发现医护人员违反原则时及时提醒，以保证其安全，在规范行为的同时也节约了人力资源。

### （二）重症病房

重症病房设在工作人员集中出入区域，有利于护士在外治疗室时对病房情况进行观察，门口配备抢救车；配备抢救设备，如电动升降床、心电监护仪、有创呼吸机、无创呼吸机、高流量湿化氧疗仪、心电图机、静脉推注泵、输液泵、雾化机等仪器。

### （三）常规护理设备

隔离区配备非接触红外线电子体温仪、电子血压计、水银血压计、听诊器、末梢血氧饱和度探测仪、墙壁氧气装置、墙壁吸引装置等设施设备，病房门口设治疗车，在每间病房门口治疗车上摆放一次性手套与隔离衣，以便医护人员随时更换。

### （四）检验和检查设备

在隔离区专设检验室，配备动脉血气分析仪、CRP 监测仪、血常规、核酸检测试剂等检查、检验设备，同时备有 X 线机、B 超仪等，便于医护人员在病区内为患者实施相关检查，避免其外出检查引发传染。

### （五）消毒隔离设备

隔离区配备自动式免洗手快干消毒液、擦手纸装置；按照标准安装紫外线灯管，取消紫外线消毒车；空气消毒使用过氧化氢消毒机；床单位消毒使用臭氧消毒机；配有电动喷雾器，用于对医护人员结束工作相互喷洒含 2000 毫克/升有效氯消毒液，及病房内地面及家具的消毒等。

### （六）取暖设备

为避免与其他科室交叉感染，医院应统一关闭中央空调设备，封闭病区内所有空调送回风口。每个病房配备移动暖气设备，并配备空气湿化器，定时开窗通风。

## 四、严格消毒

为预防和降低患者及家属、医务人员门诊交叉感染的发生，在要求工作人员做好标准预防尤其是个人防护的基础上，门诊部应加强和落实环境清洁消毒和监测工作。新冠肺炎疫情期间应强化以下工作内容：个人防护、环境清洁消毒和监测的教育培训及考核；门诊部良好的通风换气情况；梳理门诊部高频接触的物体表面（如自助设备触摸屏/按键、电梯及按键、扶手、座椅、门把手、共享设备、电脑键盘和鼠标、空调滤网等），根据新冠病毒特点，制定并落实除常规日常清洁消毒以外的强化版环境清洁消毒制度流程等。从而更好地从切断传播途径着力，阻止疾病的传播，避免医院内感染的发生。

### （一）环境消毒

#### 1. 空气消毒

新冠肺炎疫情期间，按照《医院空气净化管理规范》，医院应加强门诊部通风换气，有条件的可进行空气消毒，也可配备循环空气消毒设备。建议每日进行空气消毒 2～3 次，无人条件下还可用紫外线对空气进行消毒，每次时间 1 小时以上。办公区域应每日开窗通风 2～3 次，保持空气流动，建议每次不少于 30 分钟。

#### 2. 物体表面消毒

《医疗机构消毒技术规范》中对突发不明原因的传染病病原体污染的诊疗器械、器具与物品的处理，应符合国家届时发布的规定要求。无硬性要求时其消毒原则为：在传播途径不明时，应按照多种传播途径，确定消毒的范围和物品，按病原体所属微生物类别中抵抗力最强的微生物，确定消毒的剂量（可按杀芽孢的剂量确定）。此外，不同等级风险区域应采取不同的消毒措施：

（1）低度风险区域：指基本没有患者或患者只作短暂停留的区域。如门诊部工作人员值班室等。采用清洁级湿式卫生每日 1～2 次。

（2）中度风险区域：指有患者体液、血液、排泄物、分泌物对环境表面存在潜在污染可能性的区域。门诊部大部分区域，如门诊诊室、检验科、医技科室功能检查室等为中度风险区域。采用卫生级湿式卫生，每日 2 次，要求达到区域或环境表面菌落总数小于等于 10 细菌群落总数每平方厘米。

（3）高度风险区域：指有患者体液、血液、排泄物、分泌物对环境表面存在潜在污染可能性的区域。门诊部大部分区域，如门诊诊室、检验科、医技科室功能检查室等为中度风险区域。采用卫生级湿式卫生，每日2次，要求达到区域或环境表面菌落总数小于等于10细菌群落总数每平方厘米。

**3. 地面墙壁消毒**

地面和墙壁使用1000毫克/升含氯消毒剂或500毫克/升的二氧化氯消毒液擦拭或喷洒，喷洒量100～300毫升/平方米，由内向外喷洒2次，作用30分钟，再用清水擦拭干净。

### （二）流程消毒

**1. 立即实施污点清洁与消毒**

各类风险区域的环境表面发生患者体液、血液、排泄物、分泌物等污染时以及开展侵入性操作、吸痰等高危诊疗活动结束后。

**2. 终末消毒**

对于门诊诊室、医技科室功能检查室等房间，凡接诊疑似或确诊患者，直接接触患者的物品如床单等建议“一用一更换”。该患者诊疗活动结束后，对患者所在的环境应立即进行终末消毒，至少包括空气、物表、地面、使用过的仪器设备和诊疗用品。

## 五、医疗废物处理

应按照《传染病防治法》《医疗废物管理条例》《医疗卫生机构医疗废物管理办法》等法律法规规定，做好新冠肺炎疫情期间的医疗废物处理。产生医疗废物的具体科室和操作人员是直接责任人，应加强后勤和门诊工作人员的管理、培训、督导和考核，切实掌握医疗废物管理的基本要求，履行职责，建立突发公共卫生事件期间医疗废物流程机制，及时正确处理产生的医疗废物。

### （一）医疗废物收集

**1. 明确分类收集范围**

门诊部接诊疑似或确诊患者的部门和科室：如发热门诊、门诊特定诊区、检验科指定项目部门、医技辅助科室指定检查室等。这些科室部门产生的废弃物，包括医疗废物和生活垃圾，均当按照医疗废物进行分类收集。其他科室和部门，如普通诊区、医技科室非特殊诊室等产生的废弃物，按照常规的医疗废物要求规范处置。

**2. 规范包装容器**

医疗废物专用包装袋、利器盒在盛装医疗废物前，应检查其有无破损和渗漏，外表面应有警示标识；医疗废物收集桶应为脚踏式并带盖；医疗废物达到包装袋或者利器盒的3/4时，应当作有效封口，确保封口严密；应当使用双层包装袋盛装医疗废物，采用鹅颈结式封口，分层封扎。

**3. 安全收集**

按照医疗废物类别及时分类收集；盛装医疗废物的包装袋和利器盒的外表面被感染性废物污染时，应当增加一层包装袋；分类收集使用后的一次性隔离衣、防护服等物品时，严禁挤压；每个包装袋、利器盒应当系有或粘贴中文标签，标签内容包括：医疗废物产生单位、产生部门、产生日期、类别。

### （二）医疗废物运送

**1. 安全运送管理**

在运送医疗废物前，应当检查包装袋或者利器盒的标识、标签以及封口是否符合要求；工作人员在运送医疗废物时，应当防止造成医疗废物专用包装袋和利器盒的破损，防止医疗废物直接接触身体，避免医疗废物泄漏和扩散。

**2. 规范贮存交接**

医疗废物暂存处应当有严密的封闭措施，应设有工作人员进行管理，防止非工作人员接触医疗废物；医疗废物宜在暂存处单独设置区域存放，尽快交由医疗废物处置单位进行处置；对医疗废物暂存处地面进行有效消毒，每天两次；门诊部医疗废物产生部门、运送人员之间，要逐层登记交接。

**3. 做好转移登记**

严格执行危险废物转移联单管理，建立医疗废物登记制度；交接部门双方应建立登记表，登记内容包括医疗废物的来源、种类、重量或者数量、交接时间，去向以及经办人签名，特别注明疫情名称或符号，登记资料需保存 3 年。

### （三）医疗废物处理

**1. 分区域处理**

门诊部接诊疑似或确诊患者区域的潜在污染区和污染区产生的医疗废物，在离开污染区前应当在其外面加套一层医疗废物包装袋；清洁区产生的医疗废物按照常规的医疗废物处置。

**2. 做好病原标本处理**

门诊部产生病原标本的科室部门，如检验科、核医学、病理科等，医疗废物中含病原体的标本和相关保存液等高危险废物，应当在产生地点进行压力蒸汽灭菌或者化学消毒处理，然后按照感染性废物收集处理。

## 六、隔离区人员管理

### （一）隔离区患者管理

对隔离区患者进行管理时应重点关注以下几点：

（1）对疑似或确诊患者及时进行隔离，并按照指定规范路线由专人引导进入隔离区。患者进入病区前更换患者服，个人物品及换下的衣服集中消毒处理后，存放于指定地点由医疗机构统一保管。

（2）医护一体加强沟通和共同讨论，做好针对性的诊疗护理方案和沟通策略。

（3）告知防护特点与要求：在入院接待时做好宣教，指导患者正确选择、佩戴口罩，正确实施咳嗽礼仪和手卫生。医护人员自身也应在做好防护的基础上进行诊疗工作。同时让患者理解和配合，并且明确告知患者在院期间如何做好自身防护和诊疗配合的具体方法。

（4）告知疾病诊治特点，使患者知晓新型冠状病毒肺炎目前尚无特效药，住院的主要诊治措施为病情观察与监测、对症治疗与支持等，不必要的药物治疗和输液并不能让患者获益。

（5）对被隔离的患者，原则上将其活动范围限制在隔离病房内，减少患者的移动和转换病房，若确需离开隔离病房或隔离区域时，应当采取相应措施，如佩戴医用外科口罩，以防止患者对其他患者和环境造成污染。

（6）给予心理支持，告知患者积极心态对于控制病情非常重要，保持内心平和、情绪稳定有助于激发自身免疫力，减轻症状；积极配合治疗，和医护人员保持良好沟通，有助于及时发现问题、解决问题。对于有过激行为的患者，要加强心理疏导，耐心倾听患者所思所想，确有实际问题，则提出切实可行的解决方案，但也要坚持原则，维护诊疗秩序，同时按诊疗护理常规积极给予救治，争取赢得患者的信任与支持。

（7）疑似或确诊患者出院、转院时，应当更换干净衣服后方可离开，并按《医疗机构消毒技术规范》对其接触的环境进行终末消毒；疑似或确诊患者死亡的，对尸体应当及时进行处理。

### （二）隔离区保洁人员管理

**1. 开展行之有效的医院感染防控知识培训**

医院感染科以及后勤管理公司需要考虑到保洁人员的文化水平、年龄等实际情况，制定符合其接受能力的感染防控培训课程，可以增加图片、视频等生动形象的教学手段，提高理解能力。增加各种消毒关键节点（如不同污染物和区域的消毒液浓度）的提示牌，增加保洁人员在不同工作场景下的操作及防护要点图片，让他们在实践中不断得到感控知识提醒，逐渐养成规范化的行为。新冠肺炎疫情期间，隔离区保洁人员需要不断加强穿脱防护服的操作培训。建议采用视频＋实际操作示范的方式，让每一名保洁人员都能正确掌握该操作，从而减少感染发生。

**2. 合理安排、细化分工**

新冠肺炎疫情期间为了避免交叉感染，建议调拨更多人力参与隔离区清洁工作，保证保洁员的正常作息时间；尽量按照病房固定保洁人员；隔离区和生活区的保洁人员分开工作，尽量避免彼此接触，避免交叉感染。

**3. 重视人文关怀**

保洁人员的社会背景形形色色，又与医院缺乏紧密的人事关系，特别是在新冠肺炎疫情的大背景下，这些在隔离区处于高危环境下的人员更容易产生恐慌、焦虑和无助感。长此以往，不仅伤害他们的身心健康，还会影响感染控制工作的最终质量。为此，应该及时给予保洁人员心理疏导，广泛宣传他们中间的优秀典型，让医护人员与他们多交流、多安慰，使这群工作在高危医疗环境中的“普通人”感受到团队的温暖和自身的价值。

**4. 建立保洁人员职业防护管理制度**

新冠肺炎疫情期间，各医疗机构可按照国家相关劳动规定，保障在隔离区工作的保洁人员的劳动所得。同时，医疗机构通过制定保洁人员考核标准，规范工作程序，评先学优，精神奖励使他们获得职业荣誉感。从长期来看，建立保洁人员的职业防护管理制度是解决其职业风险的根本出路。

## 第五节　援外服务应急管理

新冠肺炎疫情暴发以来，为了早日控制新冠肺炎疫情，全国各地医疗队需进驻新冠肺炎疫情最严重的湖北进行支援。各医疗队医务人员在诊治新型冠状病毒肺炎患者的过程中，作为密切接触者，自身也有可能是处于潜伏期的感染者。为了防止医务人员内部的感染暴发，医院援外医疗服务的应急管理需特别重视。

### 一、强化医院组织协调能力

#### （一）健全组织结构

医疗队内部设置多个功能小组，包括指挥组、医疗组、感控组、医疗保障组和后勤组。指挥组负责新冠肺炎疫情救援工作的指挥、组织与协调；医疗组负责患者的收治工作；感控组负责患者的隔离和医务人员的防护培训和管理工作；医疗保障组负责患者的就医程序的维护，协调患者的诊治隔离、转送以及药物和医疗物资的传送；后勤组负责物资和药材补给、设备维修、生活保障及车辆保障等任务。

### （二）制定工作规程

为加强新冠肺炎疫情防控和救治工作的指导性，承担援外工作的医院应制定《穿脱防护用品流程》《医疗组工作制度》《护理操作规程》等规章制度和流程，援外医疗队需严格遵守这些流程和制度。

### （三）准备医疗后勤物资

由医院领导牵头指挥，组成医疗、后勤专家组，针对湖北状况、新冠肺炎疫情态势以及防治要求，制定药品、耗材和后勤物资的保障目录。按照目录，各个部门根据各自职责筹备物资。每类物资专人负责，集中统购，并进行全程监控。完成物资装备以及医疗队队员个人随行物资的采购后，放置于专门的存放场地，按照运输条件分类包装，有序进行所有物资的整理、登记、包装、运输和托运工作。

## 二、规范人员培训

各地要加大院内感染防控投入力度，从资金、人员、物资等方面加强支持保障。医疗机构要严格落实《国家卫生健康委办公厅关于进一步加强疫情期间医疗机构感染防控工作的通知》和《新冠肺炎疫情期间医务人员防护技术指南（试行）》的要求。进入医疗机构的各类人员均应当正确选择和佩戴口罩、正确进行手卫生，做好环境通风管理。在为疑似和确诊新冠肺炎患者提供诊疗服务时，根据操作风险高低，在标准预防的基础上，做好额外预防。对不重视感控工作、不落实感控基本要求，导致出现严重院内感染事件的，要按照规定对医疗机构和相关责任人作出处理。

### （一）防护意识培训

经证实，新型冠状病毒可以持续地人传染人，主要经过呼吸道飞沫传播和接触传播。因此，队员必须有严格的防护意识，严格落实标准预防。标准预防是指针对医院所有患者和医务人员采取的一组预防感染措施，包括手卫生，根据预期可能的暴露选用手套、隔离衣、口罩、护目镜或防护面屏，以及安全注射，也包括穿戴合适的防护用品处理患者环境中污染的物品与医疗器械；遵循标准预防的原则，所有就诊患者均被视为具有潜在感染性的病人，即认为病人的血液、体液、分泌物、排泄物均具有传染性，不论是否有明显的血液或是否接触非完整的皮肤与黏膜，医护人员接触上述物质者，必须采取防护措施，同时做好个人行为隔离措施。此外，还需加强接触传播、飞沫传播和空气传播的感染防控措施的落实。接触高危环境如电梯按钮、门把手等区域后进行手卫生，或采取间接方式接触上述环境。不要随意用手挖鼻孔、耳道或用手揉眼睛。口罩作为最重要的防护屏障，要求队员在外出的任何时候都要规范佩戴口罩。

### （二）防护用品使用方法培训

为避免医护人员防护不当导致感染，医院应组织专业人员岗前指导和演示防护用品使用，强调帽子、口罩、防护服、隔离衣、护目镜以及面屏的穿脱顺序。从职业暴露风险看，脱防护用品时更加危险，要求所有医疗队队员积极练习，人人操作过关。防护用品的规范使用应严格执行国家相关标准，一旦防护用品被血液、体液或患者其他分泌物污染，以及出现使用意外，如衣服、手套破损，面屏掉落等，需立即重新按规范流程更换。

### （三）规范手卫生

手卫生是感染防控的关键措施。已知病毒对紫外线和热敏感，75%酒精、含氯消毒液等能有效杀灭病毒，因此，在病房执行操作前后，建议使用75%酒精或含氯消毒液进行手消毒（手套外消毒，双层手套不能摘除）。同时，完善手卫生设施，完善在各诊室、门诊公共卫生间“七步洗手法”流程图的张贴，配置洗手液及擦手纸，增加快速手消放置点，在为病人提供相关消毒用品的同时，提高医护人员洗手等自我防护意识。

## 三、援外医疗队驻地管理

为避免可能的交叉感染，建议队员单间居住。居住地最好为单体空调，严禁使用中央空调，若不具备单体空调条件，建议医疗队配备电热毯保暖，避免队员感冒。

### （一）驻地房间内分区

队员房间内相对分区，建议房间门口设置为污染区，进门前将外出鞋脱至门口固定区域，换拖鞋入内。标准单间入户衣柜处建议为潜在污染区，将外衣外裤挂在衣柜。卫生间设置为缓冲区，进入卫生间洗手后换鞋进入清洁区。卧床及办公区域为清洁区，各区有专用拖鞋。

### （二）驻地房间内清洁

消毒房间内清洁消毒，建议队员自行完成，减少与酒店人群接触。每日用1000毫克/升的含氯消毒液擦拭桌面和地面。半污染区、清洁区使用的拖布分开。

### （三）队员自我隔离

新型冠状病毒感染的肺炎潜伏期一般为3～7天，不超过14天[①]。队员在病房进行诊治工作时与患者密切接触，作为处于潜伏期的潜在感染者，返回驻地后立即洗澡更衣，并杜绝相互之间入户串门。通知交流建议通过电话或微信方式进行。

### （四）实行分餐制

支援期间为保障饮食卫生和避免交叉感染，建议不要外出聚餐或者点送外卖。每日三餐由专人安排营养搭配均衡的饮食，建议实施分餐制，队员回房间单独就餐，避免过多人群在餐厅聚集。

### （五）强调职业防护

新型冠状病毒感染肺炎主要经呼吸道飞沫传播，所以口罩是防止病毒传染的关键屏障。队员在房间外的公共区域活动时，强调规范佩戴医用外科口罩。已明确接触传播也是主要的传播途径之一，对于多人频繁接触的高风

---

① 资料来源：国家卫健委公开数据。

险区域，如门把手、电梯按钮等，建议间接接触，并及时进行手卫生。

### （六）会议管理

因医疗队布置工作需要开会时，建议采用电话会议、视频会议等形式，避免人群聚集，降低交叉感染概率。

## 四、建立标准化医疗队补给物资清单

建立物质保障体系是应对新冠肺炎疫情的重要环节，需做好药品、防护用品、医疗设备、防控物资储备、调度、供应、配送等应急保障工作，科学调配重要物资，做好专项资金支持。新冠肺炎疫情发生后，防疫和医疗物资紧缺，为保障医疗队的必须物资供应，建议在医疗队出发前，制定标准化物资计划清单，具体包括防护物资、生活物资和药品清单。

### （一）防护物资清单

防护物资是援外医务人员开展新冠肺炎疫情救援工作、保障自身生命健康安全的基本条件，必备防护物资清单如表4－3所示。

**表4－3　　援外医疗队必备防护物资清单**

| 物品名称 | 数量 | 备注 |
| --- | --- | --- |
| 防护服 | 1 | |
| 隔离衣 | 1 | |
| N95口罩 | 1 | |
| 医用外科口罩 | 1 | |
| 医用外科手套 | 2 | |
| 护目镜 | 1 | |
| 面屏 | 1 | |
| 一次性帽子 | 2 | |
| 鞋套 | 2 | |
| 75%酒精适量 | 适量 | |
| 速干手消毒液 | 适量 | 含酒精成分 |

续表

| 物品名称 | 数量 | 备注 |
|---|---|---|
| 消毒片 | 适量 | 建议泡腾片 |
| 棉签 | 适量 | 清洁鼻腔、耳道等 |

注：数量按每人每 4 小时需求配备。

### （二）生活物资清单

生活物资是援外医务人员持续开展疫情救援工作的保障，必备生活物资清单如表 4－4 所示。

**表 4－4　　援外医疗队生活物资必备清单**

| 物品名称 | 数量 | 备注 |
|---|---|---|
| 秋衣秋裤 | 适量 | |
| 一次性内裤 | 适量 | 日抛 |
| 一次性袜子 | 适量 | 日抛 |
| 轻便鞋 | 2 | 驻地、医院分开 |
| 牙膏牙刷套装 | 1 | |
| 沐浴套装 | 1 | |
| 尿不湿 | 适量 | |
| 记号笔 | 1 | |
| 垃圾袋 | 适量 | |
| 方便食品 | 适量 | |
| 充电宝 | 1 | |
| 手电筒及电池 | 1 | |

### （三）药品及检测设备清单

虽然理想状态是医护人员零感染，但是，参与救治的患者都是阳性确诊患者，在治疗过程中密切接触，仍有职业暴露的风险存在，且已有医护人员感染先例。为了让队员能第一时间得到规范治疗，需根据新型冠状病毒感染治疗要求准备相应的药品，包括抗病毒药品、抗菌药品、退烧药以及普通感冒药。同时，医疗队需准备体温计和血氧饱和仪，以便早期及时地监测生命体征。

### （四）后勤物资供应联络网

建立完善的后勤物资供应联络网，根据一线需求，及时补充供应物资。物资使用均登记造册，每日登记收支情况，以便下一批队员交接。合理使用物资，避免浪费。

## 五、队员健康状况管理

新型冠状病毒感染肺炎的主要表现为发热、乏力、干咳，少数患者伴有鼻塞、流涕、腹泻等症状。这与普通感冒有相似之处，可能造成队员心理压力。为有效保障医疗队安全，需注意以下问题。

### （一）生理健康

#### 1. 每日汇报健康状况

包括有无发热、咳嗽、流涕、腹泻等不适，当日工作有无发生职业暴露，若有，需汇报暴露过程，如防护服破损、护目镜或面屏掉落、手套破损、患者血液、体液喷溅等，根据暴露情况及时给予专业处置。为有利于数据采集，建议使用问卷星收集队员健康状况资料。

#### 2. 及时查体

若队员出现发热、咳嗽、头晕乏力、腹泻等症状，根据症状轻重及时安排医生会诊，必要时安排 CT、血常规、核酸检测。建议医疗队出发前在医院进行 CT 检查，以便紧急情况下与疫区 CT 片对比，排除感染情况。

#### 3. 增强抵抗力

支援期间，减少生冷、刺激饮食摄入，避免出现腹泻（新型冠状病毒肺炎可能出现腹泻症状，需要排查）。此外，应提供营养膳食，增强队员免疫力。建议队员进食高蛋白、高维生素饮食，每日室内适度运动，增强抵抗力。

#### 4. 避免过度劳累

应当合理调配人力资源和班次安排，避免队员过度劳累。针对岗位特点和风险评估结果，开展主动健康监测。

### （二）心理健康

新冠肺炎疫情期间，职业防护高要求的戒备状态，穿戴防护服、护目镜和防护面屏带来的憋闷、头晕、头痛不适，以及在队员积极的抢救治疗下，仍然难免有危重患者救治无效离去而造成的心理震荡，队员可能会出现睡眠障碍、焦虑不安。身体的疲倦、心理的压力等多种因素可能导致队员情绪波动。为了避免交叉感染，驻地实施严格的单间居住要求，缺乏室友之间的友情互动，也是可能导致队员情绪低落的原因。为了保障队员心理健康，保持队员心理放松，保证充足睡眠休息，医疗队驻地管理需注意以下问题。

#### 1. 给予专业心理疏导

队员的情绪波动不一定表现在工作环境中或与人交流中，因此队员相互之间可能难以发现。建议随队安排专业心理医生，或经过专业培训的心理咨询师，通过微信群或其他公众平台，每日给予心理疏导相关内容推送，并提供单独心理咨询。

#### 2. 鼓励队员寻找“树洞”

队员在执行支援任务期间，为了避免家人担心，一般都会报喜不报忧，将忧虑、烦恼自己藏在心底，这会严重影响队员的情绪和休息状态。鼓励队员宣泄情绪，可以寻找同行医务人员或生活中的好友充当“树洞”，通过微信交流分享自己的成果或忧虑，获得支持和帮助。

#### 3. 营造正能量氛围对抗消极情绪

疫情期间每天都有让人感动的事情。身边辛苦坚守岗位的医务人员，对支援人员表达信任和感恩的患者，深夜接送医务人员的志愿出租车司机，为医疗队免快递费跨区传递物资的快递员等。为了充实队员业余生活，鼓励队员在上下班途中细心观察，用心体会，并将感想转变为文字，在充实自身的同时，传递更多正能量影响更多的人，增强大家抗击新型冠状病毒感染肺炎的勇气和信心。

**4. 关怀激励队员**

医务工作者是新冠肺炎疫情防控等突发公共卫生事件的主体，医院应采取多种措施，关心关爱一线医务人员。落实防护物资、生活物资保障，落实待遇保障、考核评价和激励机制。做好对新冠肺炎疫情防控前线人员家庭、接受医学观察医务人员及其家庭的支持保障工作。在新冠肺炎疫情中对受伤人员做好工伤认定，保障工伤保险待遇，依法做好因新冠肺炎疫情防控牺牲殉职人员的烈士评定和褒扬工作。

## 第六节　生活服务应急管理

生活服务管理是医院管理的重要组成部分，是医疗工作正常开展的重要保障，生活服务应急管理也是新冠肺炎疫情期医院应急管理的重要组成部分，它不仅要应对后勤各部门日常运作过程中的突发事件或故障，而且要立足医院的特点，对社会群体性事件甚至灾难发生后所需要的医疗救护提供有力的保障。

### 一、医院生活服务应急管理的特点

#### （一）紧急性

医院在发挥其自身新冠肺炎疫情救援作用之前，必须具备相应的应急生活用房、设备、设施等。在新冠肺炎疫情应急响应启动后，医院需立即组织建筑工程师完成院内生活用房和秩序的安全性评估，在人员、设施、设备均无损害的科学依据下，迅速启动生活服务应急管理计划，开辟专用区域和通道用于保障医务人员及在院患者的基本生活需求。同时，结合临床专家意见，制定相应物资设备的需求清单，启动生活物资保障应急供应计划。

#### （二）前瞻性

医院在建设规划时要充分考虑未来重大疫情应急工作：首先，重大疫情期间，院内应设置充足的安全空间，确保医务人员安全，持续开展新冠肺炎疫情救治；其次，急诊科、传染性疾病科等疫情相关科室，应设置足够的应急储备空间，最好做到专楼专用；最后，在建筑规划中应注意保证生活服务通道的顺畅。

### （三）高标准性

根据应急处置工作的需要配置和储备应急设备和物资，卫生应急储备物资使用后要及时补充，保障所有设备和物资供应充足并处于功能位。医院应建立学习型的生活服务应急管理专业培训机制，定期举办生活管理人员的培训学习，如法律、法规、行业标准的学习解读，帮助医院生活管理人员及时了解技术进展、行业动态，将一些新技术及时应用于医院基本建设，使基础设施、动力设施的配备在满足医疗需求的同时实现更佳的成本效益。医院的水、电、气（汽）等能源供应是疫情防控的基本保障，在重大疫情暴发期，尤其要注重正常运转。上述供应系统出现故障时，应即时提供第二能源供应。

## 二、新冠肺炎疫情期医院生活服务管理措施

在本次新冠肺炎疫情中，新型冠状病毒可通过直接接触和空气进行传播，具有传播速度快，传播途径容易实现等特点，这无疑又增加了生活服务管理工作的难度，在开展生活服务管理中，要注重以下要点。

### （一）防控知识培训

医院应依据国内指南的推荐，结合新冠肺炎疫情防控总体要求，开展全员新冠肺炎疫情防控知识的培训。及时宣传和动态发布专业防控知识，建立网格化全员培训模式，做到人人培训、人人防控。培训内容主要包括疾病与新冠肺炎疫情介绍、生活场所消毒流程、个人相关防护知识、院感的预防和控制、生活废弃物管理等。培训方式可通过相关 App，如微家、钉钉开展，减少因培训带来的人员聚集的潜在交叉感染风险。培训工作应保证医院全部工作人员参与、全员知晓、全员执行。

### （二）在院人员防护

医院所有工作人员到工作区域出入口处的指定位置，进行手卫生消毒和体温检测，体温检测合格者方可更换个人衣物进行工作。下班前也应进行体温检测。上下班途中应佩戴好口罩。员工工作期间应保持间隔适当距离并提高洗手或手卫生消毒的频次。对所有员工进行流行病学史调查和接触史排查。若在新冠肺炎疫情期间接触过湖北籍人员、或途径过湖北、或所居住社区有病案报道者，均应按规定上报并做好自我隔离措施。使用问卷星创建每日员工健康评估表，员工每日定时填写该表，汇报自己每日工作与生活相关情况。应急管理小组每日对员工情况进行收集、汇总。

### （三）生活环境防护

每天需对医院生活环境进行无盲点消毒，具体措施如下：在普通物体表面每日清洁 2 次的基础上，验收前使用 500 毫克/升含氯消毒制剂消毒。空气保持流通或使用移动空气消毒机进行消毒。验收区域设置速干手消毒剂，员工使用完运货工具如板车、运输车辆等应立即进行手卫生和运输工具的消毒。工作区域设置方便取用的含醇速干手消毒剂，如电梯口、电梯间、门把手、电脑键盘、开关、桌面等，队员接触公共物品后可随时进行手卫生消毒措施。因含氯消毒剂腐蚀性较强，且持续作用时间也较长，因此，不推荐使用含氯制剂进行擦拭。使用酒精时须注意消防安全，远离火源。若使用酒精制剂时，需做好登记取用记录。

## 案例四：河南省某三甲医院线下服务应急管理流程设置[①]

### 一、门（急）诊发热患者应急管理

新冠肺炎疫情期门（急）诊发热患者处置流程如图例 4－1 所示。

---

① 笔者根据河南省人民医院资料整理。

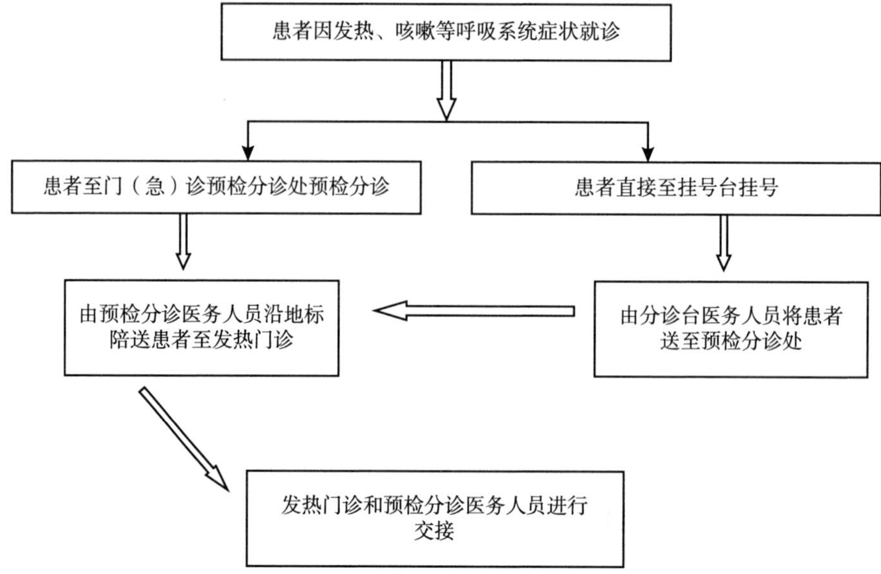


**图例 4－1　新冠肺炎疫情期门（急）诊发热患者处置流程**

## 二、住院发热患者应急管理

新冠肺炎疫情期住院发热患者处置流程如图例 4－2 所示。

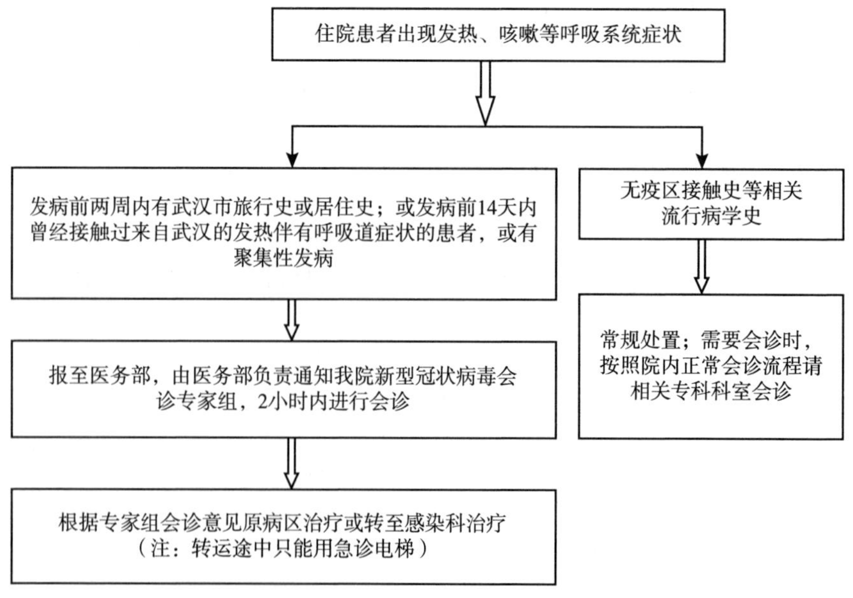


**图例 4－2　新冠肺炎疫情期住院发热患者处置流程**

## 三、发热患者 CT 检查应急管理

新冠肺炎疫情期发热患者 CT 检查流程如图例 4－3 所示。

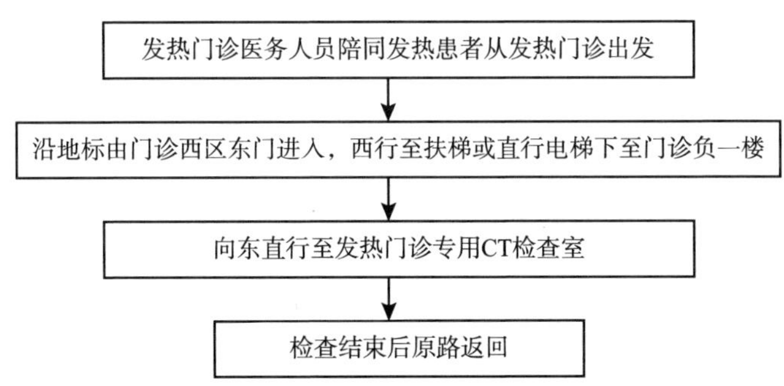


**图例 4－3 新冠肺炎疫情期发热患者 CT 检查流程**

## 四、散客入境人员防控工作指南

### （一）目标与策略

按照“外防输入、内防扩散、严格管控”的策略，对每一例入境人员实施最精准、最科学、最高效的新冠肺炎疫情防控措施，有效阻断疫情传染源、切断疫情传播途径。

### （二）责任部门

境外输入人员，无论中国公民或外国公民，入境方式无论是境外直接进入或从国内其他城市中转进入，均由属地政府一视同仁、无差别地执行新冠肺炎疫情防控措施。

### （三）管控措施

1. 严格落实“联防联控”措施

由属地新冠肺炎疫情防控领导机构会同海关、边检、机场、高铁站、火车站、外事、卫健、公安、公路等部门，建立联防联控工作专班，强化信息获知，统筹做好信息通报、身份登记、健康检测、应急处置等工作，严格管理、严把关口、严守防线。

2. 严格落实“属地管理”措施

各级各部门新冠肺炎疫情防控部门必须提高对新冠肺炎疫情的警惕性，防控要求、防范意识不能降低，坚持严防输入策略，优化防控手段，全面排查境外输入人员，严密防范境外输入风险；村（居）、机关企事业单位、楼宇、公共场所等，要按照“谁主管谁负责”原则，对输入性新冠肺炎疫情风险隐患做到第一时间发现、第一时间响应、第一时间处置，有效阻断新冠肺炎疫情传染源、切断疫情传播途径。

3. 严格落实“隔离观察”措施

凡境外输入人员，原则上一律采取集中隔离医学观察14天措施，条件许可者可采取居家隔离医学观察。其中：

（1）来自、停留或途经新冠肺炎疫情严重国家的，采取集中隔离医学观察措施；

（2）其他国家入境并在当地有固定居所的，可纳入社区防控体系，实施居家隔离措施；

（3）其他国家入境并在当地有稳定单位的，由所属企事业单位提供场所，实施隔离措施；

（4）其他国家临时入境短期公务或商务活动的，须在政府指定接待酒店入住，由接待单位落实新冠肺炎疫情防控第一责任；

（5）来自其他国家入境无固定住所或单位的，须在政府指定酒店集中医学观察，由所在酒店和属地全程负责监督管理；

（6）来自其他国家经停当地中转的，经检测检查无异常情况，由机场、高铁站、火车站等检测点将其安排在场站临时隔离区域暂时滞留，安全妥善安排离开，并通报目的地新冠肺炎疫情防控机构。

4. 严格落实“如实申报”措施

境外输入人员，必须主动如实申报健康登记，自觉配合落实居家或集中隔离措施。对不如实申报应集中隔离者，以及违反居家隔离观察规定的，一律采取集中隔离医学观察措施，由此所产生的食宿费用自理。凡违反新冠肺炎疫情防控相关规定造成严重后果的，依法追究其法律责任。

# 第五章

# 新冠肺炎疫情期医院线上服务应急管理

## 第一节　线上服务平台

### 一、我国卫生信息化发展历程

线上服务平台的发展离不开卫生信息化建设。卫生信息化建设是顺应国际医疗卫生事业发展趋势，提高医疗机构服务质量和水平的有效手段。改革开放以来，我国公共卫生信息化建设大致可分为三个阶段：第一个阶段为20世纪80年代初至2003年，即公共卫生信息化发展的起步阶段。这一时期的主要任务是工作流程电子化，医疗机构按照各自原有的工作流程设计信息化软件，以提高内部管理水平。80年代初中国医药信息学会、中国计算机用户协会医疗卫生分会、中国医院管理学会等组织相继成立，对我国卫生信息化建设进程的作用不可小觑。根据卫生部抽样调查，已建设医院信息系统的医院达到31%，国内一些大型医院的医院信息系统的技术水平和普及应用程度已经接近和达到发达国家的平均水平。第二阶段为2003年抗击“非典”至2009年医改实施前①，即公共卫生信息化建设快速发展期。这一时期，国家加大公共卫生信息化建设方面的投入，建立健全诸多业务信息系统，包括妇幼卫生保健、卫生应急指挥、卫生统计、新农合管理等，提高了相关业务的管理水平。并且这一时期建立中国疾病预防控制信息系统，涵盖几十个子业务系统，如传染病信息报告管理系统、传染病自动预警系统、突发公共卫生

① 2009年，《中共中央国务院关于深化医药卫生体制改革的意见》出台，拉开新医改序幕。

事件管理信息系统、人口死亡信息登记管理系统、高温中暑病例报告信息系统等，实现对法定传染病病例个案信息的实时、在线监测，法定传染病监测的及时性、敏感性和完整性大幅提高。第三阶段为2009年深化医药卫生体制改革以来至今，即公共卫生信息化全面开展、快速发展时期。这一时期公共卫生信息化在总体水平、监管体系和服务体系等方面取得重大成绩，开始探索立体高效、融合发力的卫生信息化工作制度和法律建设，普及卫生领域信息系统，线上服务、远程医疗、智慧医疗和大数据等发展迅速，改善和加强信息化基础建设，发展兼具信息技术和公共卫生服务能力的复合型人才队伍，信息化成为卫生管理与服务工作重要组成部分和影响医改全局的关键因素。各地积极探索建立基于健康档案的区域卫生信息平台，公共卫生信息化从疾病预防控制扩展到健康保障服务，努力实现区域医疗卫生机构互联互通、信息共享，并在惠民利民方面取得显著的成果。

## 二、医院线上服务平台的背景

随着中国经济飞速发展，人们物质生活日益富足，中国医改覆盖面已达到95%以上。百姓的生活追求已由简单的温饱生活转变成高品质的健康生活。特别是近年来，互联网应用进一步深入，为健康医疗服务提供良好的技术支持，“互联网+医疗健康”作为一种新兴医疗资源获取途径已经进入人们的视野和生活，有望赋能和改革医疗服务供给体系，线上服务平台也在此背景下应运而生，并发挥着愈来愈重要的作用。

## 三、线上服务平台的总体目标

线上服务平台建设的最终目标是形成一个高效畅通、快速安全的卫生信息网络体系。按照“统一标准、统筹规划、资源共享、纵横联网、分步实施、安全保密”的原则，线上服务平台应当利用成熟的信息技术，覆盖多方面的医疗需求，包括：（1）城乡卫生管理；（2）医疗管理；（3）妇幼保健；（4）疾病监测；（5）疫情报告；（6）卫生监督；（7）应急指挥；（8）社区服务；（9）居民档案；（10）远程会诊等，实现一定范围内的卫生信息互联互通及资源共享。

## 四、线上服务平台的主要功能

线上服务平台可以视为医院线下医疗的补充，通过卫生信息化建设实现医疗机构在线办公、医护信息集中管理和医患无障碍沟通等主要功能。但也应当注意到，线上服务平台产生的医疗服务与线上的医疗服务本质是相同的，因此线下服务应当注意的问题线上服务同样也应对照考虑。为了应付可能产生的医患纠纷，初诊时医生可以与患者签署网上诊疗协议。为确保诊疗活动的可追溯，有必要实时录音、录制视频。

线上服务平台与线下社区医院的结合，促使人们的医疗行为和医疗场景发生巨大转变，改善病患盲目求医的境况，患者首先到社区医院问诊，由社区医院医生根据初诊结果，推荐网上医院的专业医生。此外，患者还可以通过线上服务平台在线查看诊断单并在线下单，并由医院或第三方物流提供送药服务。让患者进行网上求诊，节约患者的求诊时间。

在新冠肺炎疫情期间，为保证医院不同机构和不同部门的人员能在统一组织结构中按照自己的职责协调，高效地解决问题，并能得到必要的后勤和管理支持，线上应急服务平台的建设就显得尤为重要。

## 五、新冠肺炎疫情期服务平台总体框架及目标人群

传统的线上服务平台已经不能满足健康咨询、远程指导与诊断等需求，为更好地应对新冠肺炎疫情，应采用基于互联网的新型线上服务平台，通过线上线下结合的方法，为在家隔离的人群提供导诊咨询、心理健康关怀等服务，避免到人流密集的医院，降低院内交叉感染风险，同时可以缓解医院线下接诊的压力，提高线下稀缺医疗资源的可及性，以便于更好地在新冠肺炎疫情期间进行应急管理。

线上线下相结合的综合医疗健康服务平台基于现有网络平台的数据采集，依托数据中心建设，主要功能包括预约、查询、提醒、咨询以及健康管理，能够提供移动医疗、移动咨询、事务提醒以及移动办公服务，其服

务范围不仅包括基本医疗业务、医疗协作，还包括综合管理。通过引入药店、设备厂商、检验检查中心、体检中心等医疗健康服务平台，最终实现为居民、病人和亚健康人群、社区医生、专家医生、健康顾问提供全方位、全流程的自主健康综合服务。

借助健康云服务平台及互联网技术，线上线下综合医疗健康服务平台能够将公共医疗卫生机构、医生和普通市民对接起来，改变传统的医疗模式，搭建更为便捷的良性互动平台，为患者提供完整全面的诊前、诊中、诊后服务，增强医患之间医疗连续性，改善医患沟通效果，不仅合理配置医疗资源，还降低患者的看病成本和交叉感染风险。

## 六、线上服务平台现存问题及改善思路

### （一）存在问题

（1）国内大多数线上医疗服务平台是以公司运营为主，以营利为目的，当需要进行数据交互时出现信息孤岛。功能定位不清晰，平台操作和用户界面尚需优化，伴有大量未经审核的商业广告，这难以体现医疗事业的公益性。

（2）目前，线上医疗服务平台缺乏权威机构的有效监管，平台签约医生资格审查不明，且没有正规的校验渠道，居民对于平台上的医生信息无法考证，在法律上缺少对医生违规操作、非法行医的处罚规定。医生的违规操作与非法行医会加剧医患之间的矛盾，导致的医疗纠纷难以根据现有法律划清责任归属。

（3）线上医疗服务平台的医疗服务价格制定标准尚未统一，可能存在部分劣质服务与优质服务而产生价格竞争行为，并形成“劣币驱除良币”现象，产生医疗服务平台的恶性竞争，会直接影响居民合法权益。

（4）线上医疗服务平台依托大数据能够实现便捷性，但同时也面临着个人信息泄露风险。居民个人信息保护是医疗服务平台不可推卸的任务，居民能够放心地使用平台提供的医疗服务是平台面临的巨大挑战。

### （二）改善建议

（1）将医疗保险纳入平台业务，形成统一有序的医疗服务价格制定标

准，平台可以着眼于慢病管理与医保结合的发展路线，降低居民就诊与购药费用方面的开销。通过医保与低价，建立良性的医患人际信息连续，形成稳定的客户流，有利于平台形成稳定的收入模式以维护公益性。

（2）形成强有力的监管体系和法律制度。在政府机构主导下，平台可以定期开展在线医师资格审查业务，对平台签约的医师进行官方信息核对，政府机构出台核对校验的结果和认证信息，实行互联网公开制度。同时利用电子签名、人脸识别等先进技术，实时更新平台医生的信息，杜绝虚假医生混入。国家应出台对于医生违规操作、非法行医的处罚规定和保护在线就医患者利益的相关政策和法律法规。

（3）多方涉入致力于保护患者个人隐私。从患者视角出发，平台可以增加患者个人隐私保护的宣传活动、标语和相关指导；从医生视角出发，加强对签约医生的个人职业素质教育，指导医生切实保护患者的个人隐私；从平台视角出发，提高医疗数据的传输准确性和安全性，对患者的敏感信息做脱敏处理，一旦发生数据泄露，实现泄露源可追溯化；从政府视角出发，强化与线上平台机构合作，制定个人隐私保护的相关政策，隐私信息的监管制度。

## 第二节　远程医疗服务管理

### 一、远程医疗服务的相关概况

随着通信技术与计算机技术不断进步，远程医疗技术开始在医疗健康领域得到发展与应用，2009～2015 年，国家相继出台积极发展远程医疗服务的政策，推动医疗卫生资源共享。据世界卫生组织 2015 年的调查，该组织 58% 的成员方制定发展远程医疗的相关政策及发展战略①。远程医疗形式多样，用途广泛，为缓解地区间医疗的不均衡发展与资源匮乏问题提供便利的条件，打破传统医患之间的时空限制，有助于提高居民的健康水

① Azpurua L. WHO Report – Global diffusion of eHealth：Making universal health coverage achievable. Geneva：World Health Organization，2016.

平。但是长期以来远程医疗使用率却一直很低，而新冠肺炎疫情的暴发则迅速改变了这一现状，公共卫生系统不得不构建新的防御体系，检疫隔离并保持社交距离已经成为常态，面对面的医护治疗率直线下降，促使远程医疗服务需求激增，服务对象包括新冠肺炎病毒患者在内的所有病人。

伴随着人口老龄化和医保体系对医疗控费需求的增加，国内既有医疗体系亟须向多层次、多机构的立体医疗服务网络转型，远程医疗成为基层医疗服务机构的重要补充方式之一。然而随着远程医疗技术不断普及与扩展，其发展过程中亦难免出现许多制约其发展的因素，需不断予以完善，着重加强其各个环节的监管与质量控制。

### （一）定义

远程医疗服务指医疗机构之间运用远程通信技术、计算机多媒体和网络技术，采取视频、音频、数据同步的方式，为患者完成医学检查诊断、病历分析、疾病诊断和确定治疗方案等医疗服务。总的来说，它大概可以分成两个类别：同步远程医疗（实时提供，如视频会诊）和异步远程医疗（非实时提供，如使用电子邮件或发送影像以便稍后观察）。

### （二）特点

#### 1. 广泛性

实现优质医疗资源共享，让交通不发达、偏远落后地区的患者也能享受到优质的医疗服务。对于高风险人群，如老人和慢性病患者，不需要交通是远程医疗的一个巨大优势。即使不考虑大范围的流行病，远程医疗也提供了更优质快捷且成本更低的医护治疗。

#### 2. 统一性和协调性

通过远程医疗系统，能够将新冠肺炎疫情发生地的实际情况实时上传给上级领导和专家组，充分进行多学科、多部门的研判与论证，制定出科学及时的突发传染病疫情防控方案。在统一领导部署下，有效实现统一指挥、统一协调、统一调度新冠肺炎疫情防控资源，极大提升新冠肺炎疫情防控效率。

#### 3. 时效性和经济性

面对危重症病患，医务人员能够第一时间掌握患者病情，对患者进行及时有效地治疗，进一步节约救治时间，极大提升临床诊疗效率。同时，基层定点医院医疗救治人员可以即时连通省级专家，对患者进行有效诊治，无须将患者转诊到上级定点医院，也无须邀请上级专家到基层医院面诊，节约患者或专家的交通费等不必要的医疗开支和旅途时间。

**4. 安全性**

提高包括患者和医护人员在内所有人的安全系数。通过远程信息技术手段把优质的医疗资源下沉到基层医院，减少医疗服务人员和患者流动，一定程度阻断了病毒传播途径。

**5. 人文性**

通过远程医疗给予长期处于高负荷救治工作环境下的医务人员一定的技术指导和心理疏导，并且通过远程会诊和查房工作，减轻患者的恐慌和抵触情绪，有利于建立良好的医患关系。

**6. 隐私性**

保护不希望在公共医疗机构露面的患者的隐私，同时为医生提供原本在线下医疗过程中难以得到的信息，线上医疗可以通过观察患者所处环境从而为医生提供有关患者健康的重要线索。

### （三）核心技术

远程医疗主要由三大核心技术构成，包括电子病历技术、设备与互联网技术和医学影像技术。由于通信、计算机及网络技术的内容及形式不断变化发展，远程医疗所能带来的医疗服务也在逐渐升级完善，有望充分发挥联结各级医疗机构的作用，为广大群众提供更为经济高效、方便快捷的医疗资源。

**1. 电子病历技术**

电子病历技术是使用电子设备保存、管理、传输和重现数字化的病人医疗技术，是开展远程医疗的重要前提条件之一和医院信息化建设中的重要一环，其操作便捷、传输速度快、内容规范完整、方便统计与管理、便于查阅，不仅囊括传统纸质病历的内容，还包括图文、影像等多种数据格式的临床数据库。借助电子病历技术，医生在通过授权的情况下可以方便快速地查询到患者的相关资料，可以有效避免严重医疗事故，降低医疗费用和提高医疗水平。

**2. 设备与互联网技术支持**

远程医疗系统主要依靠视频会议进行，因此需要计算机和视频会议多媒体设备的支持，其终端用户的设备主要有扬声器、话筒、电子扫描仪、视频摄像头等。此外，需要指定专人对设备、服务器和网络通信进行定期检测与维护，以确保远程医疗服务系统处于正常运行状态。医疗硬件设备的提升和专业数字化医疗网络的搭建为互联网医疗提供可持续化发展的支持。

**3. 医学影像信息系统**

医学影像信息系统（picture archiving and communication systems，PACS）是集影像采集传输与存储管理、影像诊断查询与报告管理、综合信息管理等于一体的综合应用系统。它的出现，打破传统胶片的局限性，便于全方位对病人的影像学资料进行观察和处理，为医生和患者提供更加快捷、准确的诊断体验。

## 二、远程医疗服务的具体应用

### （一）远程会诊

我国地区间医疗水平发展不均衡，优质医疗资源集中在大中城市，医疗服务需求和资源呈现“倒三角”模式。而远程会诊作为近年来发展起来的新型医疗会诊服务模式可以部分解决医疗资源分布不均衡的问题，促进医疗卫生工作重心下沉。借助网络实时传输，专家不仅能够获得新冠肺炎患者病史、各种医学影像检查结果和检验报告，还可通过网络视频观察患者，同时与患者和经治医生实时沟通交流，避免延误病情，从而节省外出求医的医疗费、差旅费和时间成本。此外，对于经治医生及其医疗机构来说，可以最大限度减少交叉感染和医疗事故，在大规模协助人们主动采取干预措施的同时，降低住院率和医疗卫生系统成本。

### （二）远程手术

远程手术是指利用远程医疗手段，实时、异地的对远端患者进行手术，包括远程手术指导、远程机器人手术等。对新冠肺炎疫情期有手术需求的患者，远程手术的应用克服了地域造成的就医困境，为患者争取最佳手术时机，同时最大程度地发挥知名专家的辐射作用。在手术过程中，医生可以实时看到病人手术的场景，掌握手术即时数据，远程精准控制机械臂进行手术，病人也可以实时和医生对话。随着5G网络技术的发展和成熟，有效地保障远程手术的稳定性、可靠性和安全性，远程手术、远程医疗的应用前景越来越明朗。

### （三）家庭远程医疗监护

根据家庭远程医疗监护系统所监护的对象以及其应用目的，可以将其分为慢性疾病和日常监护、急性监护、移动监护三类系统。这类新型远程医疗监护模式综合运用计算机网络多媒体技术、现代医学技术、现代远程通信技术，可以第一时间获取新冠肺炎疫情患者及需要医学观察人员的生理参数与视频、音频等信息，实时传送到新冠肺炎疫情监护中心，可以帮助临床医生评估患者的生活环境，实时监测患者心理健康方面的数据和药物副作用，最大限度提升对于患者治疗的效果，减少突发状况带给患者的威胁。

### （四）远程医学教育

远程医学教育是指利用先进的通信和视频压缩技术，为下一级医疗机构和医务人员传送医学知识与技能，以缩小地域间医疗水平的差距和推动建立分级诊疗体系，对提高医疗和教育资源的利用率和公平性具有重要意义。在新冠肺炎疫情期，通过远程医学教育及时向患者和公众传播有效的新冠肺炎疫情防控知识，扩大受众人群和覆盖面。这种以学生为中心的医学教育模式打破时空限制，可以通过专业设备借助5G网络在特定情境下进行体验和接触，使学生由被动学习变为自主学习、体验学习、探究式学习，提高了学习效果。

## 三、新冠肺炎疫情期间远程医疗服务提供存在的共性问题

（1）标准体系和规范还不健全。实现远程医疗的规范化能有效统一医疗诊断技术手段，依托大医院或专科医疗中心的优质医疗资源，提高基层医院诊断准确率，改善医疗服务提供的途径，避免异地求医的盲目性。但

是截至目前，我国尚未出台远程医疗服务收费标准和劳务补偿，各远程医疗机构自主定价，随意调整价格，引起患者疑虑，不利于普及这一治疗模式。另外，不同医疗机构之间系统兼容性差，统一规划和执行标准不一，成熟的电子病历体系尚待健全，这些造成医疗信息资源不能共建共享，难以互联互通，严重阻碍远程诊疗的规模化发展。同时，远程医疗和当前的城镇医疗保险制度没有挂钩，费用完全由患者承担，加重患者的疾病经济负担。从医疗机构的角度来说，如果其报销方式不改变，一些偏远地区基层医疗卫生服务机构可能会因为门诊量的锐减而遭遇运营危机。

（2）对远程医疗单位的投入有待进一步加强。近年来网络技术发展很快，尤其是随着国家“互联网＋”战略的实施，智能设备的发展日新月异，这为远程医疗的发展提供强劲的硬件支持，为远程可视查房、远程手术、远程24小时看护等提供便利条件。购买设备、对软硬件的日常维护及升级、使用网络等都需要大量资金的投入，但很多基层医疗服务机构由于财力有限，自身基础设施配备上落后于网络硬件技术发展，软件硬件不匹配，许多设备陈旧，导致远程医疗业务很难拓展，难以取得预期经济社会效益。实际上，远程医疗是对现有医疗模式的有益改革，应该得到国家财政的支持帮助。

（3）专业人才队伍质量和数量需要提升。专业人才的缺乏会严重阻碍远程医疗服务的质量，使得远程医疗的会诊、外科手术、临床教学等精细化管理等方面的功能很难得到有效发挥，也会影响患者的就医选择。从线下诊治到线上医疗的角色转变，需要长时间的实践和积累，现阶段部分医务人员对于远程医疗的具体操作流程和规范掌握程度仍然不够，如何培养高质量的远程医疗从业人员，是很有必要考虑的问题。医院缺乏差异化和多样性的人员激励方式，激励落实机制不到位，打击医务人员开展远程医疗服务的积极性。

（4）对远程医疗的接受程度不高。这可分为医生和患者两方面，一方面是医生，远程医疗的费用大部分由电信运营商收取，医学会诊医疗费用的收取很少，导致目前许多医院仅重视传统的常规医疗发展，同时基层医疗机构资源有限，医护人员技术生疏，对远程医疗的接纳并不广泛；另一方面是患者，我们往往忽视对患者的直接宣传，没有让其了解远程医疗的好处，造成患者顾虑重重，为减少不必要的损失，获得物质和精神方面的安全感，患者不愿意接受这一新事物。另外，远程医疗与医保之间在制度设计上还没有完全打通，没有纳入医保，造成患者要付出巨大的经济代价，这也是患者接受程度不高的重要原因。

（5）信息安全问题。对信息安全和隐私的担忧是广泛采用远程医疗的一个主要障碍，患者的相关信息会在医护人员之间共享，他们可以清楚地掌握病人的病情，而同时与患者相关的病情资料很可能会被黑客窃取流传于网上，泄露患者的信息，侵犯患者的隐私权。如果患者的隐私得不到安全保护，就会严重影响远程医疗服务的公众信任度，使得从业者淡化法律意识，违背职业道德。

## 四、远程医疗疫情防控的对策建议

（1）完善远程医疗制度体系顶层设计。从国家层面研究制定政策发展规划，按照轻重缓急、先当前后长远的原则，加快出台一系列配套制度，规范整个远程医疗秩序。如制定远程医疗与社保制度的对接细则、远程医疗收费标准、网络设施建设标准，实现电子健康档案库和电子病历库升级等。远程医疗服务的发展将为国家分级诊疗政策的可持续发展提供有效途径，可以将远程医疗服务所产生的费用纳入医保报销范围，然后按各地区的标准进行报销，支付对等观念的形成和认可将激励远程医疗服务的广泛普及和应用。

（2）后疫情时代远程医疗可以在多大程度上成为医疗卫生领域的主导力量，主要取决于各方对现有的和新兴的数字工具的投资力度，这会促使医患双方建立并保持信任关系。政府和医院应加大对远程医疗的投入力度。政府给予资金和设备等方面的扶持，为解决资金瓶颈，应探索多模式运营机制，如引入市场运营机制，或采用政府购买服务等形式，保证远程医疗健康可持续发展。医院应将远程医疗纳入发展战略，从资金、设备、人员及各类政策方面真正加以重视。

（3）重视医疗专业人员的培养。除培养专门的技术人员对远程治疗仪器进行日常维护和操作，还应组织和筛选技术精湛、综合素质高的专家参与会诊工作，培养一批熟悉具体流程操作，习惯在电脑前进行诊疗活动的专家教授。要制定远程医疗人才队伍发展规划，增加资金投入，明确各个阶段具体目标任务；制定包含职称晋升、学习培训、工作待遇等方面的支持政策，创造适合人才成长的外部环境，提高专业人才进行远程医疗的主动性；商议共识机制确保远程医生职业的合法性，循序渐进拓展远程医疗服务项目。

（4）加大对远程医疗的宣传。远程医疗关乎疫情防控效率效果，也是缓解各区域医疗资源不均的措施。能否顺利推广开展与医院管理者、医务工作人员及患者对其接受程度的大小密切相关，要将这三类群体作为宣传的重点对象，宣传相关的规章制度及远程医疗服务的成功案例，采取最有效的治疗方案，找最专业的医生，让人们通过正确的方式了解远程医疗服务技术知识。通过宣传提高社会各个阶层对远程医疗的认知，扩大业务量，形成一定的舆论氛围，有利于分级诊疗制度的顺利推行，提升患者的就医体验和生活满意度，节约医疗方面的支出，缓解家庭经济负担。

（5）需要对病人隐私保护采取更周全的保护措施。大数据时代，个人信息被泄露的风险已成为信息安全的重要议题。各级医院应遵守远程医疗服务的相关政策法规，完善远程医疗服务模式。制定远程医疗患者的信息安全制度，强化医护人员的法律认识，保护好患者隐私的同时，不应限制病人及时接受医疗咨询的实际需要。

（6）要使远程医疗在疫情消退后仍在医疗卫生领域发挥重要作用，数字工具必须在向患者和医疗机构提供支持时将人类情感纳入考量。医疗从业者必须学会将人文关怀融入临床决策的思维过程之中，采用技术—人文双轨决策方式，探索一种以知情—共情—共担—明智为特征的医患共同决策模式。

## 五、远程医疗服务的监督管理

### （一）远程医疗的质量控制

#### 1. 建立规范化远程医疗质量控制体系

为促使远程医疗健康有序发展，确保在远程医疗服务中的质量和安全，在原有医疗机构管理经验的基础上，应当根据远程医疗的特点，逐步建立健全医联体内各相关单位统一的诊断质量控制体系、诊断标准与操作规范，综合提升诊断质量。

以新冠肺炎远程会诊为例，实现远程会诊主要有4个要素：会诊专家、会诊信息、会诊辅助操作人员、会诊系统。按会诊过程的时间顺序可分为会诊前、会诊中和会诊后三个阶段，如图5－1所示。实践中可以考虑实施要素分阶段的全程控制法。

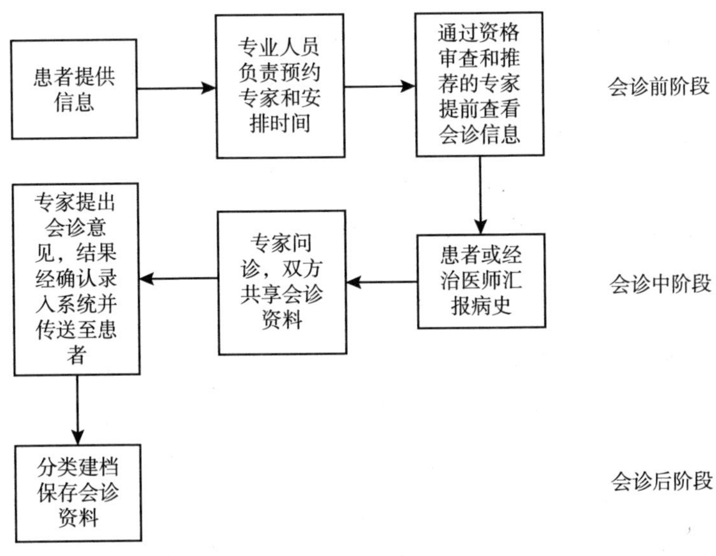


**图5－1　远程会诊流程**

（1）会诊前阶段：患者应提供足够的图文、影像等资料以满足会诊所需，且结果准确可靠。会诊专家应当是经资格审查确认，由所在医院推荐的专业技术干部，需提前审看会诊信息。参加会诊的辅助操作人员应当具备医学基础知识，经培训合格后能熟练操作远程会诊系统。此外，负责远程会诊的科室应当做好预约专家、安排会诊时间等工作。

（2）会诊中阶段：首先应由病人简要汇报病史，当病人不能到场时，则由经治医师代替完成。接着，会诊专家问诊并就会诊资料逐项核对，对关键性资料要进行现场调阅，医患双方采用共享方式共同确认。之后，专家独立分析提出会诊意见。会诊结果由计算机录入或专家手写签名后连带会诊资料传送给对方，供当地医院医师诊断治疗时参考。

（3）会诊后阶段：对会诊资料分类建档保存，包括患方提供的会诊信息以及会诊过程中形成的图文、声音、影像等资料，以便后续查阅、研究和总结。

**2. 明确远程医疗质量管控终端工作职责**

在提供远程医疗服务的最初阶段，管理者需要对远程医疗各个终端的执业资格进行确认，设置专门的医疗质量安全管理部门或配备专职人员，负责远程医疗服务质量管理与控制工作，履行以下职责：

（1）对规章制度、技术规范、操作规程的落实情况进行检查；

（2）对医疗质量、器械和设备管理等方面进行检查；

（3）对重点环节和影响医疗质量与安全的高危因素进行监测、分析和反馈，提出预防与控制措施；

（4）对病历书写、资料保存进行指导和检查等；

（5）医疗质量安全管理人员应当具备相关专业知识和工作经验。

### （二）远程医疗的监督控制

**1. 远程医疗责任的划分**

作为一种新的医疗模式，远程医疗也存在医疗纠纷的处理和医疗责任的划分。目前我国远程医疗责任缺乏高层级的法律法规，通过部门和地方规章进行规制，效力层次还比较低，法律层面有待进一步规范。需要通过专门立法明确远程医疗各参与主体的资格并厘清主体间的法律关系与各方的责任边界，确立远程医疗损害责任制度，健全远程医疗准入制度，保护患者隐私权与知情权。

**2. 远程医疗的规范化和统一化**

标准化的评价和监管体系，能保证医疗安全和服务质量，节省医疗机构运行成本，推动医疗资源供给侧结构性改革。因此建设标准化的会诊平台、医疗信息数据、通信设施、服务规范对实现资源共享和优化服务十分有必要。

**3. 病人资料的保密**

通过远程医学服务，病人的检查图文资料存在网上的各类数据库中，具有一定的公开性，因此病人隐私权的保护十分重要，应确保只有病人预约的专家才能调阅该病人资料。

## 六、展望

总的来说，相比于有着上百年历史的线下医疗，远程医疗仍然是一个新生事物，无法取代线下医疗过程中医患双方的当面互动，今后需要与许多现有的规范与法规进一步磨合，或者多个层面介入配合制定新的规则。但是正如其在新冠肺炎疫情期间的经验所证实，它极大程度上提升医疗的数量和质量。它未来的使用前景很大程度上取决于能否将医患双方的核心群体需求放在首位，以及能否巩固医患之间的信任关系。

## 第三节　线上人文服务管理

在医学史上，传统的生物医学模式发挥了巨大作用，为人类健康事业作出突出贡献，但随着社会的发展，人们逐渐发现它存在一定缺陷。传统的生物医学模式过分关注生物医学方面的诊治，往往容易忽视心理、社会因素，缺乏对服务质量问题的研究，这很容易导致医患关系紧张。进入21世纪以来，国际医学人文领域在理论研究、实践层面和方法学方面都有较大的发展。医学与人文的全面“整合”成为21世纪医学人文实践的趋势，“数字职业精神”“数字人文”“健康人文”等新概念的提出，进一步拓展医学人文研究的领域与实践的范围。我国目前医学人文研究已经取得长足进展，但理论建设仍存在缺乏深度、实践层面与临床联系不紧密、缺乏系统研究等问题。

### 一、医学人文服务近年来存在的问题

#### （一）医学教育体制的弊端

医学教育是指按照社会需求有目的、有计划、有组织地培养医学人才的教育活动。在我国，现行医学教育学科体系不够合理，只有理科生才能报考医学院校。从总体上看，课程设置大多聚焦在医学知识与专业技术培养，我国医学人文学科建设还比较薄弱，人文知识课程设置少且具有随意性，无科学、综合的量化评价标准，研究主题零散化，课程师资和教学质量难以保证。医学、人文学各学科属性混乱，按照现有学科划分，医学、人文各学科被分散在基础医学、历史、哲学、社会学、教育学等不同学科

门类中。忽视交叉学科研究对象的特殊性，从而产生学术脉络层次不畅的现象。医学人文教育是构建和谐医患关系的基础和适应现代医学教育的需要，但是随着医疗技术的快速发展，医学却离人文越来越远，客观上导致医患关系紧张、难以协调的尴尬局面。

### （二）医务人员执业前后人文培养的欠缺

当前，医学人才培养结构还不是很均衡，重知识传授、轻铸魂育人现象依然存在，大健康人文理念还未确立；医学专业教育与医学人文教育缺乏基本的融合，忽视职业素养和职业责任培育一体化；医学人才评价缺乏统一性人文评价标准。很多医务人员经常加班加点，普遍远离社会和人际交往，社会交往需求满意度较低，以及不同群体医务人员自我实现需求的巨大差异，导致部分医学生执业后心理、精神和适应能力上很难做好充足的准备，面对日益紧张的医患关系和医院人文管理不足，容易产生紧张、不适应、胆怯、逆反和自信心不足等问题。

### （三）人文感受不足

人文感受不足主要存在三个方面：（1）管理理念陈旧，为管理而管理的问题比较突出。我国多年计划经济体制形成的思维模式和医院管理模式在管理过程中依然起主导作用，管理者在提倡“以病人为中心”的服务理念同时，还未将“以人为本”的管理理念落到实处。以疾病为中心的管理观念和做法依然盛行，医学的自然属性被过分强化，缺乏对健康的全方位理解。（2）管理方法缺乏针对性。管理者与医务人员间缺少有效沟通和情感交流，医务人员缺乏管理的情感体验和人文精神。因此在住院医师培训管理中融入人文关怀理念十分有必要。（3）医院绩效评价指标的缺陷。在对医院绩效指标的评价中，卫生行政管理部门侧重于专业和技术量化，缺乏医学人文精神、社会效益和相关细节的评价标准。

### （四）诚信危机的隐患

卫生医疗水平的不平衡发展，无法真正满足人民群众对公共医疗服务越来越全面而广泛的需求，“看病难”“看病贵”以及医患纠纷问题依旧存在，而且随着“医闹”“药托”“挂号黄牛”等不良习气的出现，使得医患关系逐渐趋于紧张，且矛盾呈现愈演愈烈的趋势。医患矛盾产生的原因众多，可以先从医务人员和患者两个方面理解：（1）部分医务人员由于各种原因发生医疗差错甚至事故、医德医风方面存在的问题等，引发患者的不信任。同时，部分医务人员为规避医疗风险小心“设防”，存在过度医疗、诊疗的“物化”倾向，更加剧了原本的不信任，这种情况已经严重影响正常的医疗活动。（2）部分患者主观认为自己是弱势群体，维权的方法偏激，如检查项目、主动记录用药数量、复印封存病历等。

## 二、新冠肺炎疫情期线上人文服务管理

### （一）丰富线上人文服务的内涵

线上人文服务的进行主要是通过建立数字化客户服务模式来实现。在这种模式下，医院以客户为中心通过相应的信息系统和客户服务机构对服务对象实现医前、医中、医后的全过程智能跟踪。其服务内容广泛，包括预约诊疗、就诊导航、服务档案建立、智能信息提醒、健康管理与健康干预、费用结算、急诊绿色通道服务等。

在自媒体蓬勃发展的今天，舆论对文化建设的引领作用得到极大的加强，以互联网技术为依托的自媒体不受传播主体的时空限制，并已经成为广大医务工作者与外界进行信息互动的重要平台。医院各部门要运用其权威公众号的引领作用，弘扬人文医学的价值。

医院良好的人文氛围就是医院最好的医疗文化名片，对内对外都具有宣传性和塑造性。在医院对内对外宣传上，充分利用各类媒体平台、网络社区以及实体宣传工具，充分运用现代媒体优势，让人文医学的气息弥漫在各种舆论平台。例如，可以在医院官网和各类公众平台上开辟人文医学教育、典型榜样事迹报道的专题栏目。推送人文精神系列的经典文章、著作、大家名医，医院人文关怀系列典型案例、优秀事迹、先进个人、先进团体。观乎医学、品其人文，让人文关怀的形象深入人心。探索将线下传统医院管理活动与线上直播、广播类平台相结合，提升大众对医院活动的

体验感和参与度。承担临床教学的医院，应加强对医院实习生进行人文精神的培育，开展专门的人文大讲堂。

### （二）重视线上人文服务的质量

2020 年 1 月，国家卫健委发布《关于印发新型冠状病毒感染的肺炎疫情紧急心理危机干预指导原则的通知》，为各地科学、规范、有序加强心理干预和疏导提供有力指导。医院应该积极响应号召，充分利用各界心理咨询、辅导中心及各种媒体的宣传作用，为新冠肺炎疫情防控下的人民提供心理干预和咨询。医院具备相关能力的医护人员更应积极行动，配合各界助力，利用专业知识发挥辐射作用，帮助求助者加强心理疏导，做好人文关怀。在新冠肺炎疫情期医院应急管理中，不仅要关注诊治疾病，而且要关心病患的就医体验。医院应充分利用“云、大、物、移”等信息技术，将科学有效的人文服务提供给公众，并做好质量控制，包括：（1）健全管理系统，实行人性化管理，学习先进医院示范经验，推广运用 PDCA［即 Plan（计划）、Do（执行）、Check（检查）和 Act（处理）］、品管圈、追踪方法学等科学质量管理工具，提升服务质量；（2）完善服务设施，及时跟进患者实际需求，改进服务流程；（3）培育医方的人文素养，积极引入服务主动性、服务态度及与患者的沟通技巧评分等量化评价指标，进行院内评价、院外对比和动态评估，提升人文服务能力。

## 第四节　线上疫病科普服务管理

科普是指通过易于理解、接受和参与的方式，向公众普及科学知识，具有很强的科学性、社会性和接受性。借助通俗易懂的语言，人民大众可以轻松理解与掌握科学技术知识和技能。科学研究与科学普及共同促进了科学技术的产生与发展，就科学技术的应用实际而言，科学普及更具有不可替代的重要作用。线上应急科普是指针对突发事件面向公众开展的相关知识、技术、技能的科学普及与传播活动，受众通过网络平台可及时获取疫情信息和防护知识，参与互动、交流，以提升公众应对突发事件的处置能力、心理素质和应急素养，最大限度地减少突发事件对人民生命健康、财产安全以及经济、社会的冲击。一方面，有助于发挥科学引导舆论的作用，为受众释疑解惑，有效疏导恐慌、焦虑心理，化解伪科学、虚假科学、谣言带来的次生舆情灾害；另一方面，能通过线上科普服务广泛有效提升整体新冠肺炎疫情防控举措的应对效果。

## 一、科普服务的重要性

随着社会经济的高速发展，我国人民生活水平的大幅提高及健康意识的逐渐加强，人们已将身体健康作为生活的追求。对健康的需求不再停留在有病需治疗，而是转变为无病促健康。在寻求健康和延缓衰老的努力中，医学科普为保障人类生命健康起着至关重要的作用，“防重于治”是个永恒主题。长期以来，广大的医学科普工作者在防病治病、健康卫生等方面做了大量的工作，为保障人民群众生命健康作出了巨大的贡献。科普在医学领域有着极为重要的作用，让大众知而能用、用而获益，可充分利用有限的医药卫生资源，缓解当前看病难、看病贵的矛盾。在强身健体、防病治病及提高我国人民的科学素养方面取得了有目共睹的成绩。如《母婴健康素养——基本知识与技能》有基本知识和理念、健康生活方式和行为、基本技能3部分，仅仅是关于母婴健康素养就有55条以上的基本知识与技能。医学科普知识传授的目的是，当一个人出现意想不到的意外伤害或者灾难性疾病时，能在第一时间用曾经学习和了解到某些基本知识与技能进行自救和救助他人。因此，医学科普在广大人民群众的日常生活中，为保障人们的生命健康起到相当重要的作用。让人们面对乙肝时不再惶惶不安，面对艾滋病时不再谈“艾”色变，再也不会有人相信食盐能抗辐射的谣言等，提升人们对反科学、伪科学的辨别能力和抵御健康风险的能力，这都是科普知识的力量。懂得健康不仅是没有疾病或虚弱，而且是身体、心理与社会适应的完好状态，懂得环境与健康息息相关，保护环境促进健康；还懂得遇到呼吸、心跳骤停的伤病员，可通过人工呼吸和胸外心脏按压急救等许多与生命保护息息相关的基本知识和技能等，这些知识的获得和技能都离不开科普。

有人曾说医学和生命科学是世界上最复杂的一门科学，具有极端复杂性和不可预知性。随着我国经济的突飞猛进，生活节奏的加快，人们的生活方式和对健康的需求已经发生很大变化，科学技术普及也不断为满足大众的需求而变化。2010年，一种对目前所有抗菌药物都耐药的超级细菌的出现，一度引起世界的恐慌，而这正是抗菌药物滥用的后果，也就在这一年，我国成为全球第一个输液量超过百亿瓶的大国。针对我国细菌耐药及过度输液现象较为严重的情况，书刊报纸、广播、电视、因特网等多种途径进行科普教育宣传，从而使人们懂得抗菌药物指的是微生物代谢产生或人工化学合成的具有抑菌或杀菌活性的一类物质；懂得为什么细菌会对抗菌药物产生耐药性；懂得该如何正确合理地使用抗菌药物；懂得了抗菌药物的不合理使用，不仅浪费大量的医疗资源，增加医疗费用，更严重的是直接威胁到人类的健康；懂得不合理输液会降低人体免疫力、损伤人体肝肾等器官，也存在着难以预知的风险、可能导致人体菌群失调及造成人体不良反应。

随着我国人民生活水平的大幅提高和医学科学技术的飞速发展，《中国健康科普作品创作与传播专家共识》指出，要构建覆盖“诊前—诊中—诊后”医疗全流程、贯穿“出生—成长—衰老—死亡”生命全周期的健康科普教育体系，“健康中国”战略对普及健康知识提出明确要求，大力开展医学科普工作，传播健康科学知识，提高公民健康素养。抵制伪科学，是每所医院、每位医学工作者义不容辞的责任，让医学科普和健康教育成为基本公共卫生服务均等化的核心内容，将全国的健康教育与医学科普宣传作为加强国民健康教育体系的重要组成部分是十分必要的。科普知识的重要意义必然要求我们的科普教育与时俱进，与我们所提倡的素质教育同行、同步发展。

## 二、线上疫病科普服务应急管理要点

疫病科普服务由于其特殊性，其应急管理工作也存在难度，应从以下四个方面出发，提升疾病科普服务的管理质量。同时线上疫病科普服务的价值支点应该站在社会人文关怀的高度去实现，从人的情感和需求出发，才能让技术发挥出真正的价值。

（1）建立社会参与的科普管理制度。需建立适合我国政治、经济、文化特点和医院发展需求的疫病科普线上服务管理制度，从线上卫生信息管理系统服务平台的建设、防疫信息的收集和整理、服务平台机构的日常维护以及线上服务管理的信息共享交流、检索应用等方面入手，协同科普职能部门、广大科普工作者、各社会力量和组织以实际行动，坚定信心、众志成城，发扬科学精神，为坚决打赢新冠肺炎疫情防控阻击战作出最大努力和积极贡献。

（2）建立合理配置资源的市场运作方式。提高科普资源配置效率是国外科普管理中始终重视的问题，需借鉴西方国家的市场运作方式，通过国家财政对科普进行支持，同时鼓励个人、企业和基金会以风险投资的形式参与医院线上科普服务提供。在坚持线上疫病科普公益性的同时，要利用市场的力量，在科普设施建设、科普资源开发与共享、科普人才队伍培养等方面下功夫，促进科普市场化进程，提高线上医学科普事业自给自足的能力和水平。

（3）建立调动社会力量的科普激励机制。目前，我国医疗机构疫病科普服务提供普遍缺乏激励和动力，发达国家在创建合理的激励机制促进科普创新方面的经验做法具有参考意义。一方面通过“以奖代补”的方式，对于社会辐射面广、社会效益好的科普项目和对科普事业发展有突出贡献的个人或企业给予部分物质奖励；另一方面通过对《中华人民共和国公益事业捐赠法》的执行和补充，扩大对捐赠企业的优惠力度，激励和带动更多企业和个人参与公益事业，并将这些奖励作为科技工作者任命、晋升及业绩评估的考虑因素把科普纳入研究项目审批内容和程序，动员政府、科技团体、大众传媒、企业、基金会及社会公众等共同参与。

考虑设立国家科普奖、将科普工作业绩纳入考核评价体系中，以充分激发科技人员的积极性，调动社会力量投入科普工作。可向社会组织线上有奖竞答活动，为参赛选手准备场馆免费门票、电影票以及发放病毒知识、传染病防疫、动物生态保护相关科普图书等礼品。

（4）建立科普效果评估和监督机制。目前我国的科普水平还低于国际水平，各省（自治区、直辖市）医院应根据自身情况补齐短板，努力提高科普能力，不断学习、提升，建立长效科普效果评估和监督机制。已有学者基于德尔菲法和因子分析方法等构建健康科普工作评价指标体系，这可以为各地科普效果评估机制建设提供借鉴。分级建立必要的科普宣传管理监督机构，对科普宣传实行审核制度。目前可以委托各级医协牵头，通过医协及其学会、协会、研究会组织医疗专家，并联合有关部门，对新闻媒体、出版单位等各方面的科普文章、图书、宣传资料的科学性进行审核、监督，以克服科普宣传的随意性、盲目性。

## 案例五：互联智慧健康服务院助力新冠肺炎疫情防控①

### 一、河南省某三甲医院互联智慧健康服务院基本情况

#### （一）概况

河南省某三甲医院互联智慧健康服务院是落实国家“互联网＋医疗健康”政策的探索创新，是一个基于大卫生、大健康、全生命周期的服务理念，与实体医院互为协同，触手可及、服务同质、智能高效的医疗健康服务平台，是省医医疗健康服务系统的重要组成，实现线上“云端”医院和线下实体医院的紧密衔接与结合。依托信息化、互联网载体，面向广大居民和基层医疗卫生机构开放，触手可及见名医，省医专家在身边。

2018年6月26日，互联智慧健康服务院正式上线开诊，时任院长亲自坐诊，接诊第一位复诊病人，开出第一张处方，互联智慧药房药师同步接到指令，在线审核处方，工作人员及时、高效完成线下药品配送到患者家中。符合条件的线上就诊患者，不仅能随时随地看病，还可以享受线下药品配送服务。先后被人民日报、健康报、河南日报、新华网、凤凰网、大河网等主流媒体关注、报道11次，接待373个单位5270人参观。

依托河南省某三甲医院，互联智慧健康服务院初步建成涵盖综合预

① 郭潇雅．河南省医开启互联智慧新时代［J］．中国医院院长，2020（12）：22－24.
徐静，王晓燕．河南省互联网＋智慧医疗健康服务体系研究——以河南省人民医院为例［J］．电子测试，2020（24）：137－138.

约、网络问诊、家庭医生签约、健康教育、慢病管理、分级诊疗、空地一体化救援、远程监护、远程病理、远程心电、远程影像、远程超声、远程检验、物流配送、国际医疗服务等20项服务功能的系统模块，基本覆盖了目前实体医院在多院多区布局中的医疗服务。

互联智慧健康服务院针对各类常见病和慢病开通以专病、专症、专诉为特点的远程专科门诊、护理门诊、药事咨询门诊、急诊远程门诊等，选派河南省某三甲医院各科室优秀医生通过在线视频、语音、图文形式提供互联网诊疗服务。患者可以根据手机端检验检查医技预约信息，合理安排时间来医院完成检验、检查并预约下次复诊医生时间。

**（二）互联智慧健康服务院云门诊患者操作指南**

1. 注册登录

（1）下载“河南省某三甲医院”App；

（2）点击“视频问诊”完成注册；

（3）点击“登录按钮”进行登录。

（注：若忘记密码，可以点击“忘记密码”进行修改密码。）

2. 预约问诊

（1）点击“互联智慧健康服务院”或“视频问诊”进入视频问诊页面；

（2）在“就诊人管理”中添加本次就诊人的基本信息，完成后返回上一步；

（3）点击“预约问诊”按钮，搜索需要预约的科室，看到坐诊专家；

（4）点击“可预约”按钮，进入医生主页，点击“挂号”后会出现视频问诊申请单；

（5）点击“就诊人”，然后选中添加过的就诊人，点击下一步填写病情描述及相关检查资料以图片的形式上传并“提交申请”。

（注：提交申请后您可收到预约成功的短信通知。）

3. 网络问诊

挂号成功后，就诊当天根据预约时间段提前5分钟做好视频问诊的相关准备，注意短信提醒。收到开始叫号的短信提醒后，进入“网络诊间”点击“打开视频”按钮，就可与医生通过视频或语音的方式进行实时在线交流。视频问诊结束后点击“退出诊间”。

4. 查看问诊结果并进行评价

收到已开具诊断报告或处方的短信提醒后点击“我的问诊”进入预约记录页面，找到本次问诊专家的问诊记录，查看本次问诊的诊断报告，内容包括专家开具的诊断和意见点击“进行评价”按钮对本次的问诊专家进行评价。

5. 药事服务

如果医生开具有处方，可以在诊断报告里点击“立即购买”按钮，您有“2 种取药方式”：

（1）选择“在线配送”，填写配送信息并支付药品费用（运费到付）。

（注：订单配送后您会收到运单相关信息的短信提醒，由互联智慧药房和快递公司完成药品配送。）

（2）选择“药店自取”，支付后会收到取货码，凭码到店取药。

## 二、新冠肺炎疫情期互联智慧健康服务院正念减压疗法惠及民众

新冠肺炎疫情阴影笼罩下的所有人：医护人员、患者、病亡者家属和居家隔离的群众，都需要心理疏导。随着“互联网 + 医疗健康”的发展，互联智慧健康服务系统的建设响应国家卫健委的号召，为新冠肺炎疫情防控提供了一条更加方便快捷的有效途径。该系统包括图文咨询、语音通话、视频通话等多种功能。通过网络直播互动模式，在新冠肺炎疫情期间对群众进行干预，打破了时间和地点的限制，实现了人与人之间的即时交流。同时，上课提醒功能和打卡模式的设置提高了居民参与干预过程的依从性。此外，专区发布的正念减压疗法图文详解能够使群众更加深入地学习正念减压疗法相关知识，有利于增强学习效果。因此，在新冠肺炎疫情期间，通过互联网对群众进行正念减压疗法的干预，不仅能够保证群众参与干预过程的积极性，还能够使群众全面掌握正念减压训练的方法，保证正念减压疗法实施效果。

## 三、展望

逐步发展的互联智慧健康服务院服务体系，以互联智慧健康服务院的模块、功能、信息、数据和便捷程度为中心目标，更加关注服务活动的质

量和安全以及公众需求，还将包括更多内容，比如多学科会诊平台、云健康管理、云公共卫生、云帮扶服务、云检验平台、云物流配送平台、云转诊平台、云支付平台、云多模态转直播平台、云预约平台等，涵盖患者就医出入院的各个环节和流程。

第六章

# 新冠肺炎疫情期医院质量安全应急管理

## 第一节　医院质量安全应急管理概述

医院是以提供医疗服务为主要目的的专业性服务组织，医院在提供医疗服务过程中具有较高的风险，时刻面临医疗质量和患者安全的严峻挑战。医疗质量是医院的生命，是医院质量管理的核心内容，是医院医疗技术和管理水平的综合反映，直接关系到患者的安危。加强医院质量管理、提高医疗服务质量是医院管理工作的基本任务和目的。医疗质量需要医院各方面工作进行保障，因此医疗质量管理也应以其他各项专业管理为根本。新形势下，要求医院的发展方式从规模扩张型转向内涵建设型，从数量攀升型转向质量效益型，从注重经济效益转向提升竞争力，从粗放式经营转向精细化管理。医院管理者需要及时更新管理理念，创新管理方法，积极探索适合自身发展的医疗质量管理模式，不断增强服务能力，提高医疗质量，努力满足人民群众日益增长的医疗服务需求。

### 一、医疗质量与工作质量

医疗质量是指在现有医疗技术水平和能力的条件下，医疗机构及其医院人员在临床诊断与治疗的过程中，按照职业道德和诊疗规范要求，给予患者医疗照顾的程度。医疗质量是医院将医疗服务提供给需方产生的效果，在判定医疗质量时应当将每个病例作为基本质量单元分析。通常所说的医疗质量内容较广，包括诊断的正确性与及时性、治疗与疗程的合理性、医疗的安全性等，除此之外学者们普遍认为还应包括医疗经济效果。

医疗质量由三级结构构成，即基础质量、环节质量和终末质量。

（1）基础质量，也称为要素质量，包括人员、药品、器材、设备，仪器和时限质量等，这些要素的质量直接影响或决定着整体质量。

（2）环节质量，反映在医疗活动的各方面，包括诊断、治疗、护理、医技工作、药剂工作、科研、教学、后勤供应、生活服务、经济管理质量等。

（3）终末质量，主要是指医疗服务的终末效果，主要包含病人治愈好转率、病床工作日、周转率等，是基础质量和环节质量综合作用的结果。

要素质量是医疗质量的基础。如果每个工作人员都认真负责、技术熟练，物资和药品的质量可靠、数量充足，仪器设备先进完好，并且合理组合这些要素，进而保证环节质量，才能得到较理想的终末质量。忽视要素质量，或者只强调要素质量，而忽视对环节质量与终末质量的科学管理，都难以取得良好的医疗质量结果。

工作质量指的是医疗服务组织的医疗技术、经营、组织管理以及组织文化、团队建设等与医疗服务质量有关的各项工作水平，是指它们对达到医疗服务质量要求和提高医疗服务质量的保证程度的高低。医疗质量反映了医疗服务的效果，而工作质量则反映的是医院各方面各环节的工作质量。提高医疗质量的主要措施之一就是要抓好工作质量的基本环节。因此医院管理者在进行质量管理时不仅要紧抓医疗质量还要紧抓工作质量。之所以要区别医疗质量与工作质量是因为这有助于医院改进工作，从而提升医疗质量。

## 二、医疗质量管理和医院质量管理

### （一）概念

#### 1. 医疗质量管理概念

医疗质量管理（medical quality management）是指遵循医院质量形成的规律，应用各种科学方法，以保证和提高医院质量为目标，根据医院质量管理的信息，合理运用人力、物力、设备和技术等，为达到技术符合标准和规范、功能满足患者需求的质量目标的一系列活动。

**2. 医院质量管理概念**

医院质量管理（hospital quality management）是医院管理的核心，具体是指为了保证和不断提高医院医疗质量和各项工作质量而对所有影响质量的因素和工作环节实施计划、决策、协调、指导及质量信息反馈和改进等以质量为目标的全部管理过程。狭义的医院质量管理仅是涉及临床医疗科室和医护人员的医疗质量管理，其特点是以临床医疗科室为质量管理单位，以临床医疗工作的终末质量指标作为质量统计和评价指标，缺乏医疗过程中的质量控制，属于不系统、不完整的质量管理。广义的医院质量管理包含基础质量、环节质量和终末质量的系统管理概念，是以医疗质量管理为核心，并包含各项工作质量的系统管理。

医院质量管理需要按照以下指导思想进行方能达到其目的。一是要从医院实际工作出发，结合医院自身工作特点，既要讲求科学性，还要讲求实用性。二是以预防为主。只靠事后的检查评比是不能确保最终质量的，应通过科学设计，针对医疗过程中的风险管理和护理行为，有效预防医疗风险，保障医疗安全。质量是人为设计和操作出来的，应尊重其自身形成规律，预防为主。三是要系统质量管理。对医疗质量形成的各个环节进行严加管控，关注所有过程中相互联系的因素，对存在的问题及时反馈，保证医疗活动的有效开展。四是要标准化与数据化。质量应有预定的标准，质量管理过程中强调“用数据说话”，合理利用统计学方法对质量管理工作进行指导，用数据评价、分析和评估，总结标准的管理效应，以真正发挥标准化的管理作用。但也要注意到医疗工作具有随机性和个体性，完全的标准化和数据化难免会脱离实际，因此不要绝对化。

### （二）特点

**1. 医疗质量管理特点**

（1）技术质量管理与功能质量管理并重。服务质量包括技术质量和功能质量，两者是密不可分、相互交织的综合体。其中技术质量指提供给患者“什么”，而功能质量是指“如何”向患者提供服务。提高技术水平、加强合作技能和加强医德教育、医患沟通技巧可以提升服务质量。

（2）医疗质量管理受到医院规模、区域资源规划以及患者经济承受能力等诸多因素的影响。医疗活动需要多部门、学科相互配合，医疗质量是多个环节和多种因素共同作用的结果，医疗质量管理是一个系统工程。且医疗质量的构成要素如人、技术、物资、设备等要比其他行业产品质量和一般社会服务质量的各个要素要复杂得多，对医疗质量管理提出了很高的要求。

（3）医疗质量管理是一个动态过程。不只是单纯的终末质量考核与评估，医院质量还更多地体现在医院服务的准备阶段和实施过程。医疗质量管理必须注重每一个环节质量的控制，才能实现优质的整体质量。

（4）医疗质量管理具有复杂性。医疗服务是复杂的技术性工作，医疗技术对人机体的生物效应受到生物、理化、心理、社会等多种因素的影响，因人类具有个体差异，即使是同一种疾病，对于不同的患者而言，其诊断、治疗和转归均因人而异，可控性及可控程度的个体差异性很大，不可能在同一标准范围内量化控制。生物医学技术质量控制的复杂性，从根本上决定了医疗质量管理的复杂性。

（5）必须调动医护人员的主动性、质量责任意识和责任心。医学模式的转变带来了健康观念的转变，使医院的医疗服务工作变得更加复杂，医务人员在履行救死扶伤义务的同时，更需要从心理上、社会上给予患者多种关心、指导和抚慰，以便更好地、全方位地进行治疗。要满足患者的隐含需求，这对医务人员和医院管理者提出了更新、更高的要求。

**2. 医院质量管理特点**

（1）敏感性。

一方面，医务人员（医生、护士、医技与管理等人员在内的医务人员群体）对质量问题极其敏感。医疗服务质量好坏关系到患者的健康与生命安危，随着患者安全意识兴起，人民群众不再容易满足接受治疗的现状与结果，医疗纠纷有越来越增加的倾向。尤其近几年医闹事件频频发生，我国医患之间的信任缺失更加严重。在这种情况下，医务人员容易因为担心产生医疗纠纷和影响自己的职业发展，而产生一种特殊的职业敏感心理（或职业及辩护心理），进而影响对医院质量管理的态度，如回避医疗服务质量问题，敷衍抗拒医院质量管理各种实践，无法自觉自愿地接受任何的质量管理方式。另一方面，到医院就医的患者及其家属由于过分担心自己的健康，以及受大众舆论对医患关系报道的影响，对质量问题有较强的敏感性，容易质疑医院方面的治疗方案，觉得医务人员的服务态度较差，引发不必要的医疗纠纷。

（2）复杂性。

医院工作是以患者为服务对象的复杂性技术工作，与其他服务业相比，医院质量管理具有特殊的复杂性。一方面体现在医疗质量的技术层面，具体表现为生物医学技术质量控制的复杂性。医疗技术质量控制的对象是医疗技术措施（诊断、质量、护理等）的生物效应，即各种医疗技术措施对患者机体病理、生理发展变化过程的影响。这种发展变化过程相当复杂，不仅受生物因素、理化因素等自然因素的影响，而且受心理因素、社会因素的影响。另外，这种发展变化过程还会呈现较大的个体差异性。因此，医疗技术质量控制的复杂性从根本上决定了整个医院质量管理的复杂性。另一方面体现在医疗质量的人际关系层面，即医疗服务质量要素的复杂性。比如一是人的要素。与其他服务业相比，要求服务方人员具有相当高的素质和道德修养水平；二是技术要素。不仅需要多学科、多专业的技术结构和技术水平，而且各项医疗技术的实施都必须依靠每位医务人员各方面技术的全面结合；三是物资与设备要素。如各种检测检查设备的复杂程度非常高；四是管理要素。医院作为专业性很强的组织，要求达到工作的严肃性、操作的严格性以及组织的严密性。各种医疗服务要素的复杂性对医院整体质量管理提出很高的要求。

（3）自主性。

医院医疗服务一方面需要多部门与多学科相互配合与合作，另一方面流程上各个环节和各个岗位的操作呈现分散和独立的特征，再加上技术质量控制的复杂性和情况的多样性，这就需要高度依赖每位医院员工建立在高度自觉的基础上，通过自我管理和约束来实现各项医院的质量管理目标。因此，质量管理工作必须了解医院员工的心理，尊重他们的意见，采取谨慎的、适当的、细致的方法，拒绝简单生硬的做法，尽可能地发挥员工的主观能动性，推动各项质量管理实践的顺利开展。

## 三、医疗质量安全应急管理的技术方法

积极探索并建立科学的质量管理体系，努力改进和加强质量管理工作，不断提高医疗质量，是医院管理的永恒主题。在质量管理中认可度最高的管理体系有三个，即全面质量管理（total quality management，TQM）体系、依据 ISO9000 标准建立的医院质量管理体系、JCI 评审体系。

### （一）全面质量管理体系

全面质量管理是指医院内部以质量为核心，将专业技术、数理统计技术、管理技术融合为一体，控制影响质量的因素，从而达到全面提高质量的目的。TQM 概念由美国质量管理大师费根堡姆（A. V. Feigenbaum）与朱兰（J. M. Juran）等在 20 世纪 60 年代率先提出，它是把组织管理、数理统计、全程追踪和运用现代科学技术方法有机结合起来的一种系统管理。它认为质量由各个过程构成，其中各部门、各环节、各要素互相联系、互相制约、互相促进、不断循环形成一个有机整体。全面质量管理就是对质量形成的全部门、全员和全过程进行有效的系统管理。此后，世界各国的管理专家逐步接受和应用全面质量管理的概念，并广泛吸收各种现代科学管理理论，把技术、行政管理和现代科学管理方法结合起来，形成了一整套全面质量管理的理论和方法，使质量管理发展到一个新阶段。全面质量管理的指导思想是：强调质量第一、用户至上，一切以预防为主，用数据说话，突出人的经济因素以及按 PDCA（Plan - Do - Check - Action）循环办事。

PDCA 循环，是 TMC 的科学程序，普遍应用于企业管理、工业工程领域，近些年被广泛应用于全面质量管理工作中。国家卫生计划生育委员会实施的医院等级评审工作中，明确指出把 PDCA 循环管理作为医疗质量和医疗安全持续改进的基本方法。PDCA 循环包括了四个阶段、八个步骤。PDCA 循环的四个阶段为：计划、执行、检查、行动；八个步骤为现状调查、原因分析、要因确认、制定对策、实施对策、检查效果、巩固措施和寻找遗留问题。虽然 PDCA 循环对医院质量改进起到一定作用，为现阶段

提高医疗质量水平提供了有力工具，但其仍存在以下的局限性：一是质量改进的基本程序，具体如何改进还需要借鉴其他有效的方法；二是从流程上保证了质量改进的开展，但缺乏对医疗质量指标的分析，以及对质量指标数据的收集与整理；三是从一个管理循环上升到另一个高度的管理循环，需要一个较长的周期，不能实时对医疗质量进行监测分析；四是从发现的质量问题入手分析，缺乏对整个质量体系的基础研究，难以从宏观角度建立质量安全与改进机制。

### （二）医院质量管理体系

医院为促进与提高整体质量管理水平，也借鉴了企业质量体系认证的方式，陆续开展了质量体系认证工作。最早应用于质量管理和质量保证的 ISO9000 标准，在医院中被广泛推广实施，ISO9000 标准是国际标准化组织（International Standard Organization）在总结发达国家先进质量管理经验的基础上编制并发布的质量标准，其特点是建立一套科学的质量管理体系，以顾客为中心，强调预防为主、过程控制和持续的质量改进。

ISO9000 标准强调医疗活动的过程管理，控制的中心在“事”，反映在与患者有关过程、患者满意度、医疗纠纷处置等方面。医院可以通过建立质量保证体系，规范医院医疗行为，推动医院管理标准化，提高医院质量。继以色列西加利利（Western Galilee）医院成为世界上第一个通过 ISO9000 标准质量体系认证的医院后，美国、新加坡、中国台湾等各大医院也都陆续引进 ISO9000 质量体系。

2010 年以前，ISO9000 质量管理体系在国内医院中得到广泛应用，对当时没有统一的质量管理方法和标准的医院管理状况来说，其一定程度上规范和促进了医院质量管理的发展，但随着国家开始按照统一的《医院等级评审标准》对各级医院进行评审时，ISO9000 标准实施措施和步骤与评审标准差距较大，且没有提供具体的检查项目，仅靠医院自身编写的作业文件来规范质量管理工作，与医院评审标准具体的工作条款相比，缺乏实用性，尚不能有效地解决非标准化的患者个体差异和次要诊断差异，也进一步导致了 ISO9000 标准逐渐退出医院范畴。

### （三）JCI 评审体系

JCI 标准是医疗机构联合评审委员会（Joint Commission Accreditation of Healthcare Organization）下属部门联合委员会国际部（Joint Commission International，JCI）召集来自包括亚洲在内 6 个地区的医师、护士、管理专家及公共政策专家组成的国际工作小组制定并完善的标准。JCI 评审的核心价值是：降低风险，保证安全，医疗质量的持续改正。

该标准针对医疗机构管理质量制定了包括质量改进、医疗安全、院感控制、设施管理、部门管理、信息管理、员工教育等方面标准，为保证医疗质量对医疗程序及护理处置做了严格规定。标准强调，必须由合格的医务人员为患者提供医疗护理服务，对患者医疗信息的交流、实验室检查处置、医疗护理服务、手术、外科服务等程序作了详细、严格的规定，要求医院有规范的流程及标准来提供医疗服务，其中包括对高危患者所提供的复苏技术，血液血制品适用，生命支持疗法，透析患者、昏迷患者的医疗护理，也包括患者转院过程中的监控、安全保证及患者出院的健康教育及随访等方面的程序和标准。

和 ISO9000 标准相比，JCI 标准是针对医疗机构制定的，充分考虑了医疗服务的特殊性、患者病情的易变性及特殊的医院后勤系统，更加注重人性化的服务和管理，把患者和员工教育、保障患者权益、让患者及其家属参与医疗护理活动、为自己的医疗计划进行决策作为改善医疗护理服务、实现医疗护理服务目标的重点。该标准把患者利益放在第一的位置上，很好地体现出“以患者为中心”的宗旨。

## 第二节　门诊质量安全应急管理

门诊服务是医院的“窗口”，代表医院的形象，是医院管理、人员素质、技术水平以及服务质量等方面的综合反映。以医疗质量为核心，加强和改进门诊医疗质量控制，建立一系列长效机制以确保患者获得更加高效、人性和专业化的优质服务，进而提高医院管理水平成为医务部门探索的重点。

## 一、门诊质量管理的重要性

门诊是直接接收患者进行诊断、治疗和开展预防保健的场所，是医院和患者接触时间最早、人数最多的部门，其管理质量和水平能够直接反映医院管理水平。因此，门诊部门在医院具有重要地位，其质量的好坏直接关系到医院在患者群体中的声誉与地位。加强门诊服务质量建设，必须始终坚持“以病人为中心”，强化质量效益的观念，坚持把追求社会效益，维护群众利益，构建和谐医患关系放在第一位。管理就是质量、管理就是效益，门诊质量管理涉及方方面面，加强门诊质量管理研究将是医院医疗质量管理研究的新课题。医院管理阶层愈来愈重视门诊质量管理，积极开展门诊管理研究，才能不断提高门诊管理水平，促进门诊工作质量和效益的提升。

## 二、门诊质量管理的特点

门诊既是直接接受病人进行诊断、治疗、预防保健和康复服务的场所，也是进行医学教育和临床科研以及提高医院科学技术水平和医务人员业务能力的重要阵地，了解门诊质量的特点对于提高门诊质量至关重要。门诊质量管理主要有三大特点。

### （一）门诊质量的难控性

首先，相较于住院病人，门诊病人往往病情简单，病程较短。医疗服务质量的好坏主要通过诊疗过程体现。其次，医生变换多。由于医院常采用定期轮换的方式安排专科医师坐诊，因此提供门诊服务的医生无法固定，再加上医生临时公派执行任务、休假等原因，导致门诊部门人员流动相对频繁。很多患者尤其是需要多次复诊的病人，往往选择初诊医生继续诊疗比较困难，有时会影响对病人的仔细分析观察，甚至在医生交接过程中易出现医疗缺失或医疗事故的隐患，易造成误诊漏诊从而不同程度地影响医疗质量。

### （二）门诊质量的高追求性

门诊医疗服务是深受患者欢迎的诊疗模式，患者可以定期或不定期到门诊进行检查治疗，在医生的指导下，落实必要的诊疗措施，与住院比较，就诊人员基本上可以不脱离自身工作、学习和生活环境，同时又节约了医疗费用和医院资源，从这方面来看，门诊是方便、经济的医疗服务模式。虽然已对医疗程序进行了简化，但是病人对于高质量医疗服务的追求没有变，依然希望花较少的钱享受到更好的服务。这就要求医院高度重视门诊工作的管理，合理安排好门诊工作人员，改善门诊工作条件，尤其要做好门诊高峰时期的分流工作，保证良好的诊疗秩序，克服门诊数量与质量的矛盾，以保证病人能得到及时、有效、优质的诊疗服务。

### （三）门诊工作的时效性与门诊质量的矛盾性

医疗资源是有限的，难以完全满足患者的需求，因此在实际的门诊工作中，医生往往不得不接诊大量病人，一位医生一上午接诊 30 名以上病人的情形屡见不鲜，平均接诊 1 名病人的时间常常仅 10 分钟左右。广大患者怀着能治病、治好病的迫切愿望来到医院门诊就诊，而因门诊医生每天要接待大量病人，必须对各种门诊就诊病人尽快做出诊治与处理，导致实际现状有时难妥善解决数量与质量的矛盾，尤其在门诊病人数的高峰时刻或高峰季节，矛盾更加突出。接诊时间短，工作量大，坐诊医生需要在有限的时间内，对每一个病人完成询问病史、体格检查、解答病人提出的问题、分析病情、提出处置意见等工作。而且有些病情比较复杂的病人或前驱症状并非典型时，难以保证医生对每一位病人能迅速做出正确的诊疗思考和观察。再者，门诊医生对一些疑难病人如果花费的时间过多，甚至超过多个病人所要花费的时间，那么对于患者要求的正确全面及时做出诊疗措施的目的来说，又是相违背的。同时，同一患者也很难由同一医师连续诊治，难以实现对患者的系统观察。

## 三、门诊就诊流程管理

门诊就诊流程要执行“以病人为中心”的原则，必须从方便患者出发，力求诊疗过程简便、连续、高效。

**1. 预检分诊**

就诊时首先要进行预检分诊，可以避免浪费患者时间，提高医院工作效率；及时发现危重患者，保障患者安全；也能及早发现传染病患者防止交叉感染，例如儿科。一般医院所设立的咨询处，也有部分起到了预检分诊的功能。

**2. 挂号**

挂号是为了保持就诊秩序和建立就诊关系所进行的必要的记录。挂号也是患者与医院之间正式建立就医法律责任的依据和起点。

**3. 预约挂号**

预约挂号服务是一项重要的便民服务措施，可减少患者排队挂号及就诊的时间，一定程度缓解了患者看病难的问题。

**4. 候诊**

患者挂号后到相应门诊科室候诊。门诊护士要维持好候诊区的秩序，安排患者依次就诊，进行必要的检查；对病情较重较急的患者及时安排优先就诊；回答患者提出的相关问题，对患者进行健康教育；对可疑传染病患者采取及时措施；保持门诊环境的有序、安静和卫生。

**5. 就诊**

就诊是门诊的中心环节，也是患者来院的主要目的和要求。候诊区护士按顺序把患者分配到诊室，复诊患者最好安排原诊治医师接诊。医师询问有关病史后进行检查，必要时进行化验和特殊检查，医师根据病情及检查作出初步诊断。

**6. 医技科室检查及治疗**

医技科室检查及治疗是指在诊疗过程中医师认为需要进行检查或检验时，开出检查或治疗申请单，嘱咐检查或治疗前的准备注意事项。对于某些较为复杂的项目，通常采取预约的方式。

**7. 结算**

需要做检查检验的患者可到收费处交费，也可采取预付费。有些医院推行了“先诊疗，后结算”模式。

**8. 取药**

患者取药是门诊工作的重要环节，门诊医师必须严格执行处方制度。药剂人员严格按规定审查处方，发药前认真核对药品、剂量和姓名等。

**9. 离院或入院**

患者经诊断、治疗即可离院。有的患者因病情需要住院治疗的，应签发住院通知。

## 四、门诊质量管理的内容和存在的问题

### （一）门诊质量管理的内容

**1. 明确的标准**

作为医疗质量管理工作得以高效、顺利开展的保障，严格且合理的管理标准是管理实施的必要前提。通常情况下，对于门诊医疗质量的管理标准制定包含了两个考量因素，一种因素即门诊医师的专业诊疗技术层面因素，即医师自身应具备过硬的专业素养以及职业水准；另一种因素则为面对可能出现的针对门诊医疗质量质疑与投诉等事件相关人员（医师、护理人员及医务人员等）的自我保护与事件应对。综合这两大因素对门诊医疗质量管理标准进行制定，既是对来院患者的负责，也是对医院工作人员合法权益的保障。

**2. 思想与认识**

针对门诊医疗质量重要性的思想教育工作是医疗质量管理工作得以顺利开展的基础与前提。以正确理解和认识医院医疗质量，特别是门诊医疗质量的重要性为先导，才能帮助临床医护人员对所处岗位与职责建立起高度责任感与认同感。热爱本职工作，方能积极地接受新技术新知识，并与医务管理者的管理相配合，共同提升门诊医疗质量。

**3. 人员重视程度**

负责门诊医疗质量管理的工作人员应保持对工作的重视度。如不断改

进和完善院内负责门诊医疗质量管理机构与运作体系，确保管理体系的稳定和集中。针对可能出现的医疗风险与投诉，制定详尽的举措和预案，在问题出现时可以做出有针对性且专业的应对。

### （二）门诊质量管理存在的问题

#### 1. 规章制度合理、细化不足，执行力度不强

建立、完善并严格落实各项管理规则制度是搞好门诊服务质量的保证。任何一家医院要想顺畅运营就必须依靠完善的规章制度。然而，目前大多数医院门诊部门的规章制度仍不够合理细致，或不符合实际情况，难以满足病人的实际需要；或规章制度粗浅，无法切实有效地监督指导和管理门诊工作。虽然有些医院制定了完善的规章制度，但在真正落实和执行时又出现了较大的纰漏，使规章制度形同虚设。门诊质量的提高需要建立健全各项管理规章制度，进一步明确管理机构和各级人员的任务和职责，做到事事有人管、事事有人问；需要制定门诊服务质量保证的工作计划，包括质量管理的范围、内容、重点、质控流程要求与措施，作为指导做好质量保证的重要依据；需要严格落实各项规章制度和技术操作常规，实施门诊全过程管理，狠抓首诊负责制度和专科门诊会诊制度的落实，多学科联合门诊日工作制度，重点解决疑难病人的会诊问题。

#### 2. 环境质量有待提高

门诊是为病人服务的前沿，一个好的就医环境将使患者感受到重视和关怀。患者对门诊质量的感受离不开良好温馨的就诊环境，包括硬环境和软环境。硬环境是指直观看到和评价的，如绿化建设、建筑设计、医疗设备装备等可用资金投入衡量的环境。软环境包括病人就诊过程中感受到的氛围和待遇，如医护人员的工作态度等。改善医院门诊环境可从以下几个方面入手：（1）合理布局门诊各科室，减少就诊环节和诊疗过程中的往返次数，减少就诊时间，提高效率；（2）加强门诊标识的规范管理，使门诊标识清晰醒目、简洁易懂；（3）严格诊区及候诊秩序管理，从严控制陪伴人员和无关人员进入诊室围观；（4）坚决制止游医、药贩进入门诊活动，利用虚假宣传欺骗截收病人或推销药品，干扰正常工作秩序；（5）加强诊疗区的文化建设，努力创造人性化的诊疗环境和卫生宣教氛围；（6）坚持

“预防为主”的方针，结合季节特点和工作需要，适时开展预防传染病的卫生知识宣传，合理用药宣传，引导病人正确掌握卫生防病知识，预防和控制疾病的发生。

## 五、预检分诊管理

发热—呼吸道疾病门诊（以下简称“发热门诊”）是2003年严重急性呼吸综合征（SARS）袭击广东省并向全国多省市传播流行后，根据国家卫生部指示启动的预防、预警机制。现如今，新冠肺炎疫情防控处于常态化阶段，有效的预检分诊可以尽早筛查出感染病例和疑似病例，从而提高医护人员工作效率，做到早发现、早隔离、早报告，在实际接诊治疗中发挥关键作用。因此，必须严格落实预检分诊工作，加强病人及家属的健康宣教，防止疾病扩散，预防交叉感染，保障人民群众健康。

### （一）预检分诊概念

预检分诊是指当病人进入急诊后，有经验的护士运用评判性思维的方法和标准化指南迅速地对病人进行评估和分类的过程（NENA2002），是患者到急诊的第一步，是决定采取何种治疗护理措施的开始，分诊的正确与否直接关系到患者能否得到及时有效的救治。传染病预检、分诊制度是指医疗机构为有效控制传染病疫情，防止医疗机构内交叉感染，根据《中华人民共和国传染病防治法》的有关规定，对来诊的患者预先进行有关传染病方面的甄别、检查与分流。

《医疗机构传染病预检分诊管理办法》（以下简称《办法》）提出，医疗机构各科室的医师在接诊过程中，应当注意询问病人有关的流行病学史、职业史，结合病人的主诉、病史、症状和体征等对来诊的病人进行传染病的预检。经预检为传染病病人或者疑似传染病病人的，应当将病人分诊至感染性疾病科或者分诊点就诊，同时对接诊处采取必要的消毒措施。同时，二级以上综合医院应当设立感染性疾病科，具体负责本医疗机构传染病的分诊工作，并对本医疗机构的传染病预检、分诊工作进行组织管理；没有设立感染性疾病科的医疗机构应当设立传染病分诊点。该《办法》强调，医疗机构应当在接到卫生部和省、自治区、直辖市人民政府发布特定传染病预警信息后，或者按照当地卫生行政部门的要求，加强特定传染病的预检、分诊工作。必要时，设立相对独立的针对特定传染病的预检处，引导就诊病人首先到预检处检诊，初步排除特定传染病后，再到相应的普通科室就诊。对呼吸道等特殊传染病病人或者疑似病人，医疗机构应当依法采取隔离或者控制传播措施，并按照规定对病人的陪同人员和其他密切接触人员采取医学观察和其他必要的预防措施。《办法》指出，各级卫生行政部门应当加强对医疗机构预检分诊工作的监督管理，对违反《中华人民共和国传染病防治法》等有关法律、法规和本《办法》的，应当依法查处。

### （二）预检分诊制度

（1）医疗机构应当设立感染性疾病科或传染病分诊点，具备消毒隔离条件和必要的防护用品，严格按照规范进行消毒和处理医疗废物。

（2）从事预检、分诊的医务人员应当严格遵守卫生管理法律、法规和有关规定，认真执行临床技术操作规范、常规以及有关工作制度。

（3）各科室的医师在接诊过程中，应当按要求对病人进行传染病的预检。预检为传染病病人或者疑似传染病病人的，应当将病人分诊至感染性疾病科或分诊点就诊，同时对接诊处采取必要的消毒措施。

（4）根据传染病的流行季节、周期、流行趋势和上级部门的要求，做好特定传染病的预检、分诊工作。初步排除特定传染病后，再到相应的普通科室就诊。

（5）对呼吸道等特殊传染病病人或者疑似病人，应当依法采取隔离或者控制传播措施，并按照规定对病人的陪同人员和其他密切接触人员采取医学观察及其他必要的预防措施。

（6）不具备传染病救治能力的，应当及时将病人转诊到具备救治能力的医疗机构诊疗，并将病历资料复印件转至相应的医疗机构。

### （三）预检分诊内容

有效、科学的预检分诊方法，直接关系到急诊分诊人员能否第一时间对急危重症患者做出正确的评估判断，关系到患者救治效果、诊间的安全隐患及急诊医疗资源能否合理地利用。甄别疑似病例，及时发现急危重症病例，并合理安排病人就诊，可以提高就诊效率，避免交叉感染。预检分诊主要包括以下内容：

**1. 环境准备**

预检分诊台应设立在发热门诊最靠近门口的位置，相对独立，通风良好，标识醒目，能够有效地引导病人先到预检分诊台就诊。完善分诊叫号系统及语音宣教内容，不定期播放新型冠状病毒感染肺炎相关知识及就诊注意事项。分诊台配备非接触红外线体温枪、一次性使用外科口罩、指脉血氧饱和度仪、就诊病人信息登记本、手消毒剂、过氧乙酸卫生湿巾和疾病宣教单。

**2. 人员准备**

预检分诊护士应有较长的工作年限及丰富的临床护理经验，经过专业培训，有较强的工作责任心，吃苦耐劳，具有奉献精神，工作态度严谨，能够正确、规范分诊，及时判断病人病情，并给予就诊指导。

**3. 岗前培训**

医院应集中组织分诊护士学习新型冠状病毒感染肺炎相关知识，包括传播途径、预检分诊标准、隔离措施、正确分区、医务人员个人防护、沟通技巧及病情观察等方面知识，考核合格后准予上岗。

**4. 预检分诊**

完善分诊岗位职责，改变常规护士都在前台工作的模式，分诊人员应按照各自岗位职责开展工作。（1）接诊班：负责测量体温、血氧饱和度、血压，询问病人病史，进行信息登记，应用语音广播进行疾病知识、就诊流程宣教，为前来就诊的病人及家属发放口罩，指导病人候诊。（2）巡视班：负责分流病人，观察候诊病人病情变化，安排急危重症病人优先就诊，维持候诊秩序，进行健康宣教及消毒隔离工作等。

**5. 具体分诊方法**

门诊一楼发热分诊台护士根据医院下发的预检分诊标准，初筛发热伴呼吸道症状；发热伴疫区接触史，但无呼吸道症状；发热伴双肺病变，但无呼吸道症状者。如未达到上述标准其中 1 条，指引病人到其他相关科室就诊；如满足上述标准其中 1 条为疑似病例，指引其到发热门诊。分诊护士给所有发热门诊病人及家属免费发放一次性使用外科口罩，指导其正确佩戴口罩。发热门诊预检护士使用非接触红外线体温枪为病人测量体温，测量血氧饱和度和血压，并将结果登记在病人门诊病历上。询问病人症状、体征、病史及流行病学史，根据病人病情严重程度，合理安排就诊顺序。做好病人相关信息登记，不定期使用语音广播进行健康宣教。病人就诊后根据就诊记录及时登记居家隔离、留观隔离、上报病例及解除隔离病人信息。巡视班人员巡视候诊大厅及各诊室观察候诊患者的病情变化，发现重症病人优先安排就诊，维持就诊秩序。针对病人的疑惑及不良情绪进行一对一心理护理及健康宣教。

**6. 健康宣教**

分诊间隙利用广播不定时在候诊区域宣教就医指南和各种知识，保证病人安全、放心就医，发放疾病相关健康教育宣传册。为病人介绍诊室、输液室、药房、放射科及检验科等位置，维持就诊秩序。接诊后根据病人病情介绍新型冠状病毒感染肺炎相关知识，如何居家隔离以及咳嗽、打喷嚏方式，留观隔离注意事项等，提示病人不适随诊，根据医嘱按时复诊。

**7. 心理护理**

因病人缺乏新型冠状病毒感染相关知识，加之确诊病例的增多难免产生恐慌，由于就诊病人多，等候时间长，候诊病人和家属容易紧张、焦虑。预检分诊护士应向其进行健康宣教，缓解候诊病人和家属的负面情绪，同时提醒病人及家属做好自我防护，树立战胜疾病的信念。针对个别候诊病人及家属不理解预检分诊重要性的情况，分诊人员要耐心、温和地为病人讲解原因，消除病人及家属的不良情绪，维持就诊秩序，提高就诊效率。

**8. 分诊护士自我防护、消毒隔离及排班**

（1）自我防护预检分诊护士应着装规范，执行二级防护标准。进入发热门诊时按照相应规定穿戴好防护服、鞋套、防护口罩、护目镜和双层乳胶手套。

（2）消毒隔离对进入发热门诊的病人及家属免费发放一次性使用外科口罩，并指导其正确佩戴。病人使用过的血压计、指脉血氧饱和度仪按《医疗机构消毒技术规范》进行处置。采用空气消毒机对空气进行消毒。

物体表面及地面使用1000毫克/升有效氯溶液擦拭，医疗废物按照《医疗废物管理条例》《医疗卫生机构废物管理方法》规范处置。

（3）排班模式：发热门诊实施24小时值班制，改变以往三班倒、每班1人的排班模式，根据就诊人数增减护理人员，采取四班倒的形式，每班工作6小时。因新型冠状病毒感染肺炎疫情为突发公共卫生事件，正处于流行期，就诊人数不断增加。每日就诊人数在300人左右时，每班2人；就诊人数在500人左右时，每班3人；就诊人数700人左右时，每班4人。每日设备班，以有效应对突发事件，保证快速分流病人，维持就诊秩序。

### （四）预检分诊对新冠肺炎疫情防控的意义

新型冠状病毒感染正处于流行期，人们对新型冠状病毒的来源、传染性、传播途径、诊疗、护理尚处于逐渐发现和不断认识阶段。医院承担着筛查新冠肺炎患者的职责，同时也要满足逐步恢复收治其他疾病患者的需要。

发热门诊是医院诊断和治疗该病的窗口科室，传统的发热门诊预检分诊管理模式不能满足此次大型公共卫生事件需要，影响急危重症病例及时就诊，易遗漏疑似病例。国家卫生健康委及北京市卫生健康委发文要求切实把医院各项防控工作落细、落实，防止医疗机构院内感染事件，确保患者安全。目前，我国正处于新型冠状病毒感染防控的重要阶段，预检分诊作为医院筛查传染病患者的关卡，是新冠肺炎疫情防控的关键节点，预检分诊工作有助于快速开展救治工作，发挥有效防控新冠肺炎疫情、防止院内交叉感染的作用。

## 六、新冠肺炎疫情期间门诊质量管理具体措施

### （一）严格执行传染病预检分诊制度，做到早发现

各门急诊楼入口均应安排预检分诊护士，并为预检分诊护士分发红外线测温枪为给每个入院人员测温。当发现体温37.3℃的患者时护士应当及时让其及家属佩戴好口罩，同时询问发热患者的流行病学接触史并将其送至发热门诊排查。

### （二）安排高年资医生值班，加强新型冠状病毒肺炎知识培训，做到早诊断

高年资医生临床经验丰富，具有多年的工作基础，业务能力过硬。经医生排查的非新型冠状病毒肺炎患者，可直接在发热门诊治疗，疑似病人应及时到观察室单独隔离观察。

### （三）强化防控工作，加强上报制度和流程，做到早报告

新冠肺炎疫情期间，应成立以院长为核心的新型冠状病毒肺炎防控领导小组，为组织保障新型冠状病毒肺炎防控工作。全院上下要统一思想，促进新型冠状病毒肺炎防控工作的顺利开展。要落实上报流程和制度，确保信息能够及时上报，同时建立追查机制，对不作为、瞒报、谎报等严肃处理。

### （四）设置观察室，做到早隔离

发热门诊应当设置独立的观察室以确保重症患者可以及时单独隔离。对于新型冠状病毒肺炎的高危人群，如感冒患者、老人、孕妇等，可建议他们采取居家隔离治疗。同时与社区医生做好交接工作，安排社区医生每日 2 次监测体温，一旦病情发生变化则及时转至院内治疗。

### （五）患者直接收入感染科住院治疗，做到早治疗

对于重症新型冠状病毒肺炎患者应立刻安排入院隔离治疗。为提高医生对重症病例的甄别能力，可以就新型冠状病毒肺炎病例的特征对医生群体进行统一培训，保证符合特征的患者一旦出现能马上进行隔离治疗。

## 第三节　住院服务质量安全应急管理

### 一、住院诊疗的概念和特点

住院诊疗（in-patient treament）是指患者经由门（急）诊诊疗后，由

于病情复杂或者情况危重，需要收入病房（in-patient ward）进行进一步的检查和系统诊治的治疗过程。住院（in-patient）诊疗的患者或在门诊诊疗过程中无法确诊，或虽经确诊但需要进一步的系统治疗甚至手术才能控制病情，因此，其往往比门诊诊疗患者的病情更重、更复杂，整个诊疗过程也对临床医师的诊疗水平、辅助诊疗部门的协同能力、临床护理水平，乃至医院管理部门的统筹协调能力都有着更高的要求。住院诊疗工作是医院医疗工作的中心环节，工作量繁重，医疗风险较高。医患活动的主要场所就是病房，因此，住院诊疗也能更集中地反映一个医院整体的医疗质量和水平。

住院诊疗特点有以下三个方面。

第一，诊疗过程需要在观察或监护下进行。

大多数患者在门诊或居家治疗即可，只有少数患者诊断不够明确，需要进一步观察或做进一步检查，或者治疗处理比较复杂，或者病情较重，或者需要隔离治疗等，才需要住院诊疗。所以，病房应有较强的医疗力量，有严密的工作制度和程序，及时对患者作出正确的诊断和治疗。

第二，诊疗过程系统性要求较高。

住院诊疗要求对患者进行系统的、全面的、连续的、有计划的观察、检查和治疗。

第三，需要医院内部各部门及各级医师协同工作。

住院诊疗过程中需要临床各级医师和各专科医师之间、辅助诊疗部门（包括各种诊疗设施）和护理部门协同地、综合地为患者服务，发挥集体协作医疗的功能。

住院诊疗可以最大限度地获取疾病诊断所需要的基本资料，包括实验室检验检测结果、生命体征等连续的监测结果和各专科各级医师的诊疗意见等，因此能够更迅速而准确地判断病情、明确诊断。同时，加之专业的临床护理和病房内统一有序的住院管理，在最大程度上利于患者病情的控制、诊疗过程的进行并取得预期治疗效果。

住院诊疗是通过以医师为核心的多科专业人员协同进行的病人住院期间的全部诊疗活动。住院诊疗质量就是住院期间所有诊疗活动所满足医疗服务固有特性要求的程度，包含功能性、时间性、安全性、经济性、舒适性、文明性等6个方面，它构成了医疗质量的主体。

## 二、住院诊疗的业务管理

住院诊疗工作是医院医疗工作的中心环节，工作量繁重，医疗风险较高。随着患者自我意识的提高，患者对医疗服务的要求会不断提高，住院服务作为医院服务的重要内容，应不断改进住院服务质量，以满足患者的需求。提升住院服务质量需从住院诊疗的各个环节出发，通过对住院诊疗每个环节的把握提高住院患者的就医满意度。住院诊疗业务可分为以下几个环节。

### （一）入、出、转院

这个环节需要患者严格服从医嘱，需通过住院处办理手续。由病房主治医师决定病人能否出、转院。

### （二）检诊及病历书写

（1）检诊。检诊指医护人员对新入院病人进行初步诊察，以了解病情，提出有效的治疗方案。检诊工作需仔细，要求及时、认真、准确。检诊时应注意：危重、急诊病人的诊断时间越短越好，为病人争取宝贵的治疗时间；出现诊断不清的情况应马上请示上级医师一同会诊，为争取抢救时机，抢救病人与研究可以同时进行；对于疑难病例，在病案讨论、查房会诊、阅文献资料，反复分析研究进行确诊的同时力求尽早明确诊断；对同时身患数种疾病的患者，应从全局出发，考虑病人的全身情况，分清主次。

（2）病历书写：病历是每个病人诊断、治疗经过情况的记录，信息应当完整。病历在教学和科研工作中常作为基本资料，因此高质量的病历对于教学与科研帮助巨大。所以医院须重视病历的书写及保管工作，在书写时必须采用统一的标准规范格式。

### （三）查房

查房是住院部常规的也是最重要的医疗活动，不仅关系到整个医疗质量，还是培养医护人员的重要途径。通过查房，可以及时把握病人病情、思想、生活等情况，以制定合理的治疗方案，观察治疗效果，同时也检查了医疗护理工作的完成情况和质量。此外，结合临床医疗护理实践，查房也相当于教学工作，有利于培养下级医护人员。一般医院查房的方式有以下几种：晨间查房、午后查房、夜间查房、急重危病人的查房及教学查房。查房前，应做好充分准备，自下而上统一认识；查房时各级医师自上而下严格要求，必须按时进行，态度严肃、认真，注意病人的体征、主诉及思想变化情况。上级医师查房前，主管医师或有关护士、护士长应做好相应准备，如检查报告及所需检查器械、检查病历、X 光片等，同时整顿病房，保持病房安静、整洁。查房时，主管医师向上级医师汇报病历，提出存在的问题，查房后及时在病历上记录上级医师的意见和决定。

### （四）会诊与病例讨论

（1）会诊。会诊是发挥医院协作功能的重要方式之一，可以解决疑难杂症的诊断与治疗。通过会诊，汇集各方医师的诊治意见，以便及时诊断，制定有效的治疗方案。会诊时应认真讨论，仔细检查病人。遇到有分歧意见时，会诊申请科的负责医师应当独立思考，在参考会诊意见后，制定治疗方案。同时会诊的过程应做好记录，将会诊记录及相关材料纳入病历中保存。

（2）病例讨论。临床病例讨论是提高医疗质量、培养医护人员的重要方式，是病房基本的医疗活动。根据临床医疗或教学的需要病历讨论可分为：疑难病例讨论；术前术后病例讨论；出院病例讨论；死亡病例讨论；临床病理讨论等。病历讨论对于病房管理具有重要意义，可定期或不定期召开，根据实际情况也可一个科或多科联合举行。病历讨论一般均由主治医师或主任医师主持，讨论成员应认真对待，抓住讨论机会认真讨论，做好记录。

### （五）治疗和医嘱

治疗的范围甚广，按照治疗方式可分为药物治疗、手术治疗、物理治疗、输血及生物制品治疗、康复治疗、透析治疗、针灸及手法治疗、心理治疗、营养治疗、护理治疗等。治疗活动必须有明确的规定和责任，不同级别的医师其治疗操作程序也不同，各级医师应根据治疗技术复杂程度，参照“各级医师手术操作范围”等，在自己的治疗操作范围内进行治疗活动。住院治疗的方式一般通过医嘱的形式提出。医嘱是医疗信息传递的主要渠道，将医师对病人作出的相关诊断、治疗、护理意见记录下来，已形成一种常规的医疗制度。

随着新型冠状病毒肺炎（COVID－19）在各地的蔓延，各医疗机构相继开设发热门诊或增设隔离病区，在关注筛查患者和医疗救治展开的同时，积极采取有效和科学的医院感染防控措施是控制新冠肺炎疫情在医院内传播的核心内容。当前，新冠肺炎疫情态势依然严峻，医院医疗管理和感染防控仍是必须同时关注的问题。

### （六）死亡病人的处理工作

当出现病人经全力抢救无效死亡的情形时，负责抢救医师应按照死亡标准认真检查心音、瞳孔、呼吸和角膜反射等情况。只有确定无反应才能宣布病人已死亡。死亡的病人由值班护士进行尸体处理，之后送太平间。对于死亡的病人，需要准确地将相关信息记录至病历，包括抢救的详细经过，死亡前的主要症状和表现、参加抢救的人员、死亡时间，同时将填写好死亡通知单送至住院处。在病人死亡的24小时内，经治医师要完成死亡病历总结。此外，对于每个死亡病例，均应召开讨论会。为提高医学科技水平，应争取尸查。

### （七）随访工作

随访是医疗工作的重要组成部分，对于观察病人的远期疗效和转归，以及医学科学研究具有重要意义。在随访的同时，有必要对病人进行保健指导。

## 三、新冠肺炎疫情期间住院质量管理具体措施

### （一）完善组织架构，建立护理应急梯队

#### 1. 组建新冠肺炎疫情防控应急指挥部

建立院区新冠肺炎疫情防控应急护理管理团队，由护理部副主任直接

垂直管理，各护理单元护士长为应急管理团队的主要成员。护理部副主任全面管理护理人员人力资源调配、院区院感防控、护理工作流程、应急预案制定、质控与防护物资调配；各护理单元护士长带领科室护士与医疗团队一起落实患者临床救治工作，保证各项护理治疗准确及时落实，合理安排人力资源。

**2. 多维度培训各类人员**

（1）培训对象全员覆盖。加强院内各类护理人员管理，强化护理人员新冠肺炎疫情防护意识，提升医务人员新冠肺炎疫情防控工作能力，根据岗位职责的不同，对护理工作人员进行不同的新冠肺炎防护专题知识培训。同时，针对发热门诊的护理人员进行上岗前强化培训和考核，以实现培训对象全覆盖。

（2）培训内容标准化。以国家发布的《新型冠状病毒感染的肺炎诊疗方案（试行第五版）》为标准化，制定院区新冠肺炎疫情防护培训内容，培训内容涵盖了新冠肺炎疫情的发展趋势、传播途径、症状、诊断标准、医护人员如何提升自身防护知识及技术等，重点培训如何正确穿戴防护衣及发热门诊工作流程。

### （二）优化和规范岗位管理工作

建立完善、科学性强可操作的规章制度是做好新冠肺炎防治工作的基础。新冠肺炎防控工作除发热门诊、门急诊作为第一道关口要重点筛查外，对住院患者和随员的管理也尤为重要。院区根据实际情况，制定新冠肺炎管理制度、新冠肺炎疫情网络直报制度、消毒隔离制度、新冠肺炎疫情防控期间随员管理制度等一系列有效的规章制度，并通过实际运行情况及时调整和完善，以确保各项诊疗工作迅速、高效、有序进行。

**1. 门急诊预检筛查**

新冠肺炎疫情防控期间，将门急诊预检分诊台处设置隔离检测站区域，用于就诊患者在此区域进行初筛和分诊，根据筛查区分出普通患者和发热患者，引导其按照指示标志分别进行入普通门诊和发热门诊。避免患者拥挤，减少医院感染的风险。建立“一测四问”。“一测”：测体温；“四问”：一问是否14天内有病例报告地区或社区的旅行史或居住史；二问是否 14 天内与新型冠状病毒感染者（核酸检测阳性者）有接触史；三问是否 14 天内曾接触过有病例报告地区或社区的发热或有呼吸道症状的患者；四问是否是聚集性发病。并填写就诊登记卡，才能挂号就诊。

**2. 入院患者筛查工作**

（1）制定了拟住院患者收容管理原则。院区根据要求规定：凡拟收治入院治疗的患者均由门诊接诊医生详细询问患者流行病学史，进行血常规、肺 CT 检查，确认“三无”史：第一，自 2020 年 1 月 1 日后无疫区高发地旅居史；第二，无疑似/确诊新冠肺炎患者接触史；第三，无身体不适，近 1 个月内无发热（体温大于等于 37.3℃）、咳嗽等症状。用以筛查新冠肺炎疑似病例。排除疑似病例的，方可办理入院手续。

（2）建立拟住院患者多层监控制度。一是办理入院前，住院登记处必须检查拟住院患者门诊病历本是否详细记录流行病学史、体温、血常规和肺 CT 结果，记录不全或无此项记录者不得办理入院手续。二是入科复查。患者入疗区后，科室责任护士要再次检查门诊病历本各项检查记录是否完整，同时复查体温。上述均合格者方可进入病房；主管责任医生要再询问流行病学史并在病历中记录。三是加强患者住院期间的体温监测，所有患者每日体温详细记录在体温单上，如有发热患者，立即上报院区护理部和医院感染管理部。同时在第一时间完成隔离，请院区专家组会诊排除。

（3）拟住院患者单间隔离的管理。新冠肺炎疫情防控期间，医院在收容工作上，坚持以“急诊急症及时收容、非急诊患者严格把关收容”的缓冲式收容原则。每个疗区在保留两个卫生应急病房的前提下，优先保证急危重症患者收容，其次是限期治疗患者和择期治疗患者。每个病房只能收治 1 名住院患者，每名患者需要单间病房隔离观察期满，方可与其他患者同房间居住。

### （三）住院患者的管理

**1. 执行零报告制度**

新冠肺炎疫情发生后，医院迅速建立了住院发热患者零报告制度，实行疗区护理单元护士长负责制，对住院患者及随员每天进行四次体温测量。对发热的患者，加强监控，填写登记表，按科室—护理部—院办逐级定时进行报告，特殊情况随时报告。

**2. 病房随员管理制度**

所有病房严格执行 24 小时门禁管理。严格控制随员数量，实施“一人一陪护”，每名患者只允许留一名随员陪伴，随员相对固定不可随意调换。随员需凭“随员证”出入病房。进入疗区前主动配合疗区护士进行体温筛查、信息登记、手消毒，并主动告知有无流行病学史。应做好个人防护，在院内必须佩戴口罩。

**3. 病房消毒管理**

（1）空气消毒。

按照《医院空气净化管理规范》，加强病室通风换气，每日开窗通风 2 次，每次 30 分钟；每日定时用紫外线、负离子消毒，每日 1 次，每次 1 小时。

（2）物体表面消毒。

普通物体表面（如地面、门把手、床围栏等）用 1000 毫克/升含氯消毒剂擦拭；医疗设备表面清洁和消毒时可以用 75% 酒精或 1000 毫克/升含氯消毒剂擦拭（使用前评估腐蚀性），每日 2 次。

（3）终末消毒。

患者出院后，先使用紫外线、负离子消毒机将病房及床单被褥消毒 1 小时，再将床单被褥反过来消毒 1 小时。再用过氧化氢喷雾消毒机喷洒消毒 1 小时。统一将使用过的被服（如被褥、枕头等）送至医院后勤管理部洗衣班清洗、消毒，如有特殊感染，需放入专用医疗袋做好标记回收并报告洗衣班。病房需封闭 24 小时后方可使用。

**4. 医疗废物管理**

严格执行生活垃圾和医疗垃圾分类管理。如有新冠肺炎的疑似患者，所有医疗废物必须用双层黄色垃圾袋封闭盛装，标注“特殊感染”，生活垃圾按医疗废物进行处理。再使用 2000 毫克/升含氯消毒剂喷洒消毒。并实行院内专人、专车收集，按照固定路线转运至特殊垃圾场焚烧处理。

**5. 设立疗区隔离观察病房**

根据医院感染管理部规定，每个疗区设立两个隔离观察病房，对未明确病因的发热疑似患者及时调入隔离病房。根据相关工作制度、流程和应急预案，疑似或确诊病人按照三级防护标准，严格实施专人专班护理，并限制无关医务人员的出入。观察期间，要求患者不可以离开病房。护理人员应增加每天测量体温次数，加强监测血常规、尿常规和生化指标等，复查肺 CT 检查，并做好记录。

### （四）手术患者的管理

在抗击新冠肺炎疫情期间，为了安全、科学、规范、有序地开展患者的手术管理和新冠肺炎的感控工作，防止手术室内出现交叉感染，院区针对手术室环境的特殊性，制定了进一步加强对手术患者管理的措施。

**1. 加强对择期手术患者的管理**

各疗区严控患者收入院的筛查工作，患者入院后先隔离观察 3 ~ 5 天，无任何临床症状表现及无检查异常者，可以进入正常手术流程；如果观察过程中出现异常，则需要立即通知手术室和麻醉科，暂停手术；麻醉医生进行术前访视时，对患者的流行病学史、临床征象和各类检查要进行仔细询问和核查，如发现异常，缓接患者并及时通知科室采取措施。

**2. 新冠肺炎疑似或确诊患者手术管理**

（1）术前患者转运。转运医务工作人员严格按二级防护穿戴防护用品，在进入隔离病房、隔离病区前，穿戴好工作服、隔离衣和（或）医用防护服、医用防护口罩，一次性工作帽、鞋套、医用外科手套、护目镜或防护面罩。患者穿一次性手术衣，佩戴医用外科口罩。转运前按照指定转运路线，提前做好疏散人员工作，减少随行人员，转运前告知手术室做好防护措施。

（2）手术间环境及物品准备。疑似或确诊患者原则上不实施手术，特殊情况必须实施手术时，我院将门诊手术室改造为新冠肺炎患者抢救应急手术室。手术间保证为负压值在 -5 压强（Pa）以下的独立负压手术间，如不具备负压手术间条件的医院，应选择空间位置相对独立的独立净化机组手术间，手术中必须关闭净化系统。污染区应具有单独的进出通道；在手术流程中为避免交叉感染，优先使用一次性物品，并保证一次性物品和药品流动，只进不出；非一次性使用的设备、物品必须有明确的清洁消毒流程。

（3）医务人员术中防护。手术团队应严格做好医务人员职业防护措施并将安全底线贯穿于整个手术过程中。国外有研究数据表明，手术过程中医务工作者通过接触血液和体液被感染占感染总数的24%，国内论文也有研究数据表示有79.05%的医护人员在1~2年内因锐器伤、血液体液、气溶胶而引起感染。所以在手术过程中，除了患者血液、分泌物、排泄物等的污染防护外，更应重视使用电外科设备过程中产生的气溶胶的扩散。所以，在保障手术的情况下，要尽可能精简手术人员。医护人员在二级防护基础上增加佩戴电动送风正压面罩三级防护用品，并且在手术过程中不得离开手术间。

(4) 术后手术间消毒及物品消毒。一是术后由巡回护士与洗手护士共同对手术间进行消毒打扫。手术间所有垃圾均认为是感染性废物垃圾，置于双层黄色垃圾袋内打结密闭，标注“特殊感染”。垃圾袋外层喷洒1000毫克/升有效氯含氯消毒剂。二是手术室物品、患者转运车表面采用1000毫克/升有效氯含氯消毒剂喷洒并擦拭作用30分钟，地面和环境采用含有效氯1000毫克/升的含氯消毒剂电动喷雾器喷洒消毒后，再次开启紫外线消毒灯消毒2小时。术中吸出的血液、体液、胃管引流液、尿液等按照有效氯浓度2000毫克/升加入相应的含氯消毒片进行消毒，消毒0.5小时后再进行医疗污水的处理。

(5) 术后患者及人员管理。术后患者沿原进入手术室路线，再通过指定路线转运至新冠肺炎隔离病房观察治疗或等待转院。手术相关人员全部在手术室内沐浴更衣。其移动范围内物品全部采用1000毫克/升有效氯含氯消毒剂喷洒消毒或擦拭。

### （五）出院患者随访

患者出院后，由科室一名专职责任护士负责跟踪随访工作，主要采取电话和微信平台方式，每周1次，每名患者随访1个月。随访内容除常规健康教育指导内容外，新增内容包括：出院后患者及家属有无疫区接触史，有无与确诊/疑似新冠肺炎人员密切接触史，以及有无发热、咳嗽、呼吸困难症状等，做好详细记录。有疑似情况立即就近到发热门诊进行排查。

## 第四节　疫病隔离区质量安全应急管理

### 一、疫病隔离区相关概念

疫，本义瘟疫，急性传染病流行的通称。传染病，即传染性疾病，是由病原微生物（细菌、病毒、衣原体、支原体、立克次体、螺旋体、真菌等）以及寄生虫（原虫、蠕虫等）病原体引起的，能在人与人、动物与动物或人与动物之间相互传染的疾病，是许多种疾病的总称。疫病是外感疫病邪气所引起的，具有强烈的传染性，是易引起大流行的一类急性发热性疾病统称，相当于现代的急性传染病。突发性疫病是指突然发生，有的甚至事先没有预兆，以致事先难以做出能够避免其发生的应对措施，发病率和病死率都相对较高，对公众的健康造成严重损害。

隔离措施是应对传染性疫病的重要手段。所谓的隔离，是为了控制病原体的扩散，将具有传染性的病人或病原携带者安置在一个特殊的地方和特殊的环境中，使其与正常的人互相隔绝。此外，具有传染性病人的家属或与其接触过的人，也有被传染的嫌疑，医学上称他们为“带病菌者”，也设有专供“带病菌者”应用的隔离所，在一定时日内强迫他们隔离，以免充当病原体媒介。在救治过程中采取隔离的措施，既能够使患者及时得到治疗，控制新冠肺炎疫情的扩大流行，同时也便于管理和消毒。

### 二、新冠肺炎疫情期间疫病隔离区质量管理具体措施

面对新型冠状病毒肺炎这一突发公共卫生安全问题，各医院需按照要求成立隔离病区，快速收治相关感染患者。多数医院的病房设置达不到甲类传染病管理要求，故需要在原有普通病房的基础上按照感控要求进行快速改建。具体措施如下：

#### （一）建立健全规章制度

新冠肺炎疫情期间各项规章制度的建立健全应当做到有法可依，如相

关传染病管理规定和法律法规。隔离病区的管理是新冠肺炎疫情防控工作的重中之重，应制定一套规范的隔离病区管理制度，并根据新冠肺炎疫情的变化情况及时修订和完善。主要包括：（1）隔离病区的消毒隔离制度；（2）工作人员隔离防护规范；（3）出入隔离病区防护流程；（4）隔离病区人员管理规定；（5）隔离病区护理人员工作职责与各班次工作流程；（6）配送人员管理规范；（7）污物及医疗垃圾处理流程；（8）各类物品和救护车消毒规范等。

### （二）合理调整病房布局

新型冠状病毒肺炎的发生过于突然，确诊人数在前期急剧增加，这愈发证明应急处置预案的重要性。由于新型冠状病毒主要通过呼吸道飞沫和密切接触传播的特点，隔离病房的选择应避开城市人口密集区（住宅区、商业中心等），远离水源并处于周围建筑常年风向的下风向，位置相对独立且与其他邻近建筑有安全的卫生防护距离，远离学校、幼儿园、养老机构；应位于医疗区便于出入、相对独立的地方，根据新冠肺炎疫情规模适时调整床位数量。同时参照有关要求，对隔离区进行科学划分。

### （三）物资筹备及管控

新冠肺炎疫情时期的物资筹备比资金支持更为重要，各类物资器材调配直接关系到新型冠状肺炎疫情的防控效率。对于药品、设备、防护器材等，尤其是医用外科口罩、一次性防护服、护目镜等保障医护人员安全的物资，应当集中请领和调配。同时建立物资清点登记制度，保证物资的合理使用。新冠肺炎疫情结束后还要做好物品的清点交接，防止物品丢失。

### （四）被感染者的管理与教育

新冠肺炎疫情期间，被感染者的心理健康也应重视，做好心理护理。应尽力满足被感染者的心理需求，可以为被感染者订阅杂志、报纸。有条件的可以成立临时党团组织，视新冠肺炎疫情情况定期进行党团活动。同时，也要加强对医护人员的关心，及时了解医护人员的心理变化，对有负向情绪的人员给予针对性的心理疏导，缓解医护人员的心理压力，为打好新冠肺炎疫情的持久战和攻坚战寻求精神动力。

## 案例六：河南某医院实行发热患者预诊分流及远程医疗避免交叉感染①

防控新型冠状病毒感染的肺炎，医院是重中之重。医院里发热病人集中，极易产生交叉感染。为解决这一问题，河南省某三甲医院采用了预检分诊、发热门诊区域分设，开设互联网门诊等应急措施，有效地对普通发热病人与新冠肺炎疫情相关发热病人进行分流，以达到“切断传播途径、保护易感人群”的目的。

“最近一个月有没有去过武汉?”“工作生活有没有与武汉相关人员接触?”在河南省某三甲医院门诊西区一楼的分诊台，佩戴口罩、身穿防护服的医务人员详细询问就诊病人。在刚刚的测量中，这名病人体温显示38.5℃。医护人员排除了明确流行病学史后，将该病人引导至二楼新开设的急诊呼吸门诊就诊。在另一处分诊台，一位发热病人正详细地登记信息，说明亲属中有武汉返回人员，之后由专人护送其及家属前往感染发热门诊，进行隔离治疗。

不少医院常设一个发热门诊，特殊时期交叉感染难以避免。河南省某三甲医院作为新冠肺炎疫情防治省级定点医疗机构，每天接诊发热病人数百人，其是如何避免病人交叉感染的呢?

首先，预检分诊，初筛引导。为区分不同发热病人，该医院在病人就诊集中的东门诊、西门诊、急救中心，分别设立3个预检分诊处。医务人员在评估病人流行病学基础上，对发热病人进行初筛、引导就诊。

其次，区域分设、双向引流。该医院分设发热门诊，分流病人。在公共卫生医学中心，开设感染发热门诊，开辟5个诊间，收治经流行病学评估、与武汉相关的发热病人。在门诊西区二楼，开设急诊呼吸门诊，开辟3个诊间，收治与武汉不相关、无明确流行病学史的发热病人。经过体温监测、预检分诊的分流，两类发热病人分别被引导到不同区域。

① 笔者根据河南省医院资料整理。

对于疑似或感染新型冠状病毒肺炎的特殊病人，如何处理？河南省某三甲医院党委书记介绍说，针对这类病人，医院在2020年1月23日制定了不同的诊治流程。确诊或疑似感染新型冠状病毒肺炎的，收治发热隔离病房，由感染科、产科、ICU等相关科室共同诊治管理。确诊或疑似新型冠状病毒感染患者需手术的，患者应提前做好防护、隔离转运准备，相关医护人员做好防护准备，通过专用电梯、通道，进入专用负压手术室进行手术。

(1) 专楼专用，严格管理。该医院的公共卫生医学中心平时主要承担感染性疾病防治、肝病防治工作。新冠肺炎疫情防治期间，医院实行专楼专用，将其作为新型冠状病毒感染的肺炎救治专用区域，配备专职人员、专用车辆，进一步规范专用病房、功能分区、救治流程，确保更好地救治病人尤其是重症病人。

(2) 借助“互联网”，指导达基层。新冠肺炎疫情防控“点多面广”。针对这一现状，该医院上线“新型冠状病毒感染的肺炎”线上咨询服务门诊。联通全省138家分级诊疗协作医院，利用远程会诊指导基层防控、救治；151位专家开展线上门诊服务，自行在家隔离人员足不出户可以得到专业指导；新冠肺炎疫情防治知识科普宣传随时更新。此外，线上门诊可提供航空、地面、互联网紧急救援服务，可进行发热疾病预约检查、预约诊疗、预约转运。针对不方便现场取药的患者，医院开展药品配送服务。自线上门诊启用以来，已有12.6万人予以关注，2369位患者线上咨询新型冠状病毒感染的肺炎相关问题，同时为群众提供专业、权威的疾病诊疗指导、心理疏导。

通过区域分设、双向引流、网上门诊、精准防控，该医院针对发热病人的筛查、分诊、留观、救治实现了科学管理。截至目前，共有2773例发热病人来医院就诊，其中1641例病人被引导到感染发热门诊就诊，1132例病人被分流到急诊呼吸门诊，有效避免了交叉感染，实现了“不能慢待任何一个前来就诊病人，不能推诿任何一个与新型冠状病毒感染肺炎相关的病人，更不能放走一个疑似病人”的目标。

# 第七章

# 新冠肺炎疫情期医院人力资源应急管理

## 第一节　医院应急人力资源规划

### 一、人力资源规划概述

#### （一）人力资源概念及其属性

人力资源，又称劳动力资源或劳动力，是指能够推动整个经济和社会发展的具有智力劳动和体力劳动能力的人口总和。经济学把为了创造物质财富而投入于生产活动中的一切要素通称为资源，包括人力资源、物力资源、财力资源、信息资源、时间资源等，其中人力资源是一切资源中最活跃的资源，是第一资源。

人力资源包括数量和质量两方面，人力资源的数量指具有劳动能力的人口数量，其质量指经济活动人口具有的体质、文化知识和劳动技能水平。除了其他资源具有的特质性、可用性、有限性之外，人力资源有其特有属性，具体包括以下几方面。

（1）生物性：人力资源存在于活动的人体中，具有生物属性。因此，人力资源的价值必然与人的生命相伴随，且在不同的人生阶段，其人力资源的价值也会体现在不同的方面。

（2）社会性：与自然资源相比，人力资源具有社会性。人所具有的体力和脑力明显受到时代和社会因素的影响，从而具有社会属性。比如，医师的技术水平必然受所处时代科技水平的影响，医务人员的服务能力也必然受当时经济发展水平以及人们就医观念的影响。

（3）能动性：人与动物最大的区别就是人有无限能动性。人力资源是具有生物属性和社会属性的人所承载能力的综合，人可以有目的、有计划地使用自己的能力。在创造社会价值的过程中，人力资源是各种资源中最积极、最活跃的因素，人既是价值创造的客体，也是价值创造的主体。医院人力资源是医院的第一资源，是提供医疗服务的第一主体。医护人员能动性的发挥程度影响着医院的整体发展和医疗服务的质量。

（4）时效性：人力资源表现为人的脑力和体力，因此它与人的生命周期是紧密相连的。人的生命周期分为发育成长期、成年期、老年期三个阶段。人在发育成长期，由于劳动生产所需要的知识与技能还没有完全掌握，所以还没有办法作为真正意义上的人力资源去创造价值；进入老年期后，劳动能力逐渐丧失，也不再是我们所说的可以创造价值的人力资源了。生命周期和人力资源呈倒“U”型关系，这种关系决定了人力资源的时效性。对于医院人力资源管理来说，时效性一方面体现在医护人员对新技术、新项目的掌握，另一方面体现在医护人员队伍结构、人才培养的重要性方面。

（5）资本性：人要掌握知识和技能，要提高其素质和修养，必然要接受一定的教育与培训，这都需要一定的经济投入。或者反过来说，只要我们给予一定的教育投入，其素质和能力必然会有一定提升，当把人这种资源投入劳动生产过程中的时候，必然也会创造更多的价值。医院人力资源管理中的外出进修、培训、住院医师规范化培训、继续医学教育、管理干部培训等各类培训和教育，更加凸显了医院要投入更多地资本以提升医护人员的技术水平和综合的服务能力。

### （二）人力资源规划

#### 1. 定义

人力资源规划，也称人力资源计划（human resource planning，HRP），是指根据组织发展战略与目标的要求，科学地预测、分析组织在变化环境中的人力资源供给和需求状况，制定必要的政策和措施，以确保组织在需要的时间和需要的岗位上获得各种需要的人力资源，并使组织和个人得到长期的利益。

人力资源规划有广义和狭义之分。广义的人力资源规划，是指根据企业的发展战略、目标及内外环境变化，预测未来的任务和环境对企业的要求，为完成这些任务和满足这些要求而提供人力资源的过程。它包括预测企业未来的人力资源供求状况、制定行动计划及控制和评估计划等过程。狭义的人力资源规划，是指具体地提供人力资源的行动计划，如人员招聘计划、人员使用计划、退休计划等。由此可见，狭义的人力资源规划是广义中的一部分。现代企业的人力资源规划指的是广义上的人力资源规划。

**2. 目的**

（1）减少由于人员方面的原因给企业带来的损失，及时调整人力资源的不平衡状况，提高企业人力资源的利用率。

（2）为员工进行自我设计、决定自我发展目标提供必要的条件，以发挥员工工作的积极性，保证良好的工作成效，实现企业整体目标。

（3）对现有的人力资源结构做详细的分析，找出影响人力资源有效运用的瓶颈，使人力资源效能充分发挥，降低人力资源成本在总成本中所占的比重。

**3. 意义**

（1）有利于企业制定长远的战略目标和发展规划。一个企业的高层管理者在制定战略目标和发展规划以及选择方案时，总要考虑企业自身的各种资源，尤其是人力资源的状况。例如，当海尔集团决定推行国际化战略时，高层决策人员首先考虑到其人才储备情况以及所需人才的供给状况①。人力资源规划要以企业的战略目标、发展规划和整体布局为依据，反过来，人力资源规划又有利于战略目标和发展规划的制定，并可以促进战略目标和发展规划的顺利实现。

（2）确保企业在生存发展过程中对人力资源的需求。在当今社会中，所有企业均面临着一个不断变化的动态环境，如市场需求迅速变化，生产技术不断更新等。因而，企业生产规模和经营领域就需要随之变化，相应

① 刘明鑫. 人力资源规划（第2版）[M]. 北京：电子工业出版社，2010.

地，企业对人力资源在数量、质量和结构上的需求也必然发生变化。企业如果不对其未来发展阶段的人力资源需求进行预测，提前做好准备，就会不可避免地出现符合企业需要的人力资源的短缺，而且在某些时候这种短缺是很难通过临时招聘和短期培训来弥补的。一方面，人力资源规划对目前人力资源现状予以分析，以了解人事动态；另一方面，人力资源规划对未来人力资源需求做出了预测，以便对企业人力资源的增减进行通盘考虑，再据此制定人员增补与培训计划。

（3）有利于人力资源管理活动的有序化。人力资源规划是企业人力资源管理的基础，它由总体规划和各分类执行计划构成，为管理活动，如确定人员的需求量、供给量、调整职务和任务、培训等提供了可靠的信息和依据，以保证管理活动的有序化。

（4）使企业有效地控制人工成本。人力资源规划有助于检查和预算出人力资源计划的实施成本及其带来的效益；也可以对现有人力资源结构做一些分析，并找出影响人力资源有效运用的瓶颈，使人力资源效能充分发挥，降低人力资源成本在总成本中所占的比重。

企业的人工成本中最大的支出是工资，而工资总额在很大程度上取决于企业中的人员分布状况。当企业处于发展初期时，低层职位的人员多，人工成本相对便宜。随着企业的发展，人员的职位上升，工资的成本增加。在没有人力资源规划的情况下，未来的人工成本是未知的，难免会出现成本上升、效益下降的趋势。因此，依靠人力资源规划预测未来企业发展，有计划地调整人员分布状况，把人工成本控制在合理支付范围内是十分重要的。

（5）有助于满足员工需求和调动其积极性。人力资源规划展示了企业内部未来的发展机会，使员工充分了解自己的哪些需求可以得到满足以及满足的程度。如果员工明确了哪些机会可以实现个人目标，就会去努力追求，在工作中发挥出积极性、主动性、创造性；否则，在前途和利益未知的情况下，员工就会表现出干劲不足，甚至有能力的员工还会另谋高就来实现自我价值。如果有能力的员工流失过多，就会削弱企业实力，降低员工士气，从而会进一步加速员工流失，使企业的发展陷入恶性循环。人力资源规划可以帮助员工改进个人的工作技巧，尽量发挥员工的能力和潜能，满足个人的成就感。同时，还可以准确地评估每个员工可能达到的工作能力程度，避免冗员。

（6）为企业的人力资源管理决策提供依据和指导。人力资源管理决策对企业管理的影响是非常大的，而且持续的时间长，调整也困难。为了避免人力资源管理决策的失误，准确的信息是至关重要的。例如，一个企业在未来某一时间缺乏具有某种经验的员工，而这种经验的培养又不能在短时间内实现，那么应该如何处理这一问题呢？如果从外部招聘，有可能找不到合适的人选，或者成本太高。如果企业自己培养，就需要提前进行培训，同时还要考虑培训过程中人员流失的可能性等问题。显然，在没有确切信息的情况下，人力资源管理决策难以客观地进行，而且可能意识不到某些问题的存在。所以，应该制定人力资源规划为人力资源管理决策提供相关而准确的信息，保证人力资源管理活动沿着正确的轨道进行。

### （三）理论基础

#### 1. 泰勒的科学管理理论

在弗雷德里克·温斯洛·泰勒所著的《科学管理原理》一书中，泰勒对科学管理作了这样的定义，他说："诸种要素——不是个别要素的结合，构成了科学管理，它可以概括如下：科学，不是单凭经验的方法。协调，不是不和别人合作，不是个人主义。最高的产量，取代有限的产量。发挥每个人最高的效率，实现最大的富裕。"这个定义，既阐明了科学管理的真正内涵，又综合反映了泰勒的科学管理思想。

泰勒科学管理的内容概括起来主要有以下5条。

（1）工作定额原理。

泰勒认为，当时提高劳动生产率的潜力非常大，工人们之所以"磨洋工"，是由于雇主和工人对工人一天究竟能做多少工作心中无数，而且工人工资太低，多劳也不多得。为了发掘工人们劳动生产率的潜力，就要制定出有科学依据的工作量定额。为此，首先应该进行时间研究和工作定额管理。

所谓时间研究，就是研究人们在工作期间各种活动的时间构成，它包括工作日写实与测时。工作日写实是对工人在工作日内的工时消耗情况，按照时间顺序，进行实地观察、记录和分析。通过工作日写实，可以比较准确地知道工人工时利用情况，找出时间浪费的原因，提出改进的技术措施。测时，是以工序为对象，按操作步骤进行实地测量并研究工时消耗的方法。所谓工作定额原理，即认为工人的工作定额可以通过研究调查的方法科学地加以确定。

（2）能力与工作相适应原理。

泰勒认为，为了提高劳动生产率，必须为工作挑选第一流的工人。第一流工人包括两个方面，一方面是该工人的能力最适合做这种工作；另一方面是该工人必须愿意做这种工作。所谓能力与工作相适应原理，即主张一改工人挑选工作的传统，而坚持以工作挑选工人，每一个岗位都挑选第一流的工人，以确保较高的工作效率。

（3）标准化原理。

标准化原理是指工人在工作时要采用标准的操作方法，而且工人所使用的工具、机器、材料和所在工作地现场环境等都应该标准化，以利于提高劳动生产率。

（4）差别计件付酬制。

泰勒认为，工人磨洋工的重要原因之一是付酬制度不合理。计时工资不能体现按劳付酬，干多干少在时间上无法确切地体现出来。计件工资虽然表面上是按工人劳动的数量支付报酬，但工人们逐渐明白了一件事实，只要劳动效率提高，雇主必然降低每件的报酬单价。这样一来便提高了劳动强度。因此，工人们只要做到一定数量就不再多干，个别人想要多干，周围的人就会向他施加压力，排挤他，迫使他向其他人看齐。

泰勒分析了原有的报酬制度之后，提出了自己全新的看法。他认为，要在科学地制定劳动定额的前提下，采用差别计件工资制来鼓励工人完成或超额完成定额。如果工人完成或超额完成定额，就按比正常单价高出25%计酬。不仅是超额部分，定额内的部分也按此单价计酬。如果工人完不成定额，则按比正常单价低20%计酬。泰勒指出，这种工资制度会大大提高工人们的劳动积极性。雇主的支出虽然有所增加，但由于利润提高的幅度大于工资提高的幅度，所以对雇主也是有利的。

（5）计划和执行相分离原理。

泰勒认为应该用科学的工作方法取代经验工作方法，经验工作方法的特点是工人使用什么工具，采用什么样的操作方法都根据自己的经验来定。所以工效的高低取决于他们的操作方法与使用的工具是否合理，以及个人的熟练程度与努力程度。科学的工作方法就是前面提到过的在实验和研究的基础上确定的标准操作方法和采用标准的工具、设备。泰勒认为，工人凭经验很难找到科学的工作方法，而且他们也没有时间研究这方面的问题。所以，应该把计划同执行分离开来，计划由管理当局负责，执行由工长和工人负责，这样有助于采用科学的工作方法。

**2. 层次需要理论**

马斯洛的层次需要论有以下 3 个要点。

（1）人类的多种需要分为 5 个层级。

第一，生理的需要。这是人类为了维持其生命最基本的需要，也是需要层次的基础。若衣食住行、空气和水等这类要求得不到满足，人类的生存就成了问题。从这个意义上来说，这些基本的物质条件是人们行为最强大的动力。马斯洛认为，当这些需要还未达到足以维持生命之时，其他需要将不能激励他们。

第二，安全需要。当一个人的生理需要得到了一定的满足之后，他就想满足安全的需要。即不仅考虑到眼前，而且考虑到今后，考虑自己的身体免遭危险，考虑已获得的基本生理需要及其他的一切不再丧失和被剥夺。

第三，社交的需要。当生理及安全的需要得到相当的满足后，社交的需要便占据主导地位。因为人类是有感情的动物。他希望与别人进行交往，避免孤独，希望与伙伴和同事之间和睦相处，关系融洽。他希望归属于一个团体以得到关心、爱护、支持、友谊和忠诚。人为什么要归属于一个团体？因为人们有一种把与自己信念相同的人找出来的倾向，以此来肯定自己的信念，特别是当一种信念岌岌可危时尤为如此，这时他们便聚在一起，并试图对所发生的事态及他们的信仰达成一个共同的认识。爱情是较高级的社交需要，它既包括男女之间的爱，也包括父母与子女间的爱、兄弟姊妹之间的爱。为了爱情，人们甚至可以舍弃一切。社交需要比生理和安全需要来得细致，各个人之间的差别性也比较大，它和一个人的性格、经历、教育、信仰都有关系。

第四，自尊的需要。当一个人开始满足归属感的需要以后，他通常不只是满足做群体中的一员，而且要产生自尊的需要。即希望别人尊重自己的人格和劳动，对自己的工作、人品、能力和才干给予承认并给予公正的评价。希望自己在同事之间有较高的地位、声誉和威望，从而得到别人的尊重并发挥一定的影响力。

第五，自我实现的需要。马斯洛认为这是最高层次的需要，当自尊的需要得到满足以后，自我实现的需要就成为第一需要。自我实现的需要就是要实现个人理想和抱负、最大限度地发挥个人潜力并获得成就，实现自我价值。

（2）5 种需要之间的递进规律。

一般而言，生存和安全需要属于较低层次的、物质方面的需要；社交、尊重和自我实现的需要，则属于较高层次的、精神方面的需要。马斯洛认为，人的需要遵循递进规律，在较低层次的需要得到满足之前，较高层次的需要的强度不会很大，更不会成为主导的需要。当低层次的需要获得相对的满足后，下一个较高层次的需要就占据了主导地位，成了驱动行为的主要动力。

（3）人的需要的个体差异性。

马斯洛认为，由于各人的需要结构发展的状况不同，这 5 种需要在体内形成的优势位置也就不同，但是任何一种需要并不因为高层次的需要获得满足而自行消失，只是对行为的影响比重减轻而已。此外，当一个人的高级需要和低级需要都能满足时，他往往追求高级需要，因为高级需要更有价值，只有当高级需要得到满足时，才具有更深刻的幸福感和满足感。但是如果满足了高级需要，却没有满足低级需要时，有些人可能牺牲高级需要而去谋取低级需要，还有些人可能为了实现高级需要而舍弃低级需要。

**3. 双因素理论**

赫兹伯格认为，使职工感到满意的因素与使职工感到不满意的因素是大不相同的。使职工感到不满意的因素往往是由外界环境引起的，使职工感到满意的因素通常是由工作本身产生的。赫兹伯格发现造成职工非常不满的原因有：公司政策、行为管理和监督方式、工作条件、人际关系、地位、安全和生活条件。这些因素改善了，只能消除职工的不满、怠工与对抗，但不能使职工变得非常满意，也不能激发他们工作的积极性，促使生产增长。赫兹伯格把这一类因素称为保健因素，即只能防止疾病，治疗创伤，但不能提高体质。赫兹伯格还发现使职工感到满意的原因有：工作富有成就感、工作成绩能得到认可、工作本身具有挑战性、负有较大的责任、在职业上能得到发展等。这类因素的改善，能够激励职工的工作热情，从而提高生产率。如果处理不好，也能引起职工不满，但影响不是很大，赫兹伯格把这类因素称为激励因素。

赫兹伯格认为，传统的满意与不满意的观点是不正确的。满意的对立面应当是没有满意，不满意的对立面应该是没有不满意。赫兹伯格的双因素理论和马斯洛的层次需要论是兼容并蓄的。只不过马斯洛的理论是针对需要和动机而言的，而赫兹伯格的理论是针对满足这些需要的目标和诱因而言的。

## 二、医院应急人力资源规划概述

### （一）应急型人力资源概念

医院应急型人力资源指医院在应对突发公共卫生事件时，在监测、救治疾病以及防护上做出贡献的医师和高层次护理人才。

医院应急型人力资源相关配置，除了需要具备具有一定知识的医务工作人员，还需要相关工作人员具有较强的自我实现意愿，具备一定的自我牺牲精神、应急处理问题能力等。相比于普通员工的共性特点，医院应急型员工还具有稀缺性和不同获取方式的特征。医院应急型人力资源的独特性，决定了其管理的特殊性，这体现在强大的战略导向性、复杂性和整体性上。

### （二）医院应急人力资源规划

突发事件发生后，医院对人力资源的需求将达到顶峰，这样的资源需求不仅数量大、技术要求高，而且时效性极强，因此必须进行适当规划。面对患者的剧增，医院人力资源严重短缺的矛盾，如何科学合理、精准完成人力资源调配，使其能胜任岗位需求，提高工作效能，成为目前医院人力资源管理的重大挑战。

医院人力资源规划是指医院为了实现发展战略，完成经营管理任务，根据医疗政策、社会公众医疗服务需求、竞争对手情况和内部资源条件，运用有关人力资源管理的工具和方法，制定适宜的政策与制度，对医院人力资源的获取、保留、素质提升等进行规划，确保人力资源的有效配置和员工效能最大化。

医院应急人力资源规划是指根据突发公共卫生事件发生的特点，按照一定区域内的应急组织应对突发事件的战略要求，有计划地对人力资源进行合理配置，通过对应急队伍中的专家或者应急队员进行选拔、培训、演练、使用、考核、激励、调整等一系列过程，调动其积极性，发挥其潜能，为应急组织应对突发公共卫生事件，减少人员伤亡和财产损失，确保应急组织战略目标的实现的一系列人力资源政策以及相应的管理活动。这些活动主要包括应急组织人力资源战略的制定，专家和队员的招募与选拔，培训与开发，绩效管理，薪酬管理，队员动态流动管理，队员组织内部关系管理，队员安全与健康管理等。

因此，相比于医院人力资源规划，医院应急人力资源规划更加注重在进行人力资源组织规划的时效性。

## 三、医院应急人力资源规划实例

医院在新冠肺炎疫情中需发挥优势，落实新冠肺炎疫情防治核心任务。新冠肺炎疫情扩散快、影响广，医疗救治需求大于区域卫生规划中设置的专科传染病医院的服务供给。大型综合医院集技术人才、诊疗设备、装备设施于一体，其职能从最初的门诊、分诊和对定点医疗机构技术指导迅速扩大至医疗救治，特别是重症患者救治。

因此，在新冠肺炎疫情期，应具体问题具体分析，以科学治疗、防护和就诊为原则，针对性规划应急人力资源。应强化管理，构建高效管理机制，将医院管理中心转移至新冠肺炎疫情防治，需要医院领导班子审时度势及时决策。

医院应成立主要负责人牵头的院级领导小组或指挥部，成立相应的工作组，分工协作，构建权责分明、运转高效的管理机制。新冠肺炎疫情发生后，湖北省武汉市作为新冠肺炎疫情的主战场，做到了人力资源高效调配和部署。以武汉市而言，武汉市医疗资源丰富，每千人口医师数、注册护士数均高于全国平均水平，但与新冠肺炎诊疗密切相关的呼吸与危重症科、感染性疾病科、急诊科、重症医学科等医护人员力量相对不足。因此，新冠肺炎疫情期间，武汉市定点救治医院的做法可以为医院应急人力资源规划提供参考①：

（1）挖掘院内潜力。全院动员，党员表率，以最短时间建立了以党员干部为先锋，以呼吸、重症、感染、急诊专科医务人员为一线，以内科医护人员为二线，以其他专科医护人员为三线的防治团队。新冠肺炎感染及治疗与个人年龄、身体状况、免疫力状况密切相关，首选 50 岁以下、副高级及以下医护人员。

（2）寻求外部支援。及时向国家卫生健康委反映，寻求支援。随着两所分院被改造为重症救治定点医院，开放床位 1660 张，医院医护人员严重不足。随后国家卫生健康委紧急征调外省支援医疗队约 2300 人。

（3）统一调配。外省医疗队虽是成建制的支援，但对院内的硬件设施、电子病历系统等均不熟悉，需要本院医护人员的配合。每个病区需配备一部分护理人员和物业服务人员，配合外省医疗队开展工作。需要指出的是，外省医疗队应接受当地医院的统一指挥、统一领导，医护人员班次安排、防护标准等要保持一致，不能搞特殊化，否则造成攀比懈怠，影响整体战斗力。

（4）注重激励、关怀。根据相关规定落实一线医务人员卫生防疫津补贴。向全员职工免费提供“新冠肺炎”中药防治煎剂。开通院内心理咨询热线，有针对地开展干预和疏导，减轻其心理压力。挖掘、宣传先进事迹，使其激发正能量。在新冠肺炎疫情期间不仅需要前线医师、护理人员等资源的规划要严格明确，后勤服务保障也是必不可少的。一是确保设备、耗材、药品等供应。呼吸机、高流量氧疗仪等需求量较大的设备，可列出缺口清单，请国家卫生健康委在国内紧急征调。二是全力保障防护品供应管理。新冠肺炎疫情初期紧急采购一批医用防护服、N95 口罩。随着

---

① 陈秋霞，娄佳界，高菊玲．新冠病毒肺炎重大疫情下武汉市定点救治医院临床护理管理模式与对策研究［J］．临床护理杂志，2020，19（3）：8－11.

消耗量增加，在防护物资紧平衡的状态下，实施精细化管理，根据医用防护用品使用范围和标准，分级管理，按需发放，精准供应。同时，启动社会捐赠，畅通渠道，明确防护物资标准，建立明晰的进出账目，有效缓解入不敷出的状况。三是保障医护人员生活必需。职工食堂正常运转，保障饮食供应。就近联系酒店，供一线医护人员休息，保障其有充足睡眠，也避免其影响家人健康。针对交通管制带来的出行困难，联系安排公交专线和共享电动车。

## 四、医院人力资源应急管理存在的问题

### （一）人事管理体制机制僵硬，效率低下

目前，我国医院特别是国有医院仍处于传统的人事管理阶段，医院人事部门仅仅是一个行政服务部门，很难拥有属于自己的职能，这在很大程度上限制了医院的长远发展和整体卫生队伍素质的提高，客观上影响了医疗卫生事业的发展和广大人民对优质医疗服务的需求。怎样将传统的人事管理转移到现代人力资源管理与开发上来，已成为摆在人事干部面前的一个重要难题。

医疗属于知识密集型、技术密集型、脑力体力结合型的工作，存在着责任大、风险高的情况。在科学设置职位的基础上，坚持激励与约束相结合，数量与效率相匹配以及提高绩效工资所占比例。在医疗深化改革的前提下，医院将实施相应的制度来不断调整自身管理模式，人事管理工作在制度调整中将发挥重要作用，因为制度的调整发挥将涉及医务工作人员的根本利益，所以需要妥善解决。假如医院忽视人事管理的重要性，矛盾就会产生且激化，不发生积极的思想指导，一定会阻碍医院的健康发展。

突发公共卫生事件发生应急状态下，医院从常规运行转向应急管理，要求短时间内对全院人、财、物等各类资源进行大范围的集中调配管理，特别是呼吸、急症岗位和职责的调整，一定程度上影响了医院的正常运营。医院门诊、急诊、病房的医疗活动都受到限制，也可能因院内感染而受到冲击。对医务人员的应急调配管理往往会打破常规人员与岗位的配置关系，给医疗质量安全带来潜在风险。

突发公共事件具有突发性和不确定性等特点，并对社会的稳定性造成严重威胁，医院必须在极短时间内作出应急反应和科学决策。国家卫计委于 2015 年发布《全国医疗机构卫生应急工作规范（试行）》（以下简称《规范》），明确指出二级及以上医疗机构必须建立健全卫生应急组织体系。然而，应急系统较少启用，组织结构及人员梯队等缺乏实证。新冠肺炎疫情传播速度，远超出医院日常的应急处置能力。新冠肺炎病毒通过呼吸道飞沫和密切接触传播，并存在经气溶胶传播的可能，且人群普遍易感，这对收治医院护理人员的防护技术和病人管理提出了极高要求。首先，医院必须投入大量时间，在加强防护的基础上，完成疾病护理工作，人力成本和时间成本高。医院常规储备的应急专业人员远不能满足新冠肺炎疫情的需求，急需紧急调拨其他部门或科室，甚至其他区域的护理人员进行补充。其次，新冠肺炎疫情存在较大的不确定性，人力资源需求评估困难，应急团队时常处于临时组建状态，难以保证团队所需的专业、层次结构和布局。

### （二）优秀人才短缺，人才储备不足

自新冠肺炎疫情暴发以来，无数医疗队前往武汉，相对而言，与诊疗密切相关的呼吸与危重症科、感染性疾病科、急诊科、重症医学科等武汉医护人员力量相对不足。各级医院、定点救治医院的医务人员尤其是能够独当一面的业务骨干及学科带头人严重缺乏。通过这次新冠肺炎疫情，现阶段医院人力资源管理理念再一次暴露出来。起初，人力资源管理理念是基于荀子“性本恶”的认识，所以管理者总是限制和惩罚人们的欲望。这种简单而僵化的管理理念被放置在医院的人力资源管理中，人们认为缺乏人才是医院核心资源分配不当的首要原因。在人才问题上，不是选贤举能，更不用说人尽其才，他们没有把人作为特殊的资源。如今，随着医疗卫生体制改革的不断深入，这种人力资源管理的观念将不可避免地阻碍医院健康、快速的发展，使医院工作人员不满意，甚至破坏医院工作人员的热情和创造力，并影响医院提升核心竞争力。

在突发公共卫生事件防控的背景下，单位的正常生产经营活动受到了限制，原有的人力资源规划可能会不适用于应急状态下本单位的具体实际

情况，招聘需求也会因此发生变化。医院作为突发性公共卫生事件防控的主战场，应急状态下人力资源调配成为医院防控的关键。人力资源部应当对突发事件发生前已制订的招聘计划用工方式、招聘和面试方式等进行调整，为医院配备充足的卫生专业技术人员、管理和辅助人员。

### （三）医务人员心理压力大

突发公共卫生事件的突发性、应急性和复杂性，要求医务人员具有较高的综合素质。医务人员作为应急防控救援的主力军，面临身体和心理上的双重压力。一方面，应急救治工作通常时间紧、任务重、社会关注度高，医务人员长时间连续工作，致使劳动风险显著增加。另一方面，突发公共卫生事件常常伴随着未知风险，医务人员在一线随时可能受到健康或生命损害。长期超负荷工作以及面对危险的压力、无助和恐惧，往往会导致医务人员产生心理应激障碍。

在新冠肺炎疫情防控和病患救治过程中，医务人员基于广泛的社会认同感，整体凝聚力显著提升。同时，医、患、政府、社会之间频繁互动，在共渡难关中也难免产生矛盾分歧，使各方关系处于敏感状态，这就要求医院在人力资源安排上精准施策、科学管理。

## 第二节　医院应急人力资源培训

### 一、医院应急人力资源培训背景

对于人力资源管理工作来讲，开展培训主要是对企业的人力资源进行全方位的培训与强化，是指当前企业依据自身所制定的发展战略和实际工作开展情况所展开的培训工作，通过适当的形式对新入职的员工以及现有的员工进行本职工作内容的强化培训，使自身的基本技能掌握水平以及知识储备水平得到提升。通过这种方式，让企业内部人力资源的整体绩效水平得到提高，然后形成一种良性循环，让企业内的员工工作水平以及工作效率得到全面提高，进而推动企业的可持续健康发展。

我国公立医院是医疗卫生机构的主力军，他们不仅要为人民提供优质、高效、价格低廉的医疗服务，又要适应改革需要参与日益激烈的医疗市场竞争。目前，大多数公立医院仍停留在传统、单一、僵硬的人事管理模式中，缺乏对人力资源管理重要性的认识，不仅影响了员工的积极性，而且限制了医院的可持续发展。对公立医院进行有效的人力资源管理，加强对人力资源的科学培训，可以提高医务人员的技术水平，优化卫生资源的配置结构，科学的引导公众的卫生需求，有效应对突发公共卫生事件。突发公共卫生事件发生时，医院应对现有应急人力资源进行建设与优化，系统科学配置人力资源，积极开展相关培训工作，迅速反应，有效应对，最大限度地开发人力资源，既做到全力救治病人，又做到管理工作有序开展，防止新冠肺炎在院内的感染和传播，保证抗击新冠肺炎疫情工作高效、有序运行，为取得抗击新冠肺炎疫情的最终胜利提供了重要保障。

医疗行业在社会保障体系稳定中起着非常重要的作用。医务人员是政府医改任务和目标的实施者，也是为将来医改成果让所有人民受益的执行者和实践者。随着医疗技术的进步和公共卫生需求的增加，迫切需要管理者完善人力资源管理机制，合理开发和有效利用人力资源，使医务工作者真正具有创造力。通过科学的人力资源管理，可以调动他们的热情，提高服务意识，发挥专业潜力，并发挥其在医改中的主导作用。这将促进医学科学的发展，大力促进中国整体医疗行业的发展，提高国民健康水平，并对保障社会和谐发挥关键作用。

医院可以通过培训来聚集人才，培训的质量是医院加强人员凝聚力、提高技术水平、提高市场竞争力的重要途径。但是，当医院投入大量的人力、物力、财力资源时发现，培训往往只是一个形式，没有达到预期的目的，并不能有效地提高医护人员的知识水平和医院的综合竞争力。这是因为，医院仍处于医务人员培训的初期，不重视对医院各部门的培训，全院的培训率不高，尚未建立有效且标准化的培训系统。医院的培训方法单一且不合理，缺乏有效、合理的分析和评估方法等，培训效果不能真正地应用到实践中，也没有办法有效、全面地反映通过培训获得的投资回报。这些缺点限制了医护人员的技术水平，阻碍了医院的长期发展。因此，医院有必要根据国内外的研究结论和经验，对培训系统的设计理论进行分析，完善培训系统的设计。

为了规范卫生应急培训工作，提高卫生应急培训的质量和效率，促进卫生应急培训体系的系统化、正规化和标准化建设，指导卫生应急培训工作的全面开展，依据《全国卫生应急工作培训大纲》，特制培训大纲。

## 二、应急人力资源培训目的

（1）提高卫生应急意识，使卫生应急队伍建立起科学应对、依法应对的卫生应急观念，具有继续学习新知识的能力。

（2）充实卫生应急知识，使卫生应急队伍了解卫生应急知识在现代社会中的地位与作用，建立起卫生应急工作中应用相关知识的意识。

（3）增强卫生应急综合处理能力，使卫生应急队伍掌握卫生应急相关的基本方法和技能，具有将卫生应急方法和技能应用于处理各类突发公共事件和突发公共卫生事件的能力。

通过培训，增强卫生应急专业队伍（医疗救治）成员的应急意识和科学应对、依法应对意识，掌握卫生应急专业知识和技能，提高现场医疗救治能力，达到卫生应急工作的岗位要求。

## 三、医院应急人力资源培训目标与内容

### （一）培训目标

#### 1. 提升技能水平

逐步建立完善的应急人力资源培训系统，通过分层重点专项培训和综合演练，全力打造新冠肺炎护理应急梯队。培训分两部分完成，第一部分为全员新冠肺炎疫情防控技术培训。该部分由医院感染防控管理部门牵头，依据国家卫健委发布的《医疗机构内新型冠状病毒感染预防与控制技术指南（第一版）》，对全体人员进行新冠肺炎疫情防控技术培训。第二部分为分层重点专项培训。该部分由应急办公室牵头，根据应急队员、后备队员及外援队员的岗位胜任力，制定分级培训方案，由专家组在常规综合应急能力培训基础上，着重加强新冠肺炎相关的专业知识与技能培训。综

合演练是在日常应急综合演练的基础上，结合本次新冠肺炎疫情，制定应急预案，并在仿真模拟现场通过情景案例进行实操训练，重点培养组织管理、快速反应、操作技术规范、物资保障、多部门协调与配合等能力。

**2. 增强风险意识**

这是一种智力活动。培训时分为不同的阶段，主要包括知识的建立和改变，知识的灌输和接受以及对理论概念的理解等。在传授知识的同时，我们还需要将理论与实践相结合，以使员工能够充分理解知识并灵活地掌握知识；个体防护的方法、防护装置与防护原则；突发事件现场紧急自救互救的医疗救治基本知识；突发事件中避险、逃生的原则与方法。包括病例隔离、密接管理、疫区封锁和检疫、病例治疗、预防性服药、应急接种、媒介控制、环境卫生和消毒、社会距离措施；干预措施制定、选择和实施的原则；干预措施的效果评价。

**3. 树立积极心态**

态度的建立或改变虽然也涉及对知识的深入了解，但它更多地与个人情感因素有关，本质上与知识转移不同，方法也需要根据不同的训练目标进行调整。应急人员面对突发公共卫生事件要有积极的心态和正确的理解。

### （二）培训内容

**1. 应掌握内容**

应掌握：新冠肺炎疫情相关的概念与特征；卫生应急工作的基本内容、特点和原则；现场医疗救援的概念、特点和基本内容；现场医疗救援的组织结构、工作流程、工作规范和运行机制；传染病与突发公共卫生事件网络直报系统的概念、构成、运行机制；医疗机构报告的内容和程序。

**2. 应熟悉内容**

涉及《中华人民共和国突发事件应对法》《中华人民共和国传染病防治法》《突发公共卫生事件应急条例》及相关法律、法规的卫生应急适用条款；《国家突发公共事件总体应急预案》《国家突发公共卫生事件应急预案》《国家突发公共事件医疗卫生救援应急预案》《城市卫生局突发公共卫生事件应急预案》的基本内容。

卫生应急管理的概念、特点、原则与内容；卫生应急管理的参与主体及职责；我国的卫生应急管理体系的概念、构成、作用和意义；我国突发公共卫生事件的特点与趋势。卫生应急工作中医疗救治人员的公共卫生责任。现场伤病员医疗救援方案的制订原则。

**3. 应了解内容**

全球突发公共卫生事件的特点与趋势；国外突发公共事件医疗卫生救援的现况、特点与发展趋势。《国际卫生条例》中卫生应急的相关条款。

## 四、医院应急人力资源培训存在的问题

### （一）培训工作缺乏时效性

由于多数医院仅重视医务人员的工作考核，并不重视人力资源的培训工作，尤其是应急人力资源的培训，从而导致大部分医务人员应急知识欠缺，综合素质难以提高，同时，多数医务人员还处于自然成长状态，只具备简单的各类医学知识，更多地实践经验是通过自己摸索或请教老员工获得。由于突发公共卫生事件的紧迫性等特点，要求应急人员培训必须具有时效性，更及时有效地应对问题。

### （二）缺少系统化的培训组织

在进行培训工作时，部分医院仅重视医务人员积累专业知识，并没有重视提高医务人员的综合素质，从而难以达到理想的培训效果。由于医院工作主要以医疗服务为主，故一般是针对加强专业技能与专业知识进行培训，如：职业考试、进修学习、医学继续教育项目及住院医师规范化培训等，以提高医务人员的业务素质与技术水平，但却忽视了医院文化、价值观、工作态度、思想观念、心理适应、心理健康及人际交往技能的培训，从而导致部分医务人员缺少合作精神与创新精神，不善于应对医患矛盾与调节工作压力，缺乏竞争精神，特别是对于近些年医疗模式的改变、复杂的医疗环境及激烈的市场竞争方面，已渐渐凸显出各种弊端。另外，在医疗资源培训工作上，往往是重视医务人员的职称晋升与学历提升，对于个人专业发展较为关注，而较少关注医院整体发展与个人职业生涯规划的有机结合，导致在培训方法中缺少多元化的培训方式。

### （三）缺乏战略针对性培训指导

部分医院管理人员仅重视使用已有人才，而不重视储备后备人才，从而在民营医院的崛起、外资医院的侵入及国家医改政策出台的大环境下，造成医院大量后备人才流失，导致青黄不接，出现人才梯队断层的情况。而且医院不重视针对突发公共卫生事件后，医务人员的培训工作，比如隔离，应对突发事件的措施等。

### （四）缺乏合理的评估培训效果体系与配套激励机制

评估培训效果是医院医疗资源培训工作中的一个关键环节，一个科学的评估考核机制是成功运作一个培训体系的先决条件，若缺少对培训过程与培训结果的评价及检验，或未使培训和奖惩挂钩，则员工的积极性会受到极大影响，导致实际工作和培训工作脱节，不利于培训工作的开展。

# 第三节　医院应急人力资源安全防护

## 一、应急人力资源安全防护背景

突发公共卫生事件暴发期间，医务人员不仅担负着患者的抢救工作，还要与疑似或确诊患者进行接触，具有较高风险性。为此，应不断加强医务人员的自我防护意识，降低新冠肺炎传染风险，确保患者转运有序开展。

## 二、应急人力资源安全防护目的

随着经济、社会的不断发展，突发公共卫生事件也呈现持续上升的势头。在突发公共卫生事件的整个处理过程中，医院是突发公共卫生事件的重要防治机构，医务人员是直接接触患者次数最多的，因此职业暴露频率显著高于普通人群，最有可能被直接感染。医务人员做好个人防护，可以在很大程度上减少被感染的机会。不仅保证了医护人员自身的健康，更是确保突发公共卫生事件处置的顺利进行。新冠肺炎疫情发生以来，广大医务人员夜以继日奋战在新冠肺炎疫情防控最前线，是做好医疗救治、控制新冠肺炎疫情蔓延的主力军。为加强新冠肺炎疫情防控期间医务人员防护工作，保障医务人员身心健康，有必要对医务人员的个人安全采取全面的防护措施。

能精准、有效地防护医护人员安全，有效缓解救护人员紧张心理、有效减少防护失误或疏漏导致的感染风险、有效监控及改进执行操作人员的不规范行为，实现安全防护及患者救护目标，确保救护实力，实现工作目标。由于分区布局划分严格，穿脱防护装置品种多且精细动作多，脱防护装置失误、进出污染区流程疏漏仍是发生感染风险的重要环节，监控医护人员防护意识、防护细节及流程非常重要。医护人员在感控专家语音引导下脱防护服，纠正不良习惯，及时总结、讲评、整改等，在实践中达到了再培训的效果，提高了防护措施正确执行率，确保了医护人员人人安全、时时安全、处处安全。继续坚持医院感染各项制度，确保持续性贯彻执行，保证医院良好的医疗秩序和提供优质服务水平，有效做到新冠肺炎疫情防控常态化，切实发挥“健康守门人”作用。

## 三、应急人力资源安全防护措施

### （一）严格落实感染防控各项要求

医疗机构要进一步加大感染防控相关规章制度、标准指南的落实力度，全面落实标准预防措施，加强防护，正确选择和佩戴口罩、实施手卫生。针对发热门诊和隔离病区，特别是临时应急启用的诊疗区域，要严格落实《医院隔离技术规范》等有关要求。要加大感染控制科专职人员配备力度，专职人员要检查和指导各科室各岗位所有医务人员对感染控制和防护工作的落实情况。要开展全员感染控制培训，不仅针对门急诊预检分诊、发热门诊等高风险部门，还要针对内外科系统、医技科室、职能部门开展培训。必要时可邀请国家级、省级感染控制专家进行现场指导。

### （二）高度重视医务人员防护工作，加强健康监测

做好医务人员防护工作，是预防和减少医务人员感染的关键举措，是

维护其身体健康和生命安全的必然要求，是提升战斗力打赢新冠肺炎疫情防控阻击战的重要保障。根据诊疗操作的风险程度和《新型冠状病毒感染的肺炎防控中常见医用防护用品使用范围指引（试行）》，指导医务人员正确合理使用防护用品。要充分认识到防护用品若使用不正确、不规范、使用过度和使用不足，均可能增加感染风险。医疗机构要确定专门部门和人员，每日询问掌握医务人员暴露情况，监测是否有发热、咳嗽等新冠病毒感染的早期症状，以及是否存在皮肤面部和手部皮肤损伤、腹泻等其他可能导致感染的情形。对于有临床症状、有可能感染的，要立即进行病原学检测。实行无惩罚性的感染报告制度，一旦出现医务人员感染，所在医疗机构应当严格落实有关工作要求，立即向当地卫生健康行政部门报告，并按照要求报送新冠肺炎相关诊断信息。要求医务人员强制报告个人健康状况，尽早发现感染隐患。

### （三）做好感染医务人员的医疗救治

医疗机构主要负责同志要亲自挂帅，负责本机构医务人员感染的医疗救治工作，并指定专门部门和专门人员负责日常组织管理。医务人员在新冠肺炎疫情防控中如发生疑似感染，医疗机构要立即按照新冠肺炎相关诊疗规范，对感染的医务人员进行隔离，开展医疗救治工作。要及时开展有关检验检查，组织院内专家组对病情进行评估会诊，明确诊断并制定具体救治方案。必要时，邀请辖区内或上级专家组进行会诊。要为感染的医务人员创造一切可能的条件，有效开展医疗救治，控制病情发展，对重症、危重症病例要集中优质资源全力救治，以最大限度减少病亡数量。

### （四）落实医务人员待遇

各级卫生健康行政部门和医疗机构要积极配合相关部门，落实关于新冠肺炎疫情防控工作中的医务人员待遇。按照人力资源社会保障、财政等相关部门要求，做好医务人员的工资待遇、临时性工作补助、卫生防疫津贴等待遇保障。对于因履行工作职责感染新冠肺炎的医务人员，配合人力资源社会保障部门开通工伤认定绿色通道，使其依法享受工伤保险待遇。对于因履行工作职责感染新冠肺炎以身殉职，符合相应条件的，配合退役军人事务等部门评定（批准）为烈士，落实好抚恤优待政策。

### （五）落实相关支持保障措施

医疗机构要结合工作强度和岗位特点，合理调配医务人员，科学安排诊疗班次，保持医务人员合理休息，不鼓励带病上岗。加大医用防护用品等相关物资保障，防护物资供应不足时，应当及时向主管部门报告。积极创造条件为医务人员提供喷淋洗浴设施，确保其工作结束后离开隔离病区时能够彻底洗浴，达到卫生通过要求。各级卫生健康行政部门要在当地政府领导下，落实《国务院办公厅转发国家卫生健康委、人力资源社会保障部、财政部关于改善一线医务人员工作条件切实关心医务人员身心健康若干措施》，做好医务人员的权益保障。

# 第四节　医院应急人力资源绩效管理

## 一、医院应急人力资源绩效管理相关概念

### （一）医院绩效管理

**1. 定义**

医院绩效是指医院员工、科室或一个团队在实现医院目标过程中所体现出来的行为过程或工作结果。

医院绩效管理是指医院各级管理者和员工为了实现医院目标共同参与绩效计划制定、绩效辅导沟通、绩效考核评价、绩效结果应用、绩效目标提升的持续循环过程，绩效管理的目的是持续提升员工个人、科室、团队和医院的绩效。

**2. 目的**

医院绩效管理的主要目的是实现医院的组织目标，但要实现医院的组织目标就必须发挥员工的积极性，因此，凡长期在医院一线从事管理工作的人都明白这样一个道理：即使喊破嗓子去强调医院目标的重要性，如果不能满足员工的需求和激发员工干好工作的动力，恐怕也是无济于事的。

这就告诉我们，医院绩效管理起码有两个最核心的目的：一是实现医院的组织目标；二是调动员工的工作积极性。

（1）绩效管理以实现医院组织目标为出发点。

绩效管理的目标是根据医院的发展战略来制定的，医院通过将全院的战略目标层层分解并与科室进行充分的沟通，在达成共识的基础上，将医院目标分解和细化到科室成为科室的绩效目标。在确定了科室目标后，科室再根据每名员工的职责任务确定员工的具体绩效目标，然后通过绩效辅导和绩效评价，对员工的工作行为和工作结果进行跟踪及反馈，及时发现工作中存在的问题并进行修正，通过提升员工的绩效来提升医院的整体绩效进而实现医院的战略目标。

（2）绩效管理是调动员工工作积极性的重要手段。

员工进入医院工作至少有两个基本的需求：一是满足基本的物质生活与精神生活；二是实现个人的职业理想与人生抱负。如果员工的基本需求得到满足，那么对职业发展的需求就显得愈加突出。如果医院管理是“牧羊”式的，管理者对员工的表现和行为没有长期和规范的监督检查，甚至不闻不问，时间久了，必然形成员工懒散的作风，并逐渐失去努力的目标和方向。绩效管理则可以通过明确员工的奋斗目标和努力方向，并通过绩效评估找到自己的工作差距，通过绩效辅导提升自己的工作能力，通过绩效分配提高个人的收入水平，达到激发工作热情、提升工作能力、提高个人待遇的目的。

（3）绩效管理可以把医院的组织目标和员工的个人目标有机地统一起来，减少医院与员工的摩擦与损耗，增进相互间的理解与沟通。

医院绩效管理的过程也是医院和员工达成共识、统一目标与行动的过程。医院作为一个正式的社会组织，必然有其特定的宗旨与使命，有其既定的工作目标与任务，医院各类员工作为社会人也自然有其理想和价值追求，但在某些时候，医院的目标和员工的个人追求是有冲突的。比如，医院希望医务人员能够积极主动地加班多看一些患者，但医务人员出于个人工作、学习、生活的平衡，并不希望加班；员工希望能够提高薪酬福利待遇，但医院管理者出于成本控制，可能会想方设法将员工的薪酬待遇控制在一个合适的范围内；医院希望医务人员能够在技术和服务上不断地创新，但医务人员可能出于安全考虑和个人利益的保护持保守的态度，这些矛盾都需要在绩效管理过程中进行持续不断的沟通。

（4）绩效管理有助于员工的能力开发和个人职业发展规划。

通过绩效管理，可以对员工胜任力以及与岗位的匹配程度进行评估。在日常的医院管理工作中，我们往往会发现这样的情况：一名医德好、技术精湛、服务认真的优秀专家被推举到科室主任的管理岗位后，发现他不仅不能按照岗位要求完成既定的任务，而且搞得科室医务人员怨声载道，个人也感觉到压力巨大。这是什么原因呢？就是因为我们把一名优秀的专家选拔到了一个他并不擅长的管理岗位上。因此，绩效管理可以判断我们是不是把一个人放到了合适的位置上。如果放错了，就需要调整岗位；如果放对了，但业绩不佳，则说明需要进行培训和辅导。

（5）绩效管理可以发现医院管理中存在的缺陷，进而有利于工作的改进。

绩效管理不仅可以发现员工个人存在的问题与不足，而且可以发现医院在组织结构设置、工作制度、流程管理、质量管理、服务管理以及信息化建设等方方面面的问题与不足。比如，在绩效评估中发现医院的手术室不能按预定的目标完成手术台数，其原因是没有规范各临床术科的手术安排时间，且手术室反映手术科医师经常不能按时开台，这种情况下就需要修订手术管理制度，改进手术流程。有些医院每年都由院长与科室主任签订年度目标责任书，但在年终考核时有60%以上的科室没有按目标责任书的要求完成任务，这就说明医院在制定目标时存在问题。

### （二）医院应急人力资源绩效管理

目前，国外学者对于绩效的认知主要集中在行为、过程、结果这三个维度上，而国内研究人员参考这三个维度，对应急人力资源的绩效评价展开了深入的探究，提出众多新冠肺炎疫情暴发期间有利于促进绩效发展的建议，但都存在着同样的一个问题，就是没有对公立医院的组织绩效本身给出明确的定义。绩效与绩效评价是两个相互联系的主体，绩效的确定是绩效评价的基础。因此，借鉴利益相关者理论，通过确定我国公立医院的利益相关者及核心诉求，建立公立医院的组织绩效概念模型，明确绩效目标、绩效内涵、绩效内容，为绩效评价工作提供研究基础。

自新冠肺炎疫情暴发以来，各地区的医务人员积极响应党中央的号召，毅然加入了抗疫前线的队伍。随着全国各地以及湖北医务人员的努力，使新冠肺炎疫情得以控制。但新冠肺炎疫情期间，湖北的医务人员面临着工作繁重、感染风险高、工作休息条件有限和巨大心理压力等困难。一场突如其来的新冠肺炎疫情大灾，打乱了人们的正常生活，医院作为抗击新冠肺炎疫情的第一线，广大医务人员为救治患者写下了“可歌可泣”的壮丽篇章，绩效作为对他们价值认可的激励因素，如何抚慰医务人员，这一问题给医院绩效带来较大的冲击和挑战，引发医院薪酬绩效变革思考。

## 二、新冠肺炎疫情期间医院绩效面临挑战

### （一）收支结余绩效模式挑战

新冠肺炎疫情期间，各个科室业务量锐减，收入下滑，许多科室都会出现亏损，但是抗击新冠肺炎疫情相关科室收入上升，绩效会出现较大地波动，在如此大波动的情况下绩效如何发放？对绩效提出挑战。

### （二）科室绩效公平度的挑战

新冠肺炎疫情期间，大多数科室参与了防控新冠肺炎疫情的工作，牺牲休息时间，同样也冒着被感染的风险，坚守工作岗位，如何处理各科室绩效公平度？更要充分体现绩效向关键科室倾斜，对绩效提出挑战。

### （三）编内编外同岗同酬的挑战

新冠肺炎疫情期间，不分编内和编外身份，冒着生命危险，都投入到防控新冠肺炎疫情和救治患者工作中，风险高、压力大、劳动强度较大，如何抚慰编外医务人员的心情？绩效如何体现“同工同酬同待遇”，对绩效提出挑战。

## 三、新冠肺炎疫情期间主要科室绩效现状

在抗击新冠肺炎疫情的医务人员队伍中，主流科室包括发热门诊、感染科、ICU、CT 室、检验科等，在医院传统常规按照收支结余绩效核算的

情况下，这些科室由于业务差异性很大，也就导致绩效差异很大，其绩效管理也就相对困难。

### （一）发热门诊科室

由于科室设置的地方相对较偏，增加了患者寻找科室的难度，大部分患者都涌入医院门诊，增加了交叉感染的概率。事实上，许多医院门诊并未设置发热门诊预检，或者发热门诊“名存实亡”，其设置只是为了应付上级检查验收。发热门诊的医务人员绩效一般只是平均奖而已。

### （二）感染科

作为公益科室，平时患者量较少，绩效也不高，笔者在医院绩效咨询中了解到，感染科面临的最主要问题为：患者少、收入低、效益差，绩效不合理，对传染病补贴关注度很高，科室人员流动医院较强，面对这一现状，大多数医院采取科室绩效补贴政策。

### （三）ICU

ICU 科室是体现医院应急能力的科室，最主要特点是风险高、压力大、劳动强度高。笔者在医院科室岗位价值评价案例中认为，ICU 科室最能体现医疗行业特点，价值系数都靠前。大多数医院由于医疗服务能力不足，加之 ICU 人力配置、设备购置等成本较大，ICU 业务量不足，医院采取收支结余绩效提取模式，导致绩效不高。医院一般采取收入双算等模式，支持 ICU 学科发展。

### （四）检验科

检验科是医院效益最好的科室，新的检验项目增加也较快，特别是在药占比考核中，检验科室收入增幅较大，在收支结余绩效模式下，绩效相对来说也较高，虽然各家医院也在调控，但是大部分医院检验科绩效依然处于前列。

### （五）CT 室

CT 室相对也是医院效益较好的科室，由于 CT 收费价格高，传统的放射影像人次较少，有药占比考核以及医疗风险防范的因素，推动 CT 检查人次增加较快，绩效相对来说也不错。

## 四、新冠肺炎疫情期医院绩效管理体制变革

新冠肺炎疫情的影响和冲击，给医院带来了“三下降和两上升”的局面，三下降是指“业务量下降、医疗收入下降、医院收益下降”，两上升是指“防控成本上升、医院运行成本上升”，经济压力倍增。应对新冠肺炎疫情对医院经济的影响和冲击，医院要自救，强化经济管理，不得不对绩效管理体制进行相应的变革。

### （一）打破与收入挂钩的绩效管理模式

“九不准”及相关医改政策明确表示医务人员个人收入不得与医院各项收入挂钩。医疗卫生机构应当结合深化医改建立科学的医疗绩效评价机制和内部分配激励机制。严禁向科室或个人下达创收指标，严禁将医疗卫生人员奖金、工资等收入与药品、医学检查等业务收入挂钩。新冠肺炎疫情期间，科室绩效下降，为打破与收入挂钩的绩效模式提供了良好的契机。

### （二）采取积分管理绩效模式

结合医改新时代，顺应公立医院绩效考核应对医保 DRG 支付变革，适应医院薪酬绩效总额管理，采用积分绩效管理模式。誉方医管在医院薪酬绩效咨询及数字服务中，探索出的《业务量积分 + 医疗项目技术难度积分（RBRVS）+ 病种风险程度（DRG）+ 成本控制》× KPI 考核得分，“4 × 1”效能积分模式，充分体现了医疗行业特点，为新冠肺炎疫情期间的绩效体制改革提供了参考，同时也适应医改新时代。积分管理实现了不与收入挂钩，规避了政策风险，贵在体现了医疗行业特点，也有利于更加精准的激励与约束，有利于提高医疗服务能力，适应 DRGs 医保支付制度改革。

### （三）提质增效梯度激励

医院需要应对新冠肺炎疫情的影响和冲击，加大“增量、提质、降本、增效”梯度激励，加强精细化成本管控运营，推动医院走内涵质量效益型发展之路。

总之，面对绩效改革过程中存在的难题和挑战，医院管理者需要统筹规划，借助“新冠肺炎疫情”窗口期，深化绩效变革，发挥绩效考核指挥棒作用，充分调动医务人员积极性，推动医院经济运营管理效率提升。

## 五、新冠肺炎疫情期间医院抗疫补贴及绩效的发放

新冠肺炎疫情期间，一线的工作人员冒着生命危险，坚守在抗疫一线，为保卫人民群众的生命安全筑起了坚固的城墙。因此，为奋战在一线的工作人员提供补助刻不容缓。针对特殊时期工资的发放一方面有既往政策的参考，同时新冠肺炎疫情期间国家的多次发文为防疫工作人员补贴及绩效的发放提供了坚实的政策依据（见表 7－1）。作为收治新冠肺炎患者的医院，承担着医疗救治的重任，医务人员工资绩效的发放应当全力贯彻国家政策文件，同时根据其所在医院的实际情况，制定抗疫补贴及绩效的发放标准，以期为医务人员提供坚实的物质保障。

**表 7－1　　新冠肺炎疫情期间绩效发放的相关政策及内容**

| 政策文件 | 内容 |
| --- | --- |
| 《中华人民共和国传染病防治法》 | 对从事传染病预防、医疗、科研、教学、现场处理新冠肺炎疫情的人员，以及在生产、工作中接触传染病病原体的其他人员，有关单位应当按照国家规定，采取有效的卫生防护措施和医疗保健措施，并给予适当的津贴。医院结合情况也可以指定其他在岗员工，酌情补贴 |
| 《中华人民共和国劳动法》第 44 条 | 1 月 25 日、26 日、27 日（初一、初二、初三）三天为国家法定假日，单位要支付正常工资，如安排员工工作，应向安排工作的员工支付 3 倍工资。1 月 24 日、1 月 28 日～2 月 2 日为法定休息日，2 月 8～9 日、15～16 日、22～23 日、29 日为法定休息日，要正常支付工资，根据《中华人民共和国劳动法》第四十四条规定，休息日安排劳动者工作，又不能安排补休的，支付不低于工资 200% 的工资报酬 |
| 中央应对新型冠状病毒感染肺炎疫情工作领导小组《关于全面落实进一步保护关心爱护医务人员若干措施的通知》 | 湖北省（含援湖北医疗队）一线医务人员临时性工作补助标准提高 1 倍、薪酬水平提高 2 倍，扩大卫生防疫津贴发放范围，确保覆盖全体一线医务人员 |
| 财政部、国家卫生健康委《关于新型冠状病毒感染肺炎疫情防控有关经费保障政策的通知》 | 对参加防治工作的医务人员和防疫工作者给予临时性工作补助。按照一类补助标准，对于直接接触待排查病例或确诊病例，诊断、治疗、护理、医院感染控制、病例标本采集和病原检测等工作相关人员，中央财政按照每人每天 300 元予以补助；对于参加新冠肺炎疫情防控的其他医务人员和防疫工作者，中央财政按照每人每天 200 元予以补助 |

续表

| 政策文件 | 内容 |
| --- | --- |
| 《国家卫生健康委关于贯彻落实改善一线医务人员工作条件切实关心医务人员身心健康若干措施的通知》 | （1）做好临时性工作补助发放工作。及时为新冠肺炎疫情防控一线医务人员和防疫工作者发放临时性工作补助。由同级卫生健康行政部门会同人力资源社会保障、财政部门按月审核，由各省级卫生健康行政部门统计汇总，将执行各类补助标准的人员数、工作天数和补助金额于每月 10 日报送国家卫生健康委。为落实调整卫生防疫津贴标准。进一步保障新冠肺炎疫情防疫人员权益，有关部门将出台政策，提高卫生防疫津贴标准，各地卫生健康行政部门要积极与当地人力资源社会保障和财政部门沟通，按照政策规定及时抓好落实，特别是对参与新冠肺炎疫情防控人员，要及时足额发放到位，进一步鼓舞防疫工作者的士气。<br>（2）做好一次性绩效工资总量测算。各地卫生健康部门要及时了解医疗卫生机构参与新冠肺炎疫情防控、医疗救治工作情况，主动与人力资源社会保障和财政部门沟通，综合考虑医疗卫生机构承担的防控任务量、风险程度等因素，测算提出核增不纳入基数的一次性绩效工资总量建议，指导各单位做好内部分配，重点向加班加点特别是作出突出贡献的一线人员倾斜，并及时发放到位 |
| 《国务院办公厅关于加强传染病防治人员安全防护的意见》 | 对直接参与国内传染病类突发公共卫生事件现场调查处置、患者救治、口岸检疫、动物防疫等各类一线工作的人员，以及政府选派直接参与国外重大传染病疫情防治工作的医疗和公共卫生等防控人员，根据工作风险、强度和时间给予临时性工作补助 |
| 《人力资源社会保障部财政部关于建立传染病疫情防治人员临时性工作补助的通知》 | 按照一类补助标准，对于直接接触待排查病例或确诊病例，诊断、治疗、护理、医院感染控制、病例标本采集和病原检测等工作相关人员，中央财政按照每人每天 300 元予以补助；对于参加新冠肺炎疫情防控的其他医务人员和防疫工作者，中央财政按照每人每天 200 元予以补助 |
| 《人力资源社会保障部办公厅关于切实做好新型冠状病毒感染的肺炎疫情防控期间事业单位人事管理工作有关问题的通知》 | （1）各地要进一步做好新冠肺炎疫情防控期间各类医务人员的及时奖励工作，重点向新冠肺炎疫情防控救治一线做出突出贡献的医务人员倾斜。及时奖励要聚焦新冠肺炎疫情防控期间工作表现，突出符合奖励条件和群众公认，不设比例（名额）限制。在新冠肺炎疫情防控工作中表现突出、符合奖励条件的已故人员，可以追授奖励。<br>（2）对参加新冠肺炎疫情防控一线工作的医务人员，优先晋升职称或专业技术岗位等级；对参加新冠肺炎疫情防控一线工作表现突出、获得记功以上奖励或获得相同层次以上表彰的医务人员，可直接聘用至高一等级专业技术岗位。本单位没有岗位空缺的，可采取特设岗位等方式，不受本单位岗位结构比例限制。<br>（3）医疗卫生事业单位要将医务人员在本次新冠肺炎疫情防控工作中的表现作为本年度考核的重要内容。对参加新冠肺炎疫情防控一线工作表现突出的医务人员，可单独核增年度考核优秀名额，不受本单位和本地区年度考核优秀比例的限制。<br>（4）各地人事综合管理部门要加强与卫生健康等部门的密切合作，适应当前新冠肺炎疫情防控工作需要，可以适当简化及时奖励的材料和程序，不给一线医务人员增加额外负担。在当前新冠肺炎疫情防控的关键阶段，要注意把握及时奖励的条件和数量，重点做好一线医务人员及时奖励工作，其他事业单位工作人员的及时奖励可在新冠肺炎疫情防控工作结束后适时统一组织 |

# 案例七：河南省某三甲医院新冠肺炎疫情期人力资源应急管理方案①

## 一、新冠肺炎疫情期人力资源调配应急方案

（1）呼吸科、感染性疾病科、儿科、老年医学科、急危重症医学部等相关科室及医务、护理、疾病控制、感染管理、采供、药学、医学装备、后勤保障等职能部门，全员在岗值守，科室负责人带班。遇突发紧急情况，带班值守人员须3分钟内到达现场。

（2）医院新型冠状病毒感染的肺炎防控救治专家组、工作组及各组的全体人员做好值班值守，院内会诊须5分钟内到齐，省内会诊确保即时出发。

（3）检验、影像等医技部门要24小时做好新冠肺炎疫情防控保障支持服务。

（4）其他临床科室，要做好床位备用、人力资源调配，实行在岗值守和24小时备班制，做到24小时即时响应、随叫随到。

（5）实行新冠肺炎疫情防控团队高年资、高职称、精英制。各相关专业要选派高年资、高职称、有经验的专家，担当新冠肺炎疫情防控救治的主力军。

（6）建立院领导24小时双人值班驻守机制，24小时坐镇指挥一线防控救治工作，遇突发紧急事件5分钟内到达现场。

（7）关心爱护生病、住院、怀孕等职工，原则上不分配新冠肺炎疫情防控救治一线工作。

（8）全院各部门要在保证工作落实的情况下，合理科学地调配人力资源，弹性轮值、梯次排班，避免医务人员过度劳累，做好新冠肺炎疫情防控持久战的准备，保障医务人员健康地为患者提供医疗服务。

（9）人力资源部负责做好全院考勤统计工作，做到精准客观。

① 笔者根据河南省人民医院资料整理。

## 二、人力资源安全保障管理方案

### （一）细致排查传染隐患，彻底消除院内感染风险

（1）采取果断措施。根据新冠肺炎疫情防控需要，医院下发了《河南省某三甲医院关于做好返郑州人员居家观察工作的通知》。采取科主任负责制，严格要求返郑人员居家隔离观察，每天2次向科主任或部门负责人汇报健康情况，并自觉接受视频监督；同时，对全院所有职工和第三方工作人员展开健康排查工作；此外，又派出4个督导组，检查督导各科（处）室执行情况。

（2）认真反复排查。经上报汇总和科室督导，医院人力资源部共对6741名在职职工、1666名物业人员、在院190名各类学员（实习、进修、规培、研究生）进行了离郑州外出情况、当前健康状况、与确诊（疑似）病例接触情况的排查。为确保排查彻底，人力资源部又对比人员库，对漏报人员、信息填报不全的人员进行逐一电话调查，确保了排查工作的全面、细致。

（3）突出重点防控。根据摸排情况，对34名有湖北旅居史、56名有疑似或确诊病患接触史的职工进行定期电话回访，随时跟踪了解当前身体状况。同时，我院职工在此期间出现身体不适时，由医务部及时与本人对接，跟踪了解情况，并做好公卫中心轮换人员的排查督导。

### （二）严格落实政府法律法规，密切关注职工健康状况

在院内感染风险基本排除、医院各项工作顺利开展之际，医院根据新冠肺炎疫情发展和工作实际，及时调整了防范手段。

（1）推进职工健康管理工作常态化。2020年2月21日，为落实上级要求，进一步加强职工健康管理，医院下发了《河南省某三甲医院关于在新冠肺炎疫情防控期间进一步加强职工健康管理工作的通知》，再次强调职工健康管理和每日排查上报工作。

（2）改进工作方法、优化工作流程。逐一联系科处室负责人，强化“科主任负责、具体人员专责”的工作责任，确定了各科室联系专员，组建了微信工作群；采取微信扫描二维码的方式每日汇总上报健康排查情况，简化了上报流程、缩短了汇总时限。

**（三）严防境外输入病例，强化新冠肺炎疫情期间人员管理**

随着国内防疫形势逐渐缓和，严防输入性病例成为当前工作重心。加之院职工（家属）在国（境）外学习、进修的人员较多，该类人员成为医院当前健康管理工作的又一重点，为此医院又与时俱进加强了相关工作部署。

(1) 加强在岗人员管理。下发了《关于强化疫情防控期间人员管理的通知》，进一步强化主体责任，加强护照管理和请销假制度，新冠肺炎疫情期间原则上不允许出国（境），尤其是到新冠肺炎疫情严重国家和地区。

(2) 加强境外职工（家属）管理。开展“境外职工（家属）情况摸底”工作，全面掌握境外职工（家属）的基本情况、健康状况、近期行程安排等情况，通过各种方式核实情况、重申政府和医院各项要求；对于境外（拟）返郑州人员，严格执行境外人员入郑州“双报告”制度，提前、主动做好相关工作。(拟开展)

(3) 相关情况动态掌握。新冠肺炎疫情暴发以来，医院共有5人从境外返郑州/拟返郑州/与返郑州人员有交集。其中有3人正在隔离观察。

## 三、本院职工返郑人员居家观察管理方案

为加强新冠肺炎疫情防控工作，确保职工自身安全，防止出现交叉感染，保障医院各项工作顺利开展，医院采取了一系列措施：

**（一）认真做好返郑州和健康情况排查工作**

根据医院做好返郑州和健康情况排查工作的要求，人力资源部于2020年1月31日设计了排查表，下发了通知，要求全院各部门对来医院上班的所有人员（包括在职职工返聘人员、学生、规培生、物业人员等）进行返郑州和健康情况排查。

**（二）返郑州和健康情况排查情况**

1. 在职职工

(1) 离郑州外出情况。

(2) 职工当前健康状况。

(3) 与相关人员接触情况。

2. 物业人员

(1) 离郑州外出情况。

（2）当前健康状况。

3. 各类学员（实习、进修、规培、研究生）

（1）离郑州外出情况。

（2）当前健康状况。

（3）与相关人员接触情况。

## 四、严格返郑州人员居家观察要求

医院制定了《河南省某三甲医院关于做好返郑州人员居家观察工作的通知》，并向全院通知，要求全面排查职工离郑州、返郑州情况，要求返郑州人员居家隔离，并每天2次向科主任或部门负责人汇报健康情况，并自觉接受视频监督。

## 五、细致排查严厉督导

对全院各部门在职职工，以及在医院工作、学习的物业人员、第三方派遣人员、进修规培人员进行了全面摸排，详细掌握其近期出行情况、与疑似和确诊病例接触情况、当前健康状况等。

采取科主任负责制，要求各科（处）室严格执行医院防控措施和规定；并派出4个督导组，检查督导各科（处）室严格执行，新冠肺炎疫情应急响应启动后，对全部科（处）室进行了一次逐个督导。

## 六、重点人群重点防控

根据前期摸排情况，对有湖北旅居史、有疑似或确诊病患接触史的职工进行逐一电话沟通，详细了解情况，跟踪了解当前身体状况。同时医院对第三方工作人员开展了健康排查，要求第三方严格执行每日上报制度，排查在岗第三方人员健康情况。

# 第八章

# 新冠肺炎疫情下医院科技创新应急管理

## 第一节　新冠肺炎疫情防控科研攻关协同体系建设

### 一、背景

2020 年 3 月 10 日，习近平总书记专门赴湖北省武汉市考察新冠肺炎疫情防控工作，他指出，纵观人类发展史，人类同疾病较量最有力的武器就是科学技术，人类战胜大灾大疫离不开科学发展和技术创新[①]。

医院科技创新是将新的应用技术类成果推广、应用于临床实践，是科学技术转化为直接生产力，以求获得最大的社会效益和经济效益的过程。其主要任务是不断研发应用于诊断、治疗和预防疾病中的新技术、新方法、新知识、新材料、新试剂和新仪器等，并积极开展技术咨询和技术服务，为使科技成果进一步转化为生产力，发挥出最大的社会效益和经济效益。

自新冠肺炎疫情发生以来，科技部会同卫健委、药监局等 13 个部门组建了国务院联防联控机制科技攻关组，围绕“可溯、可诊、可治、可防”的防控需求，明确了临床救治方案的优化和药物筛选、检测技术和产品、病毒病原学和流行病学、疫苗研发、动物模型构建这五个主攻方向，成立了药物、疫苗、检测、溯源、中医药等 9 个工作专班挂图作战，先后部署了 42 个国家的应急项目，组织动员全国优势科技力量开展新冠肺炎疫情防

① 资料来源：2020 年，习近平在湖北省考察新冠肺炎疫情防控工作时的讲话。

控科技攻关工作。

2021 年 3 月 6 日在国务院联防联控机制举办的新闻发布会上，科技部社会发展科技司司长吴远彬介绍道：经过一个多月的努力，科研工作取得了积极成效，新冠肺炎疫情可诊、可治、可防的态势基本形成。

首先，可诊方面。目前已经有 14 个检测产品获批并应用于临床，整体检测水平显著提高，能满足国内诊断检测的需求。抗体和核酸两类检测的试剂互相补充，进一步提高检出率。

其次，可治方面。科技攻关的一批药物和救治技术已在疾病救治当中扩大应用，磷酸氯喹、托珠单抗、中医药当中的有关方剂和注射液等一批推荐的药物以及康复者血浆、血液净化治疗等一些治疗方法也纳入诊疗方案；同时正在积极推动干细胞、单克隆抗体等先进技术用于危重症患者治疗研究，并通过临床实践制定了分型分层的治疗策略，不断优化治疗方案，其中就包括阻断轻型、普通型向重症转化的治疗方案，也包括重型、危重型患者的救治方案。

最后，可防方面。开展了多种传播途径的动物实验，为有针对性地做好防控措施提供了科学依据。新冠疫苗正按五条技术路线加快并行推进。人工智能和大数据技术也在新冠肺炎疫情防控当中广泛地被应用。

## 二、协同管理理论基础

### 1. 基本概念

1971 年，德国斯图加特大学教授哈肯提出了协同的概念，经研究后又系统地论述了协同理论。协同系统是指由许多子系统组成的、能以自组织方式形成宏观的空间、时间或功能有序的开放系统。协同理论认为，一个系统从无序转化为有序的关键在于一定条件下，该系统内的各个子系统，通过非线性的相互作用，能否产生协同作用和相干效应，在宏观上表现出系统的自组织现象；并且认为，一个系统从无序向有序转化在于通过非线性的相互作用产生的协同现象。这个理论是在耗散结构理论基础上的一个重要飞跃，其要求通过彼此之间的协同合作增强医院内外各个单位、各个科室之间的联动性，保障医院在应急管理中能够最大化地发挥其作用，全方位、全周期地保障人民的身心健康。

**2. 基本特征**

（1）治理主体多元化。参与协同治理的治理主体不只是某一主体，而是包括政府、企业以及社会相关参与者在内的多方参与者，能改变服从某一权力中心的弊端。

（2）治理过程动态化。协同治理的过程并非静态，而是多个参与主体之间相互协调、相互配合，共同行动、共担责任的动态过程。

（3）治理主体间的相互协调性。各主体之间为了统一的利益目标相互配合、共同行动、共享成果。

（4）政府主导性。协同治理中虽然政府不再是唯一的权力中心，但是政府在治理过程中仍然以国家利益至上，掌握着行动纲领、目标计划，在必要时加以引导控制，提供资金支持，在考虑整体利益、协调各方的基础上制定重要决策。

（5）制定并遵守共同规则。协同治理过程本质是为平衡多方利益，多方共同参与，这就需要制定共同规则，并共同遵守，努力实现各方利益的平衡。

**3. 基本思想**

（1）信息网状思想。

信息网状思想认为组织中的各种信息不是相互独立的，均存在一定联系，协同管理将组织中各种分散、不规则存在的信息整合在一起，织成一张“信息网”。这张网上，各信息节点都依靠某个业务逻辑关系相互关联，可以打破信息孤岛的局限，帮助信息访问者获取自己想要的信息，有助于管理者做出更好的决策。管理的一个重要职能就是把握全局信息，而协同管理的网状思想刚好诠释了管理的作用。

（2）业务关联思想。

业务关联思想认为，虽然从表面上看，组织上的业务被划分为各个业务环节且由某个部门或者某个人负责，但实际上这些业务环节都有非常紧密的联系，他们都围绕组织的共同目标而运作。协同管理可以充分整合这些业务环节，并将其纳入协同平台进行统一管理，随时得到各个业务环节更新的信息，实现各个业务之间的有效连接。

（3）随需而应思想。

随需而应思想指人、财、物、信息和流程构成了企业运作的基本要素，协同管理将这些要素资源整合在一个共同的平台上，通过网状信息和关联业务将这些资源联系在一起，实现对这些资源的协调和优化。但是要实现该目标的前提是这些资源能随着企业目标或者某项事务被灵活组织起来，并进行协作，即各种资源能跟随企业需要，及时响应且突破障碍实现一致性协作，为这个目标或者事务“各司其职”发挥最大的价值（见图8－1）。

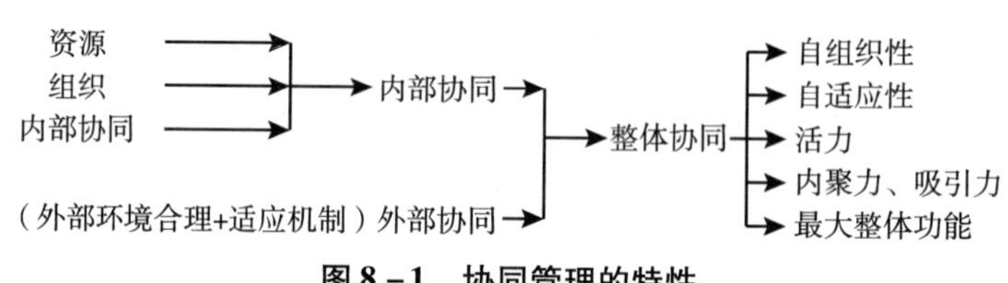


**图8－1　协同管理的特性**

总而言之，协同管理通过协调系统内部包括软硬件资源、人力物力资源、系统内外部资源在内的所有资源进行配置的优化，从而使其达到一个有序的整体，达到平衡状态，使得系统的运作效率更好。它可以使系统内部各组织协调工作、分工明确、人物配置合理、工作热情高涨，使系统具有很强的适应能力。

协同理论有助于建立以医院为基础的新冠肺炎疫情防控科技创新协同体系，协同企业、事业单位、政府，或地区、国家，在最短的时间内解决医院面临的特异性科技瓶颈问题及医疗机构所共同面临的重大问题，共同投入、共担风险、共享成果。

## 三、新冠肺炎科研防控体系

新冠肺炎疫情暴发以来，中国聚焦五大主攻方向，动员全国科技力量开展新冠肺炎疫情防控科技攻关。

（1）在治疗药物筛选方面，坚持中西医并重，经过对5000余种药物的筛选，针对轻型、普通型等不同类型患者开展具体的药物临床试验研究。2020年4月14日，国务院联防联控机制就新冠肺炎药物研发、疫苗研制等科研攻关进展情况举行发布会。此次发布会上，科技部生物中心副主任孙燕荣表示，截至目前，包括获得临床批件正在开展临床的药物有 4 项，形成指导意见或专家共识 5 项，超过 10 项成果已被纳入诊疗方案应用于临床救治中，也取得了一系列成果①。

（2）在阻断轻症向重症发展方面，中医药和中西医结合治疗都取得比较明显的成效。有关中医院士团队研制的新药投入使用后显示，临床症状明显缓解，结果无一例转为重症；筛选的中成药治疗结果表明，具有确切的疗效。科研攻关组一直坚持“老药新用”的基本思路，在严谨的体外研究和机制研究基础上快速形成包括磷酸氯喹、法匹拉韦以及中医药等主打药品的基本格局，并且坚持规范、有效的临床研究，快速明确具有潜在治疗作用的药品，中西医结合、中西药并用，为临床救治提供解决方案。

（3）在临床救治新技术方面，针对重型、危重型患者，探索恢复期的血浆、干细胞治疗，是目前降低病亡率较为安全有效的手段。科技部生物中心副主任孙燕荣表示，我国在临床治疗新技术研发方面，取得一系列进展。干细胞治疗一直是高度关注的热点，在武汉已经完成了超过 200 例的干细胞治疗。从目前结果看，干细胞应用于新冠肺炎的临床治疗安全性良好。临床结果提示，一方面可以通过改善肺部的炎症来提高重症患者的救治率，在重症康复期患者的肺纤维化方面有比较明显的改善作用，临床可以看到肺部病灶好转，呼吸功能得以改善。另一方面是恢复期血浆，在 2020 年 2 月，科技部发出了“千人献浆救千人”的号召。截至目前，全国已经采集了超过 2000 份恢复期血浆，在临床上的应用也超过了 700 例，显示出了非常好的治疗效果。同时，科研攻关团队还在武汉开展了随机、双盲、对照的临床研究，正在进行数据分析和系统总结。初步结果显示，在临床改善方面，应用恢复期血浆治疗明显好于对照组，ICU 住院天数的中位数也明显低于对照组。这样来看，恢复期血浆在临床救治方面显示出了一定疗效。

（4）在疫苗研发方面，从五个研发技术路线并行推进，分别是灭活疫苗，重组基因工程疫苗，腺病毒载体疫苗，流感病毒载体疫苗，核酸疫

---

① 资料来源：国务院联防联控机制 2020 年 3 月 12 日召开新闻发布会。

苗。多数疫苗研发可于2020年4月中旬甚至更早申报临床试验。

（5）在检测技术和产品开发方面，开发了一批检测产品。到2020年3月3日，共有14款检测试剂通过应急审批上市。3月12日国务院联防联控机制召开新闻发布会，国家药监局药品监管司司长袁林表示，截至3月11日，根据国家医疗器械应急审批程序，国家药品监督管理局已先后应急审批批准了16个新冠肺炎检测试剂，其中包括10个核酸检测试剂、6个抗体检测试剂。其中，核酸检测试剂的日产达到近260万人份，抗体检测试剂的日产能已接近100万人份①。

在新冠肺炎疫情防控中，医院应紧密围绕上述五个方向，开展科技攻关布局工作。同时医疗机构管理部门要充分了解新冠肺炎疫情的信息，加强对新资讯的收集和整理，以及时调整医院防控策略。掌握实时发布的科研成果进度，不仅可以为医院的科研进度提供新思路，还能够在这场战斗中尽所能贡献一份力。将可用的科研成果应用于临床，不仅可以提高检出率，还可以为临床治疗提供新的方案，加快治疗进度，提高治愈率。同时，应充分借鉴SARS等疫情防控中的科技创新精简，建立以医院为基础的新冠肺炎疫情防控科技创新协同体系，协同企业、事业单位、政府，或地区、国家，在最短的时间内解决医院面临的特异性科技瓶颈问题及医疗机构所共同面临的重大问题，共同投入、共担风险、共享成果。

## 第二节　新冠肺炎大数据库建设

### 一、数据库概述

#### （一）基本概念

**1. 数据库**

数据库是指长期存储在计算机设备上结构化的、可共享的相关数据的集合。它不仅包括描述事物的数据本身，还包括相关事物之间的联系。

---

① 资料来源：国务院联防联控机制2020年3月12日召开新闻发布会。

**2. 大数据**

所谓大数据，是指用现有的一般技术难以管理的大量数据的集合，即所涉及的资料量规模巨大到无法通过目前主流软件工具，在合理时间内实现获取、管理、处理、并使之成为有效的辅助企业经营决策的信息。

**3. 医院大数据库**

医院大数据库是一个数据信息共同体概念，它结合了医院各类数据信息，这些信息之间又有多种类型区分。同时，医院大数据库不局限于某个分析主题，利用大数据技术，覆盖数据标准、数据采集、数据校验、数据分类、存储治理及分析应用全方位内容。它不是一个单一的业务流程和技术概念，而是利用管理系统对数据从入口、出口、准确性、权限范围、安全性等方面进行全面管理，它构建了一个统一的数据秩序，并以这个“统一数据”为出发点，形成统一的数据资源库，将数据按需及时地提供给不同应用主体实现资源的最大化利用。

### （二）医疗大数据

**1. 背景**

“大数据”的概念从问世到现在，在全世界掀起了一次又一次的热潮。如今，各行各业都涉足大数据或深或浅的挖掘与研究，一个大规模生产、分享和应用数据的时代已然开启。与十年前相比，手机的计算能力、存储能力等都有了飞跃性的提升；数据存储量发生了指数级增长，通过数据的采集、传输和存储等，最终导致了大数据的形成。基于互联网以及大数据技术，对医疗领域中各层次的医疗信息和数据进行挖掘和分析，这样的大数据在医疗行业的应用已逐步受到市场的关注。医疗大数据作为医疗健康发展的核心价值之一，是医疗向数字化转型的有力抓手，也是助力医疗前行不可小觑的驱动力。

区域医疗、医联体和人口健康平台等医疗资源整合项目的建设，使得各级医院的“信息壁垒”逐步被打破，医疗信息化正式进入“大数据时代”。数字医疗、智慧医疗已成为现代医院发展的主线，医院的管理和决策离不开大数据为其提供的技术支撑，数据将决定着医院的未来发展。

**2. 特征**

（1）数据量大。从 TB［太字节（Terabyte），计算机存储容量单位，也常用 TB 来表示。1TB = 1024GB］到 PB ［（Petabyte）拍字节，1PB = 1024TB］到 EB ［（Exabyte）艾字节，1EB = 1024PB］，再到 ZB ［（Zettabyte）泽字节，1ZB = 1024EB］，医疗大数据以 48% 的年增长率快速增长，这些数据早已超过了人力所能处理的极限。

（2）数据种类多。医疗数据中既有结构化的数据，也有非结构化的数据。结构化数据包括 Oracle（甲骨文股份有限公司，是全球大型数据库软件公司）、MySq1 等数据库的数据，半结构化数据如 XML 文档，非结构化数据包括 Word、PDF 文档、音视频、影像等。

（3）数据产生快、处理快。医疗信息服务中会存在大量在线或实时数据分析处理的需求，需对数据进行实时或准实时的处理、秒级的查询需求响应。例如临床中的诊断和处方数据、健康指标预警等。

（4）数据价值密度低。各个区域内不同医疗机构中患者的基础信息和各种临床信息资源分散、重复、孤立，导致有效信息闲置、信息重复或不一致，很难得到有效利用。

**3. 优势**

随着信息社会的大发展，医疗大数据已成为医疗服务的核心和重要的战略资源，其对提升工作效率，降低医疗风险，提高服务质量，建立整体发展思路，预测科研方向、辅助制定发展战略都有着重要的作用。在医疗卫生领域，随着各种医疗信息系统的广泛应用、医疗仪器和设备的数字化程度逐步提高，使医院数据的体量不断增加，这些海量的医疗信息对疾病预防、控制和管理都十分有价值。

有效地整合和利用数字化的医疗大数据，对个体医生、康复中心、大型医院和医疗研究机构都有着显著的好处。潜在的利益包括：

（1）更多、更准确的数据，使得疾病能在早期被监测到，从而使治疗更容易和有效。

（2）通过对特定个体或人群的健康管理，快速有效地监测保健诈骗。

（3）基于大量的历史数据，预测和估计特定疾病或人群的某些未来趋势，如预测特定患者的住院时间，哪些患者会选择非急需性手术，哪些患者不会从手术治疗中受益，哪些患者会更容易出现并发症等。

**4. 作用**

医疗大数据的应用，可以从以下几方面减少浪费和提高效率。

（1）临床操作：相对更有效的医学研究，发展出临床相关性更强和成本效益更高的方法用来诊断和治疗患者。

（2）研究和发展：在药品和医疗器械方面，建立更低磨损度、更精简、更快速、更有针对性地研发产品线。在统计工具和算法方面，改善临床试验设计和患者的招募，使得治疗方法可以更好地匹配个体患者的病症，从而降低临床试验失败的可能和加快新的治疗方法推向市场。分析临床试验和患者的病历，以确定后续的迹象，并在产品进入市场前发现患者对药物、医疗方法的不良反应。

（3）公共卫生：分析疾病模式和追踪疾病暴发及传播方式途径，提高公共卫生监测和反应速度，更快、更准确地研制靶向疫苗，如研发每年的流感疫苗。

此外，医疗大数据的分析，还有利于以下几方面的发展。

（1）循证医学：结合和分析各种结构化和非结构化数据，电子病历，财务和运营数据，临床资料和基因组数据，用以寻找与病症信息相匹配的治疗方案，预测疾病的高危患者或提供更多高效的医疗服务。

（2）基因组分析：更有效和低成本执行基因测序，使基因组分析成为正规医疗保健决策的必要信息并纳入患者病历记录。

（3）提前裁定欺诈分析：快速分析大量的索赔请求，降低欺诈成功率，减少浪费和滥用。

（4）设备/远程监控：从医院和家庭医疗装置采集实时大容量的快速移动数据，用于安全监控和不良反应的预测。

（5）患者的个人资料分析：全面分析患者个人信息（如分割和预测模型），从中找到能从特定保健措施中获益的个人。例如，某些疾病的高危患者（如糖尿病）可以从预防措施中受益，这些人如果拥有足够的时间提前有针对性地预防病情，那么大多数的危害可以降到最低程度，甚至可以完全消除。

### （三）新冠肺炎大数据库建设的可行性

大数据不仅可以预测疾病发生发展，提高早期诊断率，而且能够为患者提供最佳治疗方案，节约医疗成本，同时可以加强慢性病的有效管理，促进疾病转归。此外，大数据技术还引发了医生思维的变革，由传统追求因果性的思维方式转变为更加注重相关性。

习近平总书记在中央全面深化改革委员会第十二次会议上强调，要鼓励运用大数据、人工智能、云计算等数字技术，在新冠肺炎疫情监测分析、病毒溯源、防控救治、资源调配等方面更好地发挥支撑作用。

基于大数据技术的院级临床科研平台为医院提供的基础理论数据，在工作效率、经济效率及患者满意度等多方面取得了显著成果，能够实现管理效益的不断提高，增强医院在周边医疗规范管理的领导作用，还可以将临床医学、教学、研究和预防相结合，提供科学可靠的基础数据资料。关于新冠肺炎大数据库的建立是势在必行的。

## 二、新冠肺炎大数据库建设的作用

新冠肺炎大数据库的建设应该有助于：

（1）快速查清传染源和传播途径，密切跟踪感染者及其影响，及时完善防控策略和措施。以单一疾病监测管理为中心向以患者全程监测管理为中心转变，从条块化的单病种监测和病次监测向患者全生命周期监测转变，充分利用居民健康档案、电子病历和全员人口信息库三大基础数据库，依托区域全民健康信息平台，通过建立主索引的方式，以人为中心整合多源监测数据，建设传染病动态监测信息系统和健康危害因素监测信息系统，加强与外部数据的共享交换，实现分布式大数据计算与应用，有效预防控制新冠肺炎。

（2）实时监测分析新冠肺炎疫情动态，并且信息共享，能让更多的人认识到目前的新冠肺炎疫情状态，提高防控效果。

（3）精准检测病毒变异情况，助力病毒疫苗和药物研发等科研攻关，辅助病情快速检测、智能诊治，提高新冠肺炎疫情防控效率。

（4）促进新冠肺炎疫情期间各类物资的统筹调配，提高资源配置效率。

（5）一些医院开展线上问诊，不仅缓解新冠肺炎疫情压力，而且有效对患者进行分流，效率不断提高。

## 三、新冠肺炎大数据库建设的预期效果

新冠肺炎大数据的建设应完成以下效果：

（1）科研数据快速检索和传统的数据检索系统通常需要查询人员有一定的数据库查询能力和 SQL 语句能力。平台系统则采用了快速检索系统语义标签化技术，通过拖拽不同筛选条件的标签，自动生成查询计划，使查询工作不再需要依赖操作人员的计算机水平。

（2）数据个性化管理平台系统不仅能够满足院级科研需求，还能满足科研人员的个性化研究需求，例如可以根据科研项目需求建立独立的项目及项目数据收集规则等。充分利用大数据技术的优势，对数据进行自动整理、统计分析和核对，对医疗数据中的错误信息及时发现。不但减轻了科研人员的工作负担，而且给科研人员提供不同的科研思路，提高科研的质量。

（3）数据统计分析多元化完善的统计学分析工具和灵活的自定义统计模式对于科研人员非常重要。平台系统为数据的统计支持提供了自定义分析方法，操作者可以自由定义分析的变量以及分析模式，导出不同形式的统计分析图表。

## 四、新冠肺炎大数据库建设的监督和治理体系的保障

### （一）大数据治理

大数据治理是随着大数据的广泛应用发展起来的，是比较新的一个领域。关于大数据治理的概念还没有一致的定义。根据学者的研究综述，我们得到了宏观层、中观层和微观层对大数据治理的描述：

（1）在宏观层面上，大数据治理是对组织的大数据管理和利用进行评估、指导和监督的体系框架。

（2）在中观层面上，大数据治理被定义为新兴的一套流程、方法、技术和实践。同时又是广义信息治理计划的一部分，即制定与大数据相关的数据优化、隐私保护与数据货币化的策略。

（3）立足于微观层面，大数据治理又可以被描述为不同的人群或组织结构运用不同的技术工具对大数据进行获取、整合、分析与挖掘等全生命周期管理，实现价值和经济管理的组织策略或程序。

### （二）新冠肺炎疫情大数据库监督与治理现状

数字技术强化监督执法，数字技术及其应用在新冠肺炎疫情防控的主体责任、主管责任、监管责任落实中发挥着不可或缺的作用。新冠肺炎疫情期间，国务院办公厅通过国务院“互联网＋督查”平台面向社会征集有关地方和部门在新冠肺炎疫情防控工作中责任落实不到位等问题线索以及改进的意见建议，充分发挥了广大群众的监督作用。数据库真正发挥作用，离不开治理体系的支持与保障。从新冠肺炎疫情防控实践来看，我国各省、市之间存在较大差异，数据较多，在数据库的交流管理层面仍需改进。

### （三）大数据治理体系建设策略

打造大数据安全与标准体系，应坚持内容安全与技术安全并重，强化医疗与健康大数据安全保障。

首先，设计健全的大数据治理组织结构。这是医院启动数据治理项目的首要步骤，是全面开展治理工作的基础。该组织的活动内容应主要为：

（1）定义角色与职责：选定治理团队人员，根据治理需要严格划分成员类别和分配职责，执行个人问责制。

（2）制定战略与规划：制定或调整大数据治理的指导纲领及战略规划。

（3）制度与变革管理：制定大数据治理相关的管理办法、管理流程、认责体系等，颁布各阶段的数据治理的规章制度等，并根据治理环境的变化对组织制度或流程进行适当变革。

其次，标准管理。提倡多方参与标准管理，完善医院健康医疗大数据管理与应用平台，对数据标准化处理、数据隐私保护、数据质量评估、开发与应用等层面做出限定，为数据开发利用奠定坚实基础。

再次，安全管理。建立分层多域的健康医疗大数据安全管理机制，明确对数据分类、分级、分域的精细化管理要求，实现对数据流转全留痕、数据血缘追溯及数据安全监测与预警等重点环节进行重点把控。

最后，隐私管理。医院要以隐私保护、知识产权、数据开放和信息安全等为核心内容，通过制定数据安全保障制度等途径，建立科学完备的医疗大数据保护体系。由于医疗大数据的基础信息，与个人隐私存在高度关联性，数据信息泄露往往会涉及个人隐私，因此，注重医疗大数据安全保障建设是医疗大数据建设的重要前提，需要政府予以重视，并将制定相关的隐私保护法律规范纳入日程，从而为医疗大数据建设中的私人信息保密提供法律保障。

## 五、新冠肺炎大数据库建设与分享交流的合法性

首先，在新冠肺炎大数据的建设过程中，医院应遵守相关法律规定和伦理道德准则，对收集到的个人数据要经过整合、去标识化等处理，保护新冠肺炎疫情期间患者个人信息、医疗机构信息以及整个卫生系统信息的安全。安全是发展的前提，发展是安全的保障，因此，医疗大数据的发展是建立在安全的基础上的，医疗大数据的安全和个人医疗数据的隐私保护，成为重中之重。对于个人信息，医院要依法严格管控，做“脱敏”“去标识化”处理，必须去掉对个人隐私产生影响的内容，并对大数据平台及服务商的可靠性、可控性和安全性进行持续性测评。

其次，医院不仅要完善安全信息通报和应急预案，对大数据安全做到实时监测、备份和预警，还要完善医疗数据的风险识别，及时应对应急预案。随着大数据信息平台建设技术的不断成熟，医院可以尝试引进比较先进的大数据框架系统，其中包括系统架构建设，目的在于应用云计算研究BAT大型系统架构，应用分布式等系统架构设计思想设计，支持系统横向动态扩容、CDN内容分布网络支撑，从而确保用户信息安全。

最后，医院要利用监控系统，实时监控每一个节点的运行状态，及时掌握系统的运行状态，动态启用或停用服务接点；利用安全系统，建立多层安全防护机制，外加强大的日志系统和数据校正系统，让每一次访问都安全无忧。同时，数据库的建设不仅在此次新冠肺炎疫情中可以帮助全国各地乃至全世界的科研信息交流，还可以为以后许多未知的新冠肺炎疫情保留有用的信息。

无论是针对本次新冠肺炎疫情救治还是未来流行病疫情的应对防控；

无论是实践操作还是临床科研，大数据库的建设都将提供莫大的帮助。

## 第三节　新冠肺炎应急专项攻关项目设立与管理

### 一、新冠肺炎应急攻关项目设立目的

历史上历次疫情的控制和消灭都与科技发展密切相关，早在 2003 年 SARS 暴发期间，国家就提出要“依靠科技，战胜非典”。2020 年 3 月 2 日，习近平总书记在考察北京新型冠状病毒肺炎防控科研攻关工作时强调人类战胜大灾大疫离不开科学发展和技术创新。

诊疗医院作为突发公共卫生事件的前沿一线阵地，是最早接触一手数据和信息的科研主体，能够为其他科研主体提供准确的前沿数据和信息，并参与到部分科研攻关进程中，提供临床经验支撑。

因此，医疗资源丰富的大型综合性医院或定点救治医院，应以“为科学高效做好新冠肺炎疫情防控、临床诊断和治疗提供宝贵的科技支撑”为目的设立新冠肺炎专项项目，支持临床医务人员和医院科研工作者开展相关研究工作。

### 二、新冠肺炎应急攻关项目管理

#### （一）医院应急科研管理

我国医院应急管理的发展经历了从无到有再到逐渐规范的过程。2003 年 SARS 疫情之后，越来越多的专家学者关注到医院应对公共卫生突发事件的能力建设，医院应急能力得到了一定提升。

应急科研具有突发性、针对性、探索性等复杂特征，研究内容庞杂、涉及多个学科，常需要多部门团队合作。

作为定点救治医院或传染病医院等，一方面需要承接收治病患的繁重医疗任务，另一方面还需做好预防新冠肺炎疫情扩散的院内感染工作。如何在做好新冠肺炎疫情防控和临床治疗的同时，高效有序地开展科学研

究，成为医院应急科研管理的工作难点。

### （二）应急攻关项目管理主要内容

**1. 管理责任划分**

（1）总体责任划分：首先，医院应严格按照《关于印发医疗卫生机构开展临床研究项目管理办法的通知》的要求进行伦理审查、立项，按要求备案，并在医学研究登记备案信息系统上传有关信息。其次，医院要提供条件保障伦理委员会紧急独立开展伦理审查。伦理委员会要提高审查效率，在保障伦理审查质量的前提下，加强指导和支持，简化文档要求。最后，各级卫生和科技行政部门应当加强统筹协调，促进数据整合，提高研究效率。攻关项目相关人员应由“执行人员”“监督人员”“质量把控人员”等组成。项目应在限定时间内完成，一般6～18个月为宜。

（2）部门责任划分：新冠肺炎疫情暴发期间，医院科研办要在院COVID－19防控工作领导小组的指挥下，迅速确立工作目标，制定工作计划并保障信息畅通；与临床、医技组成的医疗应急组以及管理部门组成的行政应急组协调配合、联动应对；协同院感染部门把握新冠肺炎疫情发展趋势，及时进行预警，启动应急科研管理工作；积极动员应急项目申报、组织实施项目管理；参与督导院内临床试验机构、生物样本库、各实验室对新冠肺炎疫情期间医院科研伦理审查、生物样本安全、实验室安全的工作要点制定；联合信息科保证各类科研数据库平台、VPN技术平台的正常运行；严格控制人数众多的学术报告交流等集体活动，协助做好院内新冠肺炎疫情防控工作。

**2. 具体要求**

（1）相关人员在展开相关研究工作时，应严格遵守相关安全标准，在具备相应生物安全防护水平的场所开展工作，保证相关工作的合法性。应急管理工作制度和规章按照医院实际情况及国家的法律、法规等相关要求制定。

（2）医院成立应急管理工作委员会，委员会下设医院应急工作办公室，负责医院应急日常管理工作，规定突发事件中医疗、护理、纠纷、保卫、信息等部门职责。健全医院应急管理组织结构，确保指挥系统的集中领导、高效运转、统一调度。结合医院应急工作实际，健全医院应急预案，实现预案的动态管理，并且根据实际运行情况，不断改善。

（3）建立健全安全防护制度，保证相关人员的安全。在节假日或重大安全保障时，建立医院应急小分队，从各个专业抽调骨干，考虑专业、年龄，队伍人员构成合理，包括医疗、护理、保障、后勤等，明确各自职责，确保应急小分队高效运转。

（4）科研工作要以科学问题为导向，规范生命医学研究的管理，严格遵循科研伦理规范，快速、高效地应用新兴科技手段和研究体系解决关键科学问题，为新型冠状病毒感染及其他新发突发传染病的防控及时提供理论及技术支持和有效的解决方案。

（5）研究涉及人的科研项目必须经过科研伦理审查。为保障有关 COVID－19 的科研项目顺利开展，在审查中要坚持医学伦理原则，注意做好风险评估及控制，公平性审查，保护受试者隐私，确保受试者权益。为提速应急科研项目进程，可采取紧急会审，多中心课题由区域伦理委员会实施初审，项目批准后再由各中心伦理委员会跟踪审查实施情况。新冠肺炎疫情期间，为减少人员直接接触，以线上会审代替集中会审。

**3. 成果检验**

根据不同学科和研究主题的价值标准，通过规定的程序，评判科研成果价值的过程即为科研成果评价，其是应急科研管理的关键环节，能够有效完善推广科研成果，改进科研管理工作，推动新冠肺炎疫情防控进程。因此，应设立相应的成果检验标准，通过检验标准后方可将成果推广应用。定点医院应急科研成果评价应遵循以下原则：

（1）应急科研成果必须在临床实践中接受检验。

（2）应急科研成果应符合新冠肺炎疫情防控的“需求牵引”和“重点突出”原则，对突发传染病的防控具有促进作用。

（3）对应急科研成果的学术价值、社会价值、研究过程的科学性和管理的规范性进行全面评价。

## 第四节　新冠肺炎应急科技创新成果与转化应用

为解决新冠肺炎临床救治、新冠肺炎疫情防控等问题，助力打赢新冠肺炎疫情防控阻击战，各省区市紧急启动了一系列科技创新攻关项目，取得了诸多创新成果。创新成果转化与应用有以下几方面。

## 一、理论概述

### （一）科技创新与成果转化

1912 年，约瑟夫·熊彼特在《经济发展理论》中首次提到“创新理论”概念。科技成果转化的理论渊源来自技术创新理论和技术扩散理论。贺德方（2011）认为广义科技成果转化是指通过科技活动产生的成果，其中科技活动包含研究开发、研究开发成果转化及研发成果应用三个子部分，而狭义科技成果是研究开发产生的成果。

科技成果转化的过程包括两个阶段即积累和传播，安德森（Anderson，2007）在此基础上指出高效率的科技成果转化是一个需要高效率管理的过程。王桂月（2009）和王臣业（2012）将高校科技成果转化分为三阶段，其中，王桂月将其分为基础研究、应用研究，开发、生产销售，产业化三个阶段，王臣业则将高校科技成果转化分为成果产生、成果转移和成果使用三个阶段。

### （二）技术创新理论

20 世纪初，熊彼特在《经济发展理论》中首次提出创新的基本概念和思想，指出“创新”是指新的生产函数的建立，即企业对生产要素的新组合，它包括五种类型：引入新产品或提供产品的新质量；采用新的生产方法；开辟新的市场；获得原料或半成品的新的供给来源；采取新的组织方式，以创新理论为基础的独特的创新经济学理论体系兴起。目前，国内外技术创新理论已经形成了以下四个理论流派：

（1）技术创新的新古典学派以索洛等人为代表，将技术创新过程看成一个“黑匣子”，运用新古典生产函数原理，表明经济增长率取决于资本和劳动的增长率、资本和劳动的产出弹性以及随时间变化的技术创新。

（2）新熊彼特学派以曼斯菲尔德、卡曼等人为代表，该学派坚持熊彼特学派的传统观点，强调技术创新在经济发展中的核心作用，将技术创新视为相互作用的复杂过程，重点揭示“黑箱”内部运作机制，主张发挥企业家在创新中的作用，从组织行为与市场结构的角度提出技术创新扩散、企业家创新和创新周期等模型。

（3）制度创新学派以兰斯·戴维斯和道格拉斯·诺思等人为代表，该学派从外部环境入手，把熊彼特的“创新”理论与制度学派的“制度”理论结合起来，深入研究了制度安排对国家经济增长的影响，将熊彼特的制度创新思想延伸到新深度。

（4）国家创新系统学派以克里斯托弗·弗里曼、理查德·纳尔逊等人为代表，在对日美等国家或地区的企业创新进行实证研究基础上，提出技术创新发展应归功于国家创新系统而不是企业家或企业独立行为。国家创新系统是由企业和其他组织等创新主体，通过国家制度的安排相互影响的综合体系，在该体系中资源配置不是主体独立行为而是相互作用的结果。

## 二、互联网领域

新冠肺炎疫情暴发以来，各互联网公司从不同方面整合信息，帮助对抗新冠肺炎疫情。例如，百度将人工智能技术、大数据、信息流三方整合提供新冠肺炎疫情地图追踪和大数据报告；阿里推出智能机器人弥补人力短缺不足来应对复杂的新冠肺炎疫情；字节跳动通过旗下多平台发布新冠肺炎疫情实时消息，对新冠肺炎疫情进行专题报道；线上医疗行业积极开展远程问诊、减少民众就医时交叉感染机会；人工智能加入科研工作，开展大数据及人工智能（AI）技术攻关，辅助流行病、呼吸疾病和胸部疾病的筛查和防控预警。具体取得成果如下：

**1. 5G 应用场景加速落地**

“5G + 高清视频”助力新冠肺炎重症、危重症患者远程会诊，实现异地医护资源高效协调利用。2020 年 2 月 25 日，中国联通有效地支撑了北京清华长庚医院、武汉雷神山医院、武汉协和医院等三地五院专家团的新冠肺炎重症病例远程肺部 CT 筛查视频会诊。

**2. AI 应用领域范围拓宽**

图像识别、深度学习等技术助力 CT 影像诊断、疫苗研发效率提升，医疗行业成为人工智能应用新赛场。2020 年 2 月，阿里集团 AI 诊断系统在 2 秒内以 96% 的准确率对疑似案例 CT 影像判定，大幅提升诊断效率[①]。

## 三、物联网技术

物联网现指利用局部网络或互联网等通信技术，把传感器、机器、人员和物等联系到一起，实现了人与物、物与物的相联，同时实现了以人为本的信息化、远程控制和智能化管理。物联网技术同样可以应用到新冠肺炎疫情防控上，以建立基于物联网医学理论和技术的三级联动 nCapp 智能辅助系统诊治新冠肺炎。具体取得成果如下：

（1）研发应用无接触、高精度、可预警人体体温检测系统。通过物联网技术可以实现发现、监测和管理新冠肺炎，并指导治疗。

（2）打造新冠肺炎疫情监测应急指挥系统，对隔离人员进行远程监控，支持新冠肺炎疫情防控工作顺利开展。拓展新冠肺炎海量信息深度挖掘功能，全程管理和及时处置新冠肺炎。

（3）利用物联网技术推动远程会诊、智慧分诊、智慧医院管理等，提高医疗效率。协助提问答疑、帮助挂号、协调患者，社区医师与专家三家联动、提供安全的诊治方案和双向转诊。

（4）利用物联网技术加快推动智能医疗推广。利用物联网技术优化医疗工作流程，可在医院大力推广射频识别手环等生命体征监测仪器，提升医疗人员工作效率，同时保障医护人员安全。

（5）利用物联网技术健全应急管理体系，提高响应速度和处理能力。打造全闭环的智慧公共卫生健康应急系统，优化事件协调处置流程，实现疫情监测、情况追踪、信息传播、疫情防控和快速反应。利用传感器、视频采集等手段对公共卫生环境进行集中排查，提高整治效率。积极利用移动互联网、物联网、云计算、可穿戴设备等新技术，推动惠及全民的健康信息服务和智慧医疗服务政策，带领中国在新冠肺炎及传染病防控方面达

---

① 阿里达摩院 AI 抗疫最新战报：已诊断 3 万多疑似病例 CT 影像［EB/OL］，新浪财经，2020 - 02 - 24.

到国际领先水平，为中国的新冠肺炎及传染病防控作出应有贡献。

## 四、检测技术研发

在国务院联防联控机制举办的新闻发布会上可以了解到，目前已经有14个检测产品获批并应用于临床，整体检测水平显著提高，能满足国内诊断检测的需求。并且其中15个产品获欧盟CE认证，产品销往德国、巴西等多个国家。另外，抗体和核酸两类检测的试剂互相补充，进一步提高检出率。

自新冠肺炎疫情发生以来，科技攻关组一直非常重视各种新型检测试剂的研发，在科技攻关进展方面：前期主要针对以PCR为主的核酸试剂研发，近期又部署一批研发项目，具体有三个方面的内容。第一是针对核酸部署了更快捷、更方便、更灵敏的资助项目。它可以在90分钟以内完成高灵敏度的检测，灵敏度可以比过去的还要高三倍。第二是基于免疫的检测，主要是针对咽拭子采样过程中获得的抗原检测。在30分钟之内就可以快速地获知病人体内是否有病毒的存在。第三是针对抗体检测。病人体内是否存在有IgM、IgG这样的抗体，时间也是半个小时以内就要完成检测。这些项目现在陆续已经启动。同时有些研发项目已经取得成果，并转化应用于临床，比如说针对血清IgM、IgG抗体的检测，我们既有试纸条，一次用于一个人检测，几十分钟就完成，也有刚刚获批的一个小时可以完成200个患者检测的全自动免疫化学发光检测试剂。都已经获得批准正式应用于临床诊断。

除上述检测方式外，另一种临床诊断的有效办法即CT影像检测。患者每做一次CT成像，后端都会形成三五百张分片，由于后续还涉及分诊、量化，病情转归等环节，对于医护工作者而言，工作量非常巨大。因此，针对这些临床痛点，研发出了人工智能辅助诊疗系统。利用人工智能诊疗系统期间，系统可通过不同颜色，在10秒内即可勾画出患者肺部炎性感染区域，但对于医生而言，需要至少2～3小时才能大体勾画出炎性区域。

## 五、疫苗及抗体研发

关于疫苗及抗体研发的内容，均来自2020年3月6日国家新闻发布会文字实录，并无保密内容。在病原鉴定与溯源方面，中科院最早检测到新冠病毒基因并首个成功分离出病毒毒株，作为国家卫健委指定机构之一向世界卫生组织提交了病毒序列；发现新冠病毒进入细胞的详细分子机制，为研发针对新冠肺炎的新型靶向治疗提供了理论指导。在防控上，目前开展了多种传播途径的动物实验，为有针对性地做好防控措施提供了科学依据。疫苗作为最有效的防控手段，正按五条技术路线加快并行推进。但是由于新冠病毒是一个新病毒，我们对它的认识、探索需要一个过程。同样，疫苗研发也要在探索和深化的过程中逐步地解决一些问题。

当前全球有 20 多种新冠肺炎疫苗正在研发当中，中国所研发的也是其中之一，在新冠肺炎疫情发生以后我国科研攻关组专门设立了疫苗研发专班，在全国范围内着眼于数十家的疫苗机构，第一批筛选了八家机构确立了九项任务，沿着五条技术路线推进疫苗攻关工作。

2020 年 3 月 6 日国务院联防联控机制举办的新闻发布会上，国家卫生健康委医药卫生科技发展研究中心主任郑中伟发言，针对当前疫苗研发的五条技术路线及各自的进展做出简要说明：灭活疫苗是其中一个技术路线，目前布局了三项任务。目前灭活疫苗研究已经进展到动物攻毒和动物毒理研究阶段，就是大家常说的基于实验动物的疫苗有效性、安全性研究阶段，目前我们还没有看到国外有类似的报道。

基因工程重组技术路线中，基因工程重组的亚单位疫苗的研发进度也进入了实验动物的有效性和安全性研究阶段，目前和国外基本处于同步或者我们略有领先的水平。

腺病毒载体疫苗技术在我国也有一定基础，我们曾经成功研制的埃博拉疫苗就是用的腺病毒载体，目前我国新冠肺炎的腺病毒载体疫苗的研究，也处于实验动物的有效性和安全性研究阶段，和国外基本处于同步或在某些环节略有领先的地步①。

减毒流感病毒载体疫苗技术路线，目前已经进入实验动物的有效性和安全性研究阶段，这个疫苗的一个特点，是通过鼻腔滴注的方式进行接种，如果研制成功对提高接种率有一定的效果。在全球范围内，目前还没

---

① 资料来源：国务院联防联控机制权威发布（2020 年 3 月 6 日 15 时）。

有看到其他国家有关类似疫苗的报道。

核酸疫苗即是第五条技术路线，即 mRNA 疫苗、DNA 疫苗，目前全球没有类似的人用这种疫苗上市，我国的 mRNA 疫苗的研发和国外的 mRNA 疫苗的研发基本同步，我们在临床前研究阶段还略微领先，但是由于我们没有开展过 mRNA 疫苗临床研究的先例，未来在临床研究环节也许会被超越。我国 DNA 疫苗布局了两个团队并同步推进，其中一个团队是采取国际合作方式推进这项工作，目前两个团队的进展也都到了实验动物的安全性和有效性的研究阶段。

综合来讲，目前的五条技术路线都是按照我们的预期稳步推进的，并且我国成功研发国内首个获批临床试验的新冠重组蛋白疫苗、全球首个获批Ⅲ期临床试验的新冠灭活疫苗、首个在中美两国同步开展Ⅰ期临床研究并获中国药品监督管理局和美国 FDA 的临床试验许可的中和抗体。按照这样的趋势以及根据国家有关法律法规的规定，部分疫苗有望能够进入临床研究或者应急使用。但是由于新冠病毒是一个新病毒，我们对它的认识、探索还有一个过程。同样，疫苗的研发也要在探索和深化的过程中逐步地解决一些问题。

## 六、临床治疗方案

科技攻关的一批药物和救治技术已在疾病救治当中扩大应用，磷酸氯喹、托珠单抗、中医药当中的有关方剂和注射液等一批推荐的药物以及康复者的血浆、血液净化治疗这样一些治疗方法也纳入诊疗方案。在药物研发方面，发现托珠单抗、痰热清等有效药物，纳入国家新冠肺炎诊疗方案；自主研发干细胞 CAStem 注射液，纳入新冠肺炎治疗“三药三方案”。科研攻关组正在积极推动干细胞、单克隆抗体等先进技术用于危重症患者的治疗研究。通过临床实践制定了分型分层的治疗策略，不断优化治疗方案，其中就包括阻断轻型、普通型向重症转化的治疗方案，也包括重型、危重型患者的救治方案。随着新冠肺炎疫情的不断发展，科研攻关组将进一步精准聚焦临床需求，加强中西医结合、中西药并重，同时将抗病毒治疗和免疫调节治疗结合在一起，将前期成果形成组合方案用于临床诊疗，让更多患者能够被治愈。

在疫苗及抗体研发方面，成功研发国内首个获批临床试验的新冠重组蛋白疫苗、全球首个获批Ⅲ期临床试验的新冠灭活疫苗、首个在中美两国同步开展Ⅰ期临床研究并获中国药品监督管理局和美国 FDA 的临床试验许可的中和抗体。

## 第五节　新冠肺炎应急科技创新管理

### 一、人员管理

习近平同志强调，“要加强应急救援队伍建设，建设一支专常兼备、反应灵敏、作风过硬、本领高强的应急救援队伍”①。这反映出新时代国家对于应急管理工作发展方向和主要矛盾的清醒认识。

优秀的科研人员是必不可少的。在科研人员选择上，首先要求科研人员有职业道德和职业素养，其次强调科研人员要坚持求真务实的思想品格，攻坚克难，大胆创新；最后科研人员要具有脚踏实地、实事求是、坚韧不拔、爱国奉献、志存高远、淡泊名利、谦虚好学、团结协作等优良品质。

习近平总书记结合新时代我国科技发展的实际，在科技工作者职业伦理道德规范方面提出了诸多创新观点。概括起来，主要有三点：科技工作者要有正确而远大的人生理想；要有敢为人先、勇攀高峰的创新品格；要遵守学术规范、践行科研诚信②。

在人员管理中，除了对科研人员以及医护人员的严苛要求，还需注重人员的自身防护以及权益问题。医护人员的安全保障也是此次新冠肺炎疫情防治中的突出问题。医务人员的安全保障既是一个科学防护问题，也是一个伦理学问题。这涉及如何看待牺牲的价值。从社会公用的角度来讲，医护人员的牺牲本身也是对患者以及社会利益的巨大损害。因此，必须要建立科学、有效、任性的医护人员安全保障机制，这是卫生管理工作的重要的道德责任。

---

① 习近平主持中央政治局第十九次集体学习．人民网，2019－12－01.

② 万劲波．凝聚起科技创新的强大精神力量［EB/OL］．人民网，2021－05－31.

## 二、项目管理

科研项目管理涉及的环节多，加强科研项目和资金配置的统筹协调，改进科研项目管理流程，加强项目验收和结题等工作，加强科研项目资金监管，可以有效促进医学科研项目管理工作水平的提高。

### （一）现代医院科研项目管理概述（医院科研项目的特点）

**1. 研究对象的特殊性**

医学科学研究是探索人类的生命本质及其疾病与健康关系的科学，以人为研究对象是医学科研的重要特点之一。因此，要求科研人员必须具备高尚的职业道德和严谨的科研作风，从事医学研究要符合伦理原则，保证安全可靠，绝不允许直接、间接地有损人的健康。

**2. 多学科交叉综合性**

开展医学科研项目必须重视对跨学科、跨系统联合攻关的管理研究。要大力促进学科间的交叉渗透，贯彻理工医结合、中西医结合、基础与临床结合、高新技术与提高我国医疗卫生事业整体科技水平相结合的发展方针。对于科技实力不强的中小型医院，还应重视加强与上级医院及科研院校的横向联系和科技协作，利用他人的人才、技术、信息和设备优势来提升自身的科研水平。

**3. 研究人员受客观条件的限制性**

医院医疗、教学任务繁重，科研人员多为兼职，最为突出的是科研时间得不到充分保证，科研工作连续性差。因此医院应为科技人员创造良好的科研环境，并制订相应激励政策。如根据实际情况给临床科技人员每年安排一定时间的“科研假”脱产从事科学研究，并保证从事科研期间的福利待遇不低于临床工作，对发挥科技人员积极性、保证科研工作顺利开展很有必要。

**4. 研究目的和结果的社会公益性**

医学科研的目的是保护人的健康，是直接为社会生产力中最重要的要素“劳动力”服务的，同社会生产有着直接的联系，属社会公益性事业。如牛痘的发明使天花在全世界范围内得以消灭，抗生素的发现使无数受病菌感染的垂危患者重获新生。

### （二）科技创新过程管理

（1）明确目的。设立科技创新项目，是为了在科技“战线”上与新冠肺炎疫情赛跑，为遏制新冠肺炎疫情蔓延提供坚定的科技支撑。因此项目成果必须满足人类是最大的受益者。

（2）根据《医疗卫生机构开展临床研究项目管理办法》，项目设立和实施时应严格遵守以下规范（见图8－2）。

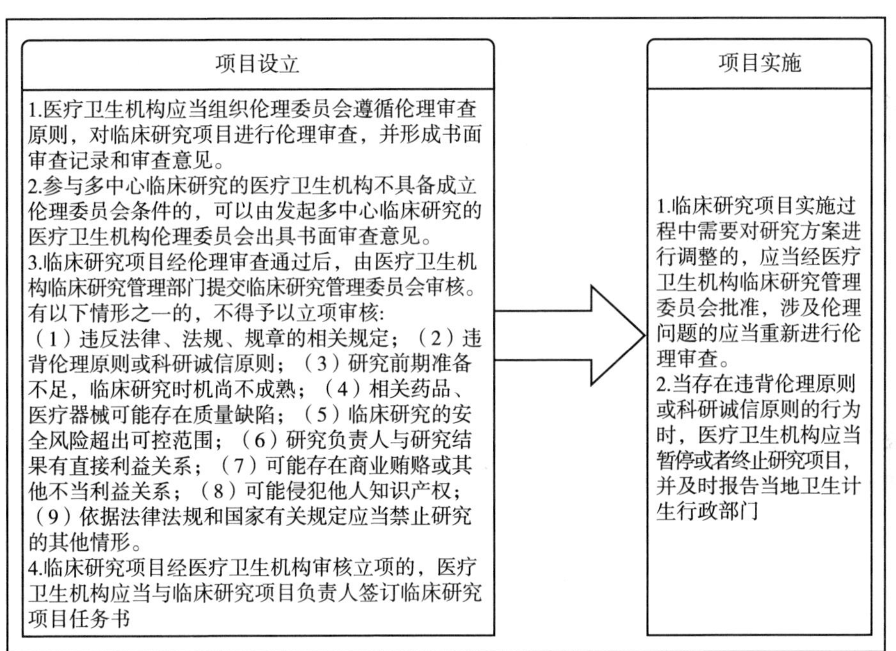


**图8－2　项目设立和实施时应严格遵守的规范**

## 三、学术氛围管理

中共中央办公厅《关于进一步弘扬科学家精神加强作风和学风建设的意见》强调加强作风和学风建设，营造风清气正的科研环境，为新冠肺炎疫情期间医院科研工作过程中学术氛围的管理提供借鉴，提示在任何时候都不能学术作假。因此，营造一个好的科研氛围是不可或缺的。

（1）崇尚学术民主。鼓励不同学术观点的交流，倡导认真严谨的学术讨论，排除地位的影响和利益的干扰。要开诚布公的开展学术批评，多提出建设性意见。要尊重他人学术话语权，反对人身攻击。

（2）坚守诚信底线。科研诚信是科技工作者的生命。要压紧压实监督管理责任，建立健全科研诚信审核、科研伦理审查等有关制度和信息公开、举报投诉、通报曝光等工作机制。对违反项目管理规定，违背科研诚信、科研伦理要求的，要敢于揭露与批判。

（3）反对浮夸浮躁、投机取巧。不人为地夸大研究基础和学术价值，需深入科学研究的前沿，掌握第一手资料。未经科学证实的现象和观点不得传播给公众。科研成果（如论文）发表后一个月内，原始实验数据（包括实验记录和实验数据）应提交单位统一管理，以备将来参考。科研人员应当在单位同意的情况下，公布科学技术突破和重大科技进步。促进和转化科学技术成果，不得故意夸大技术价值和经济及社会效益，不得掩盖技术风险，并且必须经同行评议，用户使用和市场认可。

（4）反对科研领域“圈子”文化。要有宽广的胸襟，打破相互封锁、彼此封闭的倾向，防止和反对科学研究领域的“圈子”文化，破除各种裙带关系。抵制各种人情评审，在各种评审活动中不得“打招呼”“走关系”，不得投感情票、单位票、利益票，一旦发现此类行为，应立即取消参评、评审等资格。

## 四、药物及实验动物管理

实验动物，是指经人工饲养、繁育，对其携带的微生物及寄生虫实行控制，遗传背景明确或者来源清楚，应当用于科学研究、教学、生产和检定以及其他科学实验的动物。由于科学研究、教学需要，医院在科研活动中经常需要进行动物实验，对实验动物进行管理就显得十分重要，尤其是在新冠肺炎疫情当下，实验动物管理不容松懈。

随着对新冠肺炎病毒了解的深入，国家卫健委也发布了第二版《新型冠状病毒实验室生物安全指南》。随之，国家自然科学基金委及省市地方科技主管部门等先后启动了新型肺炎相关专项项目。实验动物在生物医药研究中占据重要地位，其在新冠肺炎病毒的发病机制、诊断试剂盒、各类型疫苗、防治药物等各类新型肺炎相关研究中也同样发挥了重要作用。

对涉及实验动物管理的医院要严格按照《中华人民共和国动物保护法》《实验动物保护法》《实验动物管理条例》进行实验动物的饲养管理，对违反国家法律法规的医院要进行严格的处罚，以规范实验动物的合法化管理。

药物研究是一项充满了不确定性的工作，而且可能存在道德上的风险，包括损害受试者的利益和药物安全性问题等。为此，国际社会形成了以《赫尔辛基宣言》为代表的伦理规范体系，并且世界各国，包括我国都制定了严格的程序规范。但是在新冠肺炎疫情的突发情况下，易出现一系列新的问题，包括：选择受试者的困难、实施知情同意的困难以及数据共享的利益纷争等。在这一系列新的问题上，我们必须坚持药物研究的科学性和道德性。因此确保药物的安全性、有效性和研究过程中的合伦理性是新冠肺炎疫情期间药物研究的关键。

科技创新的存在是服务于人、有益于人的，如何在科技创新与伦理道德之间寻找一个平衡点，是尤为重要的。尤其是在情况紧急，迫切需要研究成果的当下，我们更不能放松警惕，要严格做到遵守伦理规范。

## 五、伦理审查管理

临床研究应有序、规范和重视伦理审查。医学科研的伦理学审批在任何条件下都不应缺位。从事涉及人的生物医学研究的医疗卫生机构应设立伦理委员会医院作为生物医学研究的医疗卫生机构，其涉及人的生物医学研究需要落实伦理审查工作的管理责任，因此必须严格按照《涉及人的生物医学研究伦理审查办法》设立伦理委员会、开展伦理审查、获得知情同意并且开展监督管理，对未按照规定设置伦理审查委员会、不按流程走完伦理审查、擅自开展涉及人的生物医学研究、私自泄露被试者信息等的医院严格追究法律责任。

## 案例八：河南省某三甲医院新冠肺炎大数据库建设①

自 2020 年 1 月底以来，河南省某三甲医院在前期工作准备基础上，正

① 笔者根据河南省人民医院资料整理。

式启动新冠肺炎大数据库建设工作。在项目管理方面，建立了以党委书记为核心的管理队伍，对数据库建设进行整体规划，组织协调各项工作有条不紊地进行。在人才队伍建设方面，组建了由高水平的工程技术人才、工程管理人才和知名学科带头人组成的15人的人才队伍，其中专职数据录入与处理人员4人，专职样品收集管理人员4人，专职数据提取应用研发人员4人，专职管理人员3人，同时还有由河南省某三甲医院呼吸科、传染性疾病科等学科专家组成的兼职团队。注重人员素质的提高，始终保持与平台发展相适应的科技人才队伍，积极与国内外著名大学和科研机构建立合作关系，获取大数据应用研究及样品库建设与开发方面最前沿的技术和成果。

在设备方面，已购置设备总值达到329万元，主要包括数据库建设及开发应用的非结构化大数据平台一体机一套、结构化大数据平台一体机一套、万兆交换机及数据应用服务器；样品库保存所需的各种储存设备及信息化管理系统。

在数据分析建设方面，已完成了新冠肺炎样品库和数据库的一期工程。数据库将为新冠肺炎患者健康管理、个性化诊疗咨询指导、医学知识科普，以及新冠肺炎遗传学监测、疾病负担预测提供基础支撑。

数据库建设主要方法如下：

新冠肺炎大数据库总体建设内容如图例8－1所示。

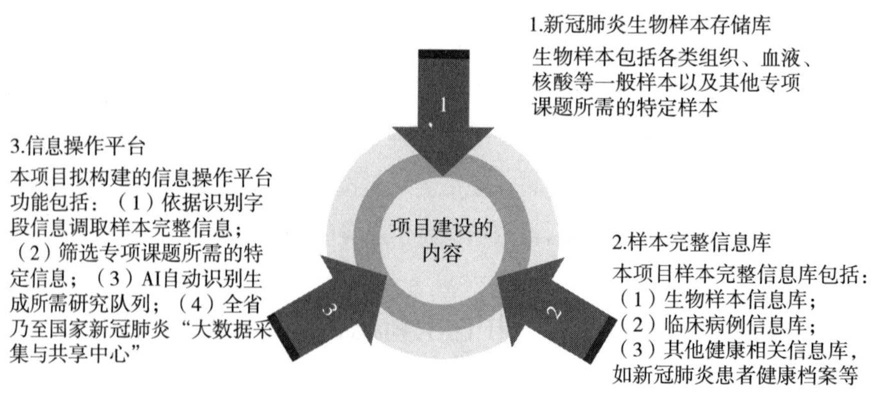


**图例8－1　新冠肺炎大数据库总体建设内容**

新冠肺炎大数据库各项建设内容逻辑关系如图例8－2所示。

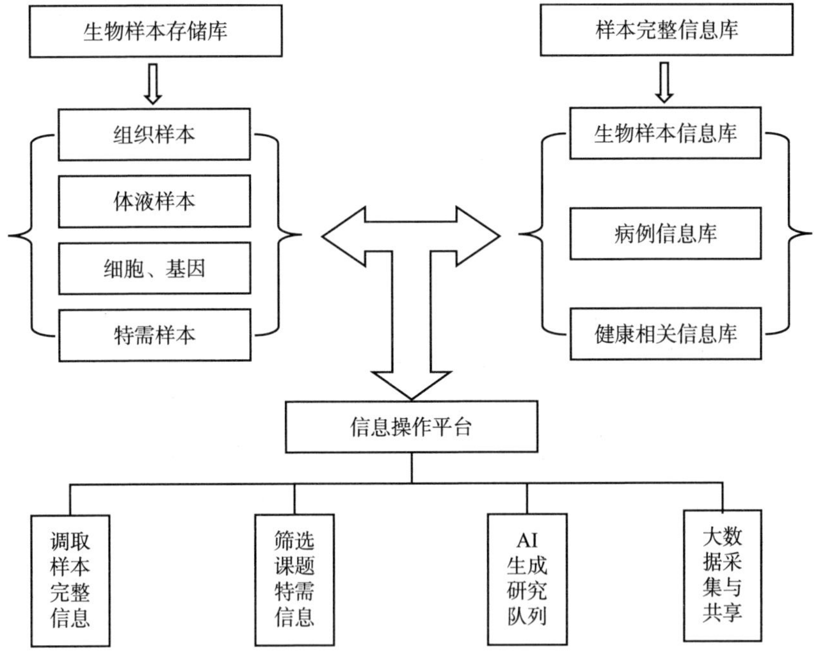


图例8－2　新冠肺炎大数据库各项建设内容逻辑关系

## 河南省某三甲医院新冠肺炎患者样本收集知情同意书

1. 知情部分

（1）您受邀参加河南省某三甲医院将部分组织和外周血捐献给科研项目所用的行动。样本将被保存在河南省某三甲医院。

（2）样本收集本身不会给您带来任何痛苦。血标本收集是在各项检查的同时收集的。组织样本的收集前提是诊断和治疗必须进行切除或活组织检查，是在标本离体后，充分保证病理诊断所需后才进行的。所收集的样本将在低温下保存。

（3）这些样本是战略性收集的，将会被用于与肿瘤治疗相关的生物医药研究、寻找有助于判断预后好坏的因子，可能包括一些基因表达研究和遗传学研究。这些研究可能有助于为临床选择最为合适的治疗方案或为药物治疗效果提供预测等。因此，一些与临床疾病治疗相关的资料也会与样本一同收集。

（4）样本收集是公益性的、非盈利性的，同时也不需支付任何费用。

用于研究样本的保存将是长期的，目前还不能推测保存时间，因为人类攻克癌症就是一个长期目标。

（5）河南省某三甲医院生物样本中心的建立和运营是参照国际先进的样本收集和管理程序，所收集的样本会经过医院内和医院外的严格质量控制指标检验，只有合格的样本才能用于研究。

（6）样本用于对人类健康有益的研究项目。使用样本有严格的审查程序，保证科研的合理性和可行性，以及符合伦理法律规范。生物样本中心还设有符合伦理的样本最终销毁的具体规范。

（7）样本的收集除医院投入的成本外，没有获益，对您本人也没有经济获益。但未来研究的结果会为您以及与您相似的患者的疾病提示新的治疗方法，这可能会给您和与您类似的其他患者带来益处。

（8）您具有充分的隐私权，样本和所有信息的采集都将在法律允许的范围内实现全面的保密。您的身份识别仅为样本编号和研究编号。在任何研究报告和出版物中您将不会被辨认出来。

（9）捐献样本的举动是互助互利的，您的参与是自愿的。您的参加会为别的患者带来更多治愈的可能。当然如果您选择不参加，将不会对您的治疗有任何不良影响。您可以选择在任何时间退出这一行动，将不会影响对您的治疗。

如果您有任何疑问，您有权向我们提出问题（请致电：×××河南省某三甲医院伦理委员会）。

2. 同意部分

（1）我已经阅读了本知情同意书。

（2）我有机会提问且所有问题均已得到解答。

（3）我理解参加本活动完全是自愿的。

（4）我知道我的样本和所有信息的采集都将在法律允许的范围内实现全面的保密。

（5）我也可以选择在任何时候退出这一举动，我的任何医疗待遇与权益不会因此受到影响。

（6）我知道签名并不意味可以免去任何费用、应尽责的事项和药品费用。

（7）河南省某三甲医院会提供给我一份经过签名并注明日期的知情同意书副本。

患者或法定代理人签名：　　　　　　　　管理员医生签名：

日期：　　年　月　日　　　　　　　　　日期：　　年　月　日

第九章

# 新冠肺炎疫情期医院支持保障系统应急管理

## 第一节　新冠肺炎疫情期财务应急管理

新冠肺炎疫情防控工作是新时代的人民战争，不仅对我国公共医疗卫生体系提出重大挑战，同时也对各级医疗机构的应急响应制度、保障体系建设和医疗机构经济运行提出了更高的要求。在这个特殊时期，医疗机构财务管理人员作为支撑医疗机构经济管理的主要力量，必须把学习和掌握的新文件、新要求作为自身的行动指南，积极攻坚克难，助推医疗业务加速运行，从财务管理的角度提升医疗机构物资管理、捐赠管理、结算管理质量。面对重大突发公共卫生事件，构建一套应急财务管理体系，应对突发公共卫生事件，为医疗机构提供有力的资金支持和财务保障。

### 一、财务管理

#### （一）财务管理的概念

财务管理是指在一定的经济环境下，与企业有关的制度章程和整个企业总体战略目标有关的，对企业的各项资产进行支配、管理的活动；对所发生的收入、利润的分配等财务活动进行核算、监督的行为；是不同的经济组织在自身发展过程中，管理各种财务关系和财务组织的活动。具体表现为采用资金的收付实现制，及时且全面地反映企业的运作，并在投资、筹资和现金流量经营操作中尽可能降低风险，是管理企业财务的一种运行方式。医疗卫生机构财务管理是指医疗卫生机构进行筹资、分配、使用和补偿等活动及由此而体现的经济关系。财务管理是医疗卫生机构管理中重要的组成部分，是医疗卫生机构正常运行与发展的重要保障。

### （二）财务管理的主要任务

**1. 开展预算和预算管理**

医院开展财务管理，首先要在科学预测各种因素对医院收支影响的前提下，合理编制年度预算，坚持量入为出，收支平衡的原则，全面反映医院财务状况，统筹安排各项资金，保障全年工作计划的顺利完成。

**2. 实行成本核算，节约支出**

开展成本核算是医院财务管理的重要内容。医院应严格执行国家有关法律、法规和规章制度，按照国家规定的医疗服务项目和医疗服务价格，开展医疗服务；同时积极开展成本核算，建立费用节约意识，要在保证医疗服务质量和效益的前提下，努力节约支出，降低成本，为医疗费用支付方式改革奠定基础。

**3. 建立和完善内部控制机制，加强经济核算和监督**

医院经济活动非常复杂，为保证各项业务活动和经济活动的顺利进行，必须建立健全各项财务规章制度，使医院的各种经济活动做到有法可依，有章可循。医院要依据有关法律法规和财务规章制度的规定，结合医疗机构公益性的特点，对医院的业务活动进行控制和监督。

**4. 加强国有资产管理，提高资金使用效益**

新医改以来，政府财政增加了对医疗机构固定资产的投入，医院在财务管理的过程中，就要加强对固定资产的管理，从立项、可行性分析、使用管理到盘盈盘亏管理，都成为财务管理的重要内容。通过财务管理，提高固定资产使用效益，保证资产效率最大化。

**5. 加强财务控制和监督，防范财务风险**

财务管理就是利用特有的专业方法和手段，监控医院每一笔资金的流入与流出，通过各种财务规章制度，监督和规范资金的使用，从而保证资金的安全，防范财务风险。

### （三）财务管理的基本原则

根据“2012 年版财会制度”规定，财务管理的基本原则是：执行国家有关法律、法规和财务规章制度；坚持厉行节约、勤俭办事的方针；正确处理社会效益和经济效益的关系，正确处理国家、单位和个人之间的利益关系；保持医院的公益性。财务管理是一项综合性的管理工作，必须遵循如下原则：

**1. 合法性原则**

依法理财是卫生机构财务管理的一条重要原则。如果有法不依或执法不严，财务运行必然会陷于混乱状况，因此，卫生机构一切经济活动和财务行为必须在法律、法规和财务规章制度的严格约束下进行。

**2. 厉行节约原则**

目前，医院筹资渠道主要依靠政府、社会和个人。随着医疗卫生事业的发展和经济的发展，人力成本增大，医疗费用会不断增加。因此，医院要生存和发展，除争取多方面筹资以外，必须采取有效措施，开展成本核算，控制不合理支出。厉行节约、勤俭办事是卫生机构财务管理工作必须长期坚持的重要原则。

**3. 正确处理各种关系原则**

卫生机构的财务管理涉及多方面的关系。首先，要正确处理社会效益和经济收益的关系，以社会效益为主，回归医疗机构的公益性；其次，要正确处理事业发展需要和资金供应能力的关系；最后，要正确处理与国家、医疗保险方和职工个人三者之间的利益关系。

**4. 保证医疗机构公益性原则**

医院是社会公益事业单位，不以盈利为目的。尤其是政府主办的公立医疗机构。在医疗服务市场中，医院的性质、供需双方的自身特点、医生和病人的信息不对称，决定了医院应将社会效益放在首位，这是医疗卫生体制改革赋予公立医院的基本责任，医院在开展财务管理，合理运用资金过程中要充分体现出医疗机构的公益性质。

## 二、财务应急管理

### （一）财务应急管理的概念

医疗卫生机构/医院在突发事件的事前预防、事发应对、事中处置和善后恢复过程中，为保障医疗卫生机构的正常运行与发展而进行的筹资、分配、使用和补偿等活动及由此而体现的经济关系。

### （二）财务应急管理的意义

**1. 有利于国家有关机构获得准确的财务数据**

财务数据是医疗机构控制和处置突发公共卫生事件风险的数值表示。面对突发公共卫生事件，医疗机构所使用的一切资源（如人员、材料、器械等），都需要进行精确的财务收支记录。这些财务数据在证明医疗机构履行职责方面发挥着重要作用。高质量财务数据形成的前提是医疗机构必须具有一套卓越模式下健全有效的医疗机构财务管理体系。就医疗卫生救援经费的使用、监管，《国家突发公共事件医疗卫生救援应急预案》早就提出，财政部门负责安排应由政府承担的突发公共事件医疗卫生救援所必需的经费，并做好经费使用情况监督工作。各级医疗机构管理层需要依靠准确的财务数据来做出正确的判断和决策。

**2. 有利于医疗资源正确配置，保证医疗资源合理优化使用**

面对突发公共事件，医疗卫生资源稀缺。如何合理配置政府拨入、慈善资助、爱心捐赠之医疗资源，是突发公共事件防控胜利的关键之一。为提高医疗卫生资源的使用效率，医疗机构财管部门应该就医务部门、资产管理部门所提交的经费预算进行医疗资源优化配置。因此，医疗资源的合理优化离不开财务管理体系构建。

**3. 有利于提高医疗卫生机构面对突发公共卫生事件的应急能力**

医疗机构建立完善的应急财务管理体系，对提升医疗卫生机构应对突发卫生事件的能力很有帮助。应急财务管理体系的完善必须与医疗机构应急措施相互配套支持。

## 三、新冠肺炎疫情期医院财务应急管理面临的问题

### （一）应急资源配置缺乏依据，标准难以核定

突发公共卫生事件往往事发突然，医院没有充足时间开展需求调研、采购论证等前期工作，而且不同响应级别的新冠肺炎疫情防控资源缺乏明确的配置标准，包括人员、设备、物资等配置，容易出现预算编制粗犷、不能完全符合实际需求等情况，导致新冠肺炎疫情防控预算需求偏离实际。

### （二）缺乏应急预算管理机制，影响资金使用效率

虽然医疗机构全面预算管理模式日趋成熟，但大多数医院未单独制定应急预算管理办法。新冠肺炎疫情发生时，预算编制紧急，且预算需求随着新冠肺炎疫情的变化不断调整，加上预算信息在归口部门中传达不通畅、审批不及时、招标论证无法操作、“三重一大”事项决议无法实时传递等客观问题，导致预算执行缓慢，资金支出不合理，进而对新冠肺炎疫情防控产生阻碍。

### （三）应急物资供应不足，内控风险凸显

为了最大限度保障临床救治需求，医院采购会从各种渠道争取资源，导致采购成本不一、同一规格物资不同批次采购价格差异较大。在支付过程中，部分采购事项尤其是进口医疗设备需要垫付大量资金，且无法开展论证、议价、招标，医院内控风险增大。

### （四）应急医疗服务价格体系不健全，医院运行压力大

一方面，新冠肺炎患者救治往往要求在负压病房下隔离进行，防护、检查、治疗、人力等救治成本远高于普通患者；另一方面，一些不明原因的病毒检测项目往往没有现成收费项目及价格标准，无法纳入医疗项目收费，在现有的医疗服务价格管理体系下，医院应急防控收支面临较大的亏损。

### （五）医保结算系统未及时衔接，导致结算不畅

为了减轻患者负担，新冠肺炎疫情期间，国家对医保支付范围、支付

标准实施政策性调整，但由于新冠肺炎疫情突发，医保结算系统升级未能及时跟上，加上异地医保受当地定点申请审批政策限制，医保卡线上结算功能尚未完全实现，导致本地患者医保临时卡结算不畅，异地患者医保无法实时结算，且缺乏国际输入性患者费用处理规则。

## 四、新冠肺炎疫情期财务应急管理主要措施

### （一）健全成本体系管理

成本管理体系是在成本方面指挥并控制，组织建立方针和目标来实现相关目标的体系。成本管理体系作用在成本方面，其基本职能是指挥和控制，即指挥和控制成本。因此我们要厘清现实中医院在应急管理方面，为何要强调健全成本管理体系、如何健全成本体系管理这些问题。

健全成本管理体系能够更好地使管理者掌握医院实时情况，加强医院成本管理，节约人力、物力并确保数据的准确性和时效性，及早预防财务风险，充分发挥医院财务管理基本职能。具体措施如下：

（1）创新相关财务管理观念，适宜调整管理方法。医院财务管理的主要实施践行者是财务人员，因此医院的财务人员应该及时转变财务观念。在全面落实相关政策之外，医院财务管理者应结合自身实际情况，细化日常财务管理细节，并匹配相应管理制度，保证各环节相互辅助和相互监督，促使各部门能够协调发展，与时俱进。

（2）医院财务人员应不断完善技能知识，提高主动学习能力。财务管理者通过邀请高水平的业内专业人士进行示范和教育讲座、派遣部员外出学习等途径保证财务部门的定期技术培训活动。可适时通过高校、企业招聘引进财务新人才，使得医院财务团队兼顾严谨和高效，以此不断提高团队整体财务管理水平，培养出具有优秀财务素养的管理人员，促进医院财务管理运行更加快速、有效。

### （二）保障经费合理使用

在新冠肺炎疫情发生后，医院要迅速对新冠肺炎疫情的发展状况做出反应，高效保障新冠肺炎疫情各个阶段经费使用得依法依规、财务管理阳

光运行。医院的财务管理办法、经费保障方案由专业财务系统研究拟制，并依此明确内控制度建立、制定会计核算流程、严格把关经费审批权限，对整个医院经费需求准确测算；进行经费预算、应急开支计划汇总编制并加强与审计部门沟通协调，来畅通决算审计渠道，细化正常经费与政府专项补助审计办法，确保各类经费开支经得起检验。具体措施展开如下：

**1. 快速响应、及时调整、保障有力**

在新冠肺炎疫情的防控之初，医院急需大量资金用于现场查验、设施配置、防护消毒等物资的采购，以及协检人员的聘用、检测试剂储备等相关防控保障工作。在此情况下，医院一方面紧急调用常规行政经费投入新冠肺炎疫情防控工作，另一方面组织相关部门和人员对新冠肺炎疫情的防控经费需求进行测算。需要注意的是，若医院财务不足以支撑新冠肺炎疫情控制所需，应尽快向国家申请新冠肺炎疫情防控经费。并且要意识到随着新冠肺炎疫情的不断发展，经费缺口会继续扩大，可在相关政府部门的支持下开展医院经费测算评估，必要时可再次进行新冠肺炎疫情防控专项经费追加申请。随后，按照国家实际拨付经费情况，召集有关部门研究制定详细的资金使用计划并加以执行，使新冠肺炎疫情防控工作在充足的经费保障下得以顺利进行。

**2. 综合统筹、运转高效**

在新冠肺炎疫情期间，医院要及时组织各相关部门根据实际情况提出现场防护用品配备标准、库存备用存量标准，充分实现现场快速查验设备的标准化，保证预算安排有据可依、防控工作有序进行。

**3. 机动灵活、针对性强**

此次防控经费数额庞大，无论是自筹资金还是财政经费，都需采取分批下达，因为其中涉及部门众多，情况千差万别，如果延用以往的项目资金管理方式则难以满足实际需要。因此，财务管理部门应该针对性管理各类项目，科学合理测算经费需求，详细准确测算防护、监测、检验、人员、设施、培训、宣传等各类项目支出的资金需求，还要注意及时了解掌握采购的方式、付款时间和付款方式。严格做到在不违反财政法规的情况下，坚持特事特办、急事急办，一切以满足新冠肺炎疫情防控一线需要为目的。

**4. 依托信息化手段，加强财务管理**

充分运用信息化手段，加强对防控资金的科学高效管理，提高特殊时期应急经费使用效率。同时将防控专项经费的安排和使用纳入医院财务预算管理系统，将经费申请、审批、报销过程全部通过网上运行，实现对应急经费流动全过程、全方位的动态监管。各级领导、相关部门以及责任人员可随时通过系统来查询即时信息，准确了解防控经费使用动态，可根据新冠肺炎疫情发展形势，及时调整经费使用计划，在科学合理基础上，确保应急资金使用安全、规范、有效。

### （三）落实财政应急政策

除健全新冠肺炎疫情期间财务应急防控体系之外，医院还要用实际行动将财务体系、相关政策落实到位，对多个利益方进行响应保障，主要措施有以下四个方面：

**1. 为发热疑似患者开辟急诊财务绿色通道**

新冠肺炎疫情期间，医院要开设新冠肺炎疫情急诊绿色通道，财务部及时响应，第一时间组织部门骨干力量与医院信息中心等其他相关职能部门一起完成急诊财务设点工作，在急诊护士站建立多个急诊财务记账点，同时在住院处开设临时入院办理处，实现抢在第一批疑似病例到达前完成财务设点工作，同时要求财务人员明确以下规定：（1）认真执行政府相关卫生部门对患者实行免费救治、提供免费护理、膳食的政策；（2）在患者病历首页加盖印章，并在患者家庭地址栏录入标识，为日后准确归集统计患者信息做好基础；（3）以决胜新冠肺炎疫情，拯救生命的使命为来院就医患者提供方便快捷的优质服务。新冠肺炎疫情期间，为确保急诊记账工作连续有效有序开展，医院财务处会计科、经管科和国资科等科室90%以上的财务人员积极投入支援急诊值班工作，确保患者的急诊登记、紧急处置、办理入院、使用药品、膳食保障等相关费用信息全面、准确、及时地记录。

**2. 为政府制定财政补助政策提供基础数据**

从医院接收第一例疑似患者开始，财务部就要高度重视患者检验、救治费用的开支情况，除对患者有关基本信息情况做到及时、完整、准确记录外，还要安排专人并向政府卫生部门报送每日财务信息汇总表。同时及时向卫生健康委财政司汇报医院收治患者的基本情况并就相关涉及财物问题作专题报告。

**3. 认真落实上级主管部门和医院党政的指示要求**

医院财务部要严格落实上级部门和党政指示要求，切实加强应急物资资金使用监督，主要措施有以下四个方面：

（1）明确医院在接受新冠肺炎疫情捐赠资金时的受赠主体、归集账户、开具票据、核算科目、使用项目、审核流程、支出核算、结果报告等具体操作规定；

（2）在新冠肺炎疫情初期阶段就要安排好物资接收和账目登记工作，并将各类捐款、捐物以及赠予物资按照不同渠道分类，逐项登记汇总，确保管理上的规范，满足核算清楚、账物相符条件；

（3）与药剂科协调，明确患者使用捐赠药品的管理流程和登账方法；

（4）每日及时查询国家各部委、省级部门下拨的资金到账情况，认真负责做好院内职工及院外单位和个人捐赠资金的清点工作，要求及时入账并上报医院纪委备案。

## 第二节　新冠肺炎疫情期后勤应急管理

突发公共卫生事件是对医院应急系统的全面考验。后勤应急管理作为医院应急管理的重要组成部分，关系到医疗救治工作顺利进行和医务人员自身防护安全。面对新冠肺炎疫情考验，医院后勤部门启动应急管理机制，有效地提高了应急保障与处置能力，为医院新冠肺炎疫情防控工作顺利开展提供了坚实后盾。

### 一、后勤管理

#### （一）后勤管理概念

后勤管理是管理者动用一定的原理和方法、手段，通过一系列特定的管理行为和领导活动。马克思在其著作《资本论》中，科学地论证了管理职能的二重属性，即既有同生产力相联系的自然属性，又有同生产力相互制约的社会属性。后勤管理是与科学技术的进步、生产力的发展水平紧密联系在一起的。生产力和科学技术水平直接决定着后勤工作中财和物的管理水平以及人员素质，这是后勤管理自然属性的表现。另外，后勤管理又是占有生产资料的阶级用来调整阶级关系，维护本阶级利益的一种手段，具有与生产关系相联系的性质，在阶级社会中具有鲜明的阶级性。社会主义制度下的后勤管理不再体现为剥削与被剥削的关系，而体现人与人之间平等互助的客观要求，这是后勤管理的社会属性。

### （二）后勤管理职能

后勤管理具有两个方面的基本职能：既有按本单位职能活动规律组织后勤服务的职能，又有通过管理推动社会主义生产关系，调动人的积极性的职能。正确认识服务与管理两个方面的职能，这对我们全面理解后勤管理的内容，坚持社会主义方向，实行后勤管理科学化、后勤服务社会化，有着很重要的意义。后勤作为一个职能性的服务保障部门，从职能分工看，服务于全局各项工作，以大局为先，服务为重。后勤的实质就是为其他工作的开展提供“弹药”的后方战线，没有适时的物质保障和适宜的服务保证，各部门工作和活动就会失去基础和动力，一切都将无从谈起。

### （三）构建和完善医院突发新冠肺炎疫情财务应急保障机制

在新冠肺炎疫情期间，医院要积极做好财务应急工作，构建和完善医院内部财务应急保障机制，其具体措施主要包括：

**1. 厘清财务管理责任和权力的界定问题**

特殊时期可形成以财务部门为主、其他相关职能部门为辅，采取集中领导指挥、分级负责、各方协调的组织应急体系。在体系内，要清晰明确各部门职责，既要防止财务部门权力被弱化，造成“被动”拨款，降低资金的使用效益现象；又要防止财务部门职责过大，造成以资金为导向，而弱化预算的目标现象。据此财务部门可形成财务应急保障协调小组，由院长任组长，财务部部长任副组长，组内成员单位应包括财务处、办公室、监审室、人事处、卫生处、科技处、法规处、信息处等相关职能部门，必要时可增加临床单位财务、业务部门相关人员开展财务具体部署协调工作。财务应急保障协调小组下设办公室，并设置联络员负责联络工作。医院财务部门要提前制定好财务应急保障预案，及时主动对各下级财务部门应对突发新冠肺炎疫情工作进行帮助指导。同时了解新冠肺炎疫情进展情况，加强与国家相关职能部门以及地方政府各级财政部门的沟通与协调，争取中央和地方政府的财政支持。各个下级财务部门负责研究制定本单位应对突发新冠肺炎疫情的支出管理办法、资金筹集与分配方案，并抓好一线应急保障资金的拨付工作。紧急情况下，各级财务部门可以根据院领导相关指示精神，采取先行安排支出或者拨付资金等措施，之后再按规定补办相关手续。其他业务部门根据职责分工，负责对分管业务和部门应急保障资金使用情况进行管理与监督，基于新冠肺炎疫情发展的防控需要和资产存量状况制定相关资源调配方案、新增设施、消耗品的配置标准预算，以及宣传培训等费用预算。另外法规处负责指导相关工作的依法开展，监审室负责监督相关经费使用管理的合规性。

**2. 建立财务应急反应系统**

财务应急反应系统主要解决财务应急反应的方式和程序问题。院财务处应做好与国家相关部门，以及分支机构的应急监测预警和指挥调度系统的有效衔接，综合分析、科学判断监测数据和动态信息，加强应急保障措施和决策机制的超前研究，提高处置效率。突发新冠肺炎疫情发生后，需要医院给予经费应急保障的，机关相关部门或分支部门应在向医院报告业务工作的同时，及时向院财务处申请经费。报告内容应包括新冠肺炎疫情的基本情况，包括发生时间、地点、原因、影响程度和损失程度已采取的主要措施、事态发展预测及控制程度相关的突发新冠肺炎疫情应急预案启动情况，需要院财务处解决的突出问题等。报告一般应为正式文件。紧急情况下也可先电话报告，随后报送正式报告。报告统一由院财务部办公室承接，并着手信息收集等基础工作，对事件进行初步评价和判断，研究提出具体建议报院领导，再根据院内职责分工，下达通知。

**3. 选择合适的财务应急保障手段**

财务应急保障手段主要指在紧急状态下，财务部门可以动用的财务工具和手段。众所周知，财务应急保障工作，必须在现行的部门预算管理框架下运行，应急保障工具的选择和运用也应符合相关法律法规。

如前所述，为了确保在应急情况下及时有效地组织和使用财务资源，应提前做好预算编制等准备工作。采用弹性预算法编制常态下新冠肺炎疫情防控和突发新冠肺炎疫情防控两种形态下的新冠肺炎疫情防控专项经费预算，无论是常态还是应急状态，编制新冠肺炎疫情防疫预算的目的都是为检验检疫机构的防控能力提供保证。因此，预算的编制，必须以各医院新冠肺炎疫情防控方案为根据，制定本院一定时期内具体可行的预算目标，明确制定医院新冠肺炎疫情防控工作中所涉及的设施、人员、消耗品以及宣传培训经费等配置安排的数量标准，通过应急指挥系统等方式及时公布并建立专项经费测算模型。按照常态下新冠肺炎疫情防控和突发新冠肺炎疫情防控两种形态，进行弹性预算编制。其中，根据政府出台防控方案，编制常态下的新冠肺炎疫情疫病防治专项经费预算，并在部门年度预算项目经费中申请提前编制紧急状态下专项经费预算，作为备用项目，以“应急疫情防控专项经费”名义申报。在新冠肺炎疫情暴发后，各相关单位的财务部门会对预先编制的紧急状态下专项经费预算——“应急疫情防控专项经费”预算进行再次审核和调整，及时向国家相关卫生部门提出财政经费申请。

依托信息化手段，对新冠肺炎疫情防控专项经费实行信息化、全过程、全方位的动态监测管理，可在预算管理系统中设置“应急专项经费”项目，按照支出用途设置层级明细项目，应急专项所涉及经费，无论资金的来源，全部反映在该项目栏中，预算的编制、执行，一律通过系统完成，为应急管理方案的调整随时提供即时数据。此外，要建立财务应急反馈系统，要对新冠肺炎疫情防控工作中的应急资金支出进行及时动态地监测、分析和反馈。

## 二、医院后勤管理

### （一）医院后勤管理概念

医院后勤管理是指运用科学的管理理念、管理方法和管理手段，统筹计划和调动人力、物力、财力，以最大力量为一线医疗、教学、科研提供后勤保障，包括医院经济（财务）、资产、能源、环境、安全、生活及其他后倾需求的综合服务。开展后勤管理，对医院医疗活动、教学活动以及科研活动的顺利开展具有重要作用。

我国公立医院后勤管理工作模式分为“大后勤”和“小后勤”。“大后勤”指的是后勤组织架构及人员组成由一个部门统一管理，包括后勤运行、维修、物资管理、房产、基建、膳食、绿化养护、保洁、运送、洗涤、车辆管理和外包服务管理，有的部队医院将安保、消防及财务管理等工作也交由后勤管理部门统一管理。“小后勤”指的是后勤组织构架分为多个部门，工作内容分别交由不同的部门负责，即总务部门负责后勤运行、维修、物资管理、房产、膳食、绿化养护、洗涤和车辆管理工作，基建部门负责基建工作，服务管理部门负责保洁、运送和其他外包服务工作，保卫部门负责安保和消防工作。

### （二）医院后勤管理意义

医院后勤系统是医院建立社会责任的主体和基石，对其进行规范化建设是我国医院经营运行与科学化管理的必备条件。医院后勤系统的支持保障工作贯穿于医院工作的每一个环节，直接关系到医疗服务、教学科研工作的正常运转，关系到员工政治思想稳定和积极性的充分调动，关系到医院长远、全局性的战略规划及可持续的健康发展。医院后勤管理工作是医院物资、总务、设备、财务、基本建设工作的总称。它包括衣、食、住、行、水、电、煤、气、冷、热等诸多方面。此次新冠肺炎疫情期间，医院后勤管理在体现现代医院管理水平、医疗质量管理水平方面占据了重要地位，为抗战新冠肺炎疫情、决胜到底的应急防控工作提供了强大的物质条件。

医院后勤应急管理是后勤管理必不可少的重要组成部分。建立医院后勤应急管理体系，是对医院管理水平的体现，同时也能够为医院在应急事件发生之时可以迅速有效地作出正确反应提供基本保障，尽可能降低突发事件所带来的不良后果。因此医院后勤管理部门必须具备在工作出现间断、发生突发事件时能够及时响应修复，随时确保工作的连续性。此外，后勤部门还应在医疗服务工作出现紧急需求时，积极主动提供适宜的后勤支持保障服务。

## 三、新冠肺炎疫情期医院后勤管理面临的挑战

新冠肺炎疫情发生期间，出于人群普遍易感，患病人数短时间内迅速

增长，给医院日常的诊疗工作带来了很大的考验，后勤保障也面临巨大的挑战。

（1）为了有效诊治患者，根据国家统一部署，感染患者的诊治应采取定点集中诊治机制，被划定的定点医院需要腾挪出大量的负压/隔离病房用于收治疑似和确诊患者；非定点医院需要设置负压诊间/病房、隔离诊间/病房等，用于对疑似或观察病例的暂时处置。同时，还要满足发热门诊的诊区设置与配置要求。因此，后勤保障队伍需要在短时间内完成院内改造与施工，这其中既有时效要求，也有医院感染防控要求。

（2）新冠肺炎疫情期间，医用防护物资需求量急剧增长，生产企业短时间内可能无法满足医疗机构和社会对医用防护物资的需求，因此医用防护物资的短缺也急需后勤保障队伍解决。

（3）由于新冠肺炎疫情传播的特殊性，原有的后勤保障工作方式已经不能满足其需求，例如，对医疗废物的管理、医院环境的清洁与消毒等感染防控要求更严，现有的运送、安保、餐饮等工作方式具有交叉传染的风险而急需改变。

## 四、新冠肺炎疫情期医院后勤应急管理的主要措施

### （一）建立健全后勤部门卫生应急预案机制

应急事件期间，健全的医院后勤保障部门卫生应急预案机制可以有效应对突发事件，对应急事件进行较好的防控，很大程度上可以降低突发事件带来的伤害。新冠肺炎疫情发生时，医院后勤部门可以根据应急预案机制启动卫生应急预案，有依据、有组织、有计划、有针对性地开展疫情防控工作。按照医院后勤部门的应急预案，结合实际防控需要进行物资和人员的投入配备，在实际事件的应对上能够大大提高工作质量与工作效率。根据应急开展情况，可从以下方面考虑着手后勤部门卫生应急预案机制的建立健全。

**1. 了解后勤工作特点**

在建立健全后勤部门相关制度与卫生应急预案机制之前，我们必须了解医院后勤工作的特点，只有认识到医院后勤工作的复杂性和特殊性，才能按照实际疫情防控情况开展工作安排，不至于建立的应急预案只是空中

楼阁。其特点主要包括以下几个方面：

（1）工作内容复杂：后勤保障工作范围广阔，涉及医院整个运营，工作内容复杂繁多。任何工作都涉及安全方面，其中也存在着巨大的院感风险。

（2）服务对象多：后勤保障工作的服务对象几乎涉及了医院所有人员，包括医生、护士、行政后勤人员、患者、陪护人员等。因此，在工作开展过程中极容易产生交叉感染，引起自身及他人乃至全院人员感染的巨大风险。

（3）服务环境范围广阔：大的工作服务环境覆盖全院所有区域，无论室内室外，还是大大小小各个角落，都属于后勤工作范围。不同的场所区域环境也存在着不同的院感风险。

（4）员工构成繁杂：医院后勤机构正在逐步实行社会化服务改革，将院内后勤服务项目交付社会上有资质的专业机构负责托管，全面实行社会专业化管理。由于后勤工作复杂性，则需根据不同服务项目选配不同人员负责，这造成引进员工的多样性，当然也存在员工流动性强并且文化程度低的特点，进一步加大院内感染风险。

**2. 实行动态化卫生应急管理预案**

在建立卫生应急预案时，医院后勤保障部门首先需要对所处阶段的公共卫生信息进行收集整理，对所收集到的信息组织相关专业人员进行全方位综合分析评判，并借鉴相关经验确定突发事件的发展趋势，尽可能预想危险事件，综合多方信息进行综合分析与判断，最终确定事态的发展趋势。随着事件的发展，各个阶段实时数据必须实时掌握，实时对应急管理员进行修改调整。经过动态调整达到动态应对，使得在事件的任何时期、阶段，医院后勤部门都能够快速响应，根据开展进行突发事件的处理工作，每一次的调整处理之后，及时总结经验教训去补充完善卫生应急预案相关内容条款。

**3. 建立卫生应急预案全程化评估机制**

突发事件发生前没有具体征兆的特点使得事件发生之时会造成一定的恐慌和棘手，可能会浪费人力物力和时间，甚至加重结果的恶劣性。因此，后勤保障部门应在日常建立卫生应急预案全程化评估机制，在事件发生前或者发生后及时对突发事件仔细研究和分析，洞悉事件背后可遵循的规律，研究每个突发事件在发生前出现的危机信号和风险因素，全面分析事件发生原因、类型和影响范围等，明确预案级别和预警分级工作部署，为今后防控突发事件提供基础、重要的参考依据。

**4. 强化卫生应急预案宣传教育工作**

新冠肺炎疫情期间，全中国人民都投身于抗疫战斗，使得抗疫取得极大成效。人民的力量是无限的，在突发新冠肺炎疫情面前，充分合理地运用人民的力量可为医疗救治工作减轻负担。医院在抗击新冠肺炎疫情的同时，要注意线上线下相结合进行新冠肺炎疫情防控知识普及和指导，这对于提高突发事件的处理质量和效率有着极大的帮助。要想让公众、人民的力量参与到突发事件的应急处理中，必须加强日常生活中加强卫生应急理论知识和自救措施的宣传与指导。

### （二）制订后勤系统应急方案

新冠肺炎疫情期间后勤部门需制订相应的应急管理方案来确保医院日常工作的正常运行，使后方力量跟上前方需求，确保新冠肺炎疫情能及时得到控制。后勤保障系统应急方案如下：

**1. 鼓励后勤人员积极参与抗击新冠肺炎疫情**

积极完善建立财政支持或专项补贴，对于承担新冠肺炎疫情防治工作任务的后勤服务一线人员，医院应给予一线医护人员同等补贴和待遇，应同样受到党和政府的表彰奖励，以增强后勤服务人员的荣誉感、归属感、责任感，激励他们积极工作，迎难而上，使后勤工作者成为素质高、易动员、防护意识强、能与医护并肩战斗的人员。

**2. 招收临时后勤人员，建立突发卫生事件应急经费补偿机制**

在重大疫情面前，应鼓励医院积极招收临时后勤人员，并建立突发卫生事件应急经费补偿机制。对担负重大疫情防治工作的后勤服务保障实体，要建立经费补偿机制，避免因疫情造成后勤服务保障实体经营亏损。另外，招聘过程应简化招聘手续，做到“特事特办”。

**3. 建立专业后勤人员援助队**

在驰援疫区的医疗援助队中，除专业的医护人员外，应增加后勤人员，包括院感防控人员、物流运输人员、病区保洁人员，可将这部分人员快速组成应急分队，担负起隔离病区的后勤工作。

**4. 建立社会志愿者动员机制**

各级政府应担负起动员志愿者职能，在全社会广泛动员志愿者，根据需要编入新冠肺炎疫情防治后勤服务预备队，建立临时突击队、战时志愿者、机关党员先锋队等组织，并对预备队员加强防护知识培训，确保人人考核过关。一旦出现紧急事件，根据“战场”需要统一指挥、统一调度。做到有专业、有能力、有意识、有担当，以备急需之用。综上所述，医院后勤保障系统是医院管理体系中重要的一环，临床一线有需求时，如何确保后勤保障系统能及时响应，让后勤服务不停顿、有秩序，不仅对于抗击当前的新冠肺炎疫情有着非常重要的现实意义，更是我们未来医疗体制改革目标之一。建立适应当前医疗发展的先进后勤保障服务系统，同时完善各种应急补救预案，将有利于我们未来处理各种突发公共卫生事件，甚至是比新冠肺炎更重大的传染病疫情。

### （三）加强后勤管理队伍建设

提升医院后勤支持保障能力，对医院后勤支持保障管理队伍的建设必不可少。通过加强后勤管理队伍建设，可以极大地提升后勤管理部门的工作效能，并使队伍人才最终落地并助力医院主营业务的有序运转。根据医院后勤支持保障工作开展情况，提出以下 3 个环节的队伍建设着力点。

**1. 制定分层化的建设目标**

制定分层化建设目标主要是指按照时间维度，分别制定出工作任务的近期目标和中远期目标，以此来为组织队伍建设提供结果评价的时间节点。进行队伍建设的近期目标可以从增强后勤管理部门员工的担当意识开始，并逐步强化职工的成本控制和质量控制管理意识。强调职工的意识建设原因在于人员岗位技能已不能成为其工作短板，而意识建设则在后勤工作中越来越具有竞争力。制定中远期目标，则需从部门文化氛围建设和后勤管理队伍团队意识塑造方面来进行定位。

**2. 着力创新队伍建设手段**

大量实践表明，传统的人力资源管理模式和思想政治工作模式，在如今快速发展的社会已经难以激发后勤管理部门员工的心理共鸣。因此急需创新管理手段。采用创新的队伍建设手段，主要体现在，让后勤管理部门职工自己来做自我建设的主体，落实主体地位，明晰主体责任，借助自我主动意识通过线上线下信息交互模式，来形成职工之间共享、互助、平等的岗位、部门健康发展形态。不难发现，引入使用创新的队伍建设手段，来充分发挥员工主体积极性，一方面可以满足员工自我价值需要，另一方面还可以进一步培养自我完善意识。

**3. 着力完善后勤部门内部治理机制**

在医院行政科层组织架构下，每个部门都应该根据医院整体发展目标去制定自身内部管理治理机制。为落实目标管理中的目标协同以及目标考核工作，后勤支持保障管理部门则需要完善内部的治理机制，在人才队伍建设方面，也应制定相应的目标管理去匹配自身内部治理机制。除此之外，建议在以制度作为部门内部治理机制完善的基础之外，还需要充分发挥基层党支部对内部治理机制实施过程的监督职能。

## 第三节　新冠肺炎疫情期医院信息系统应急管理

### 一、医院信息系统的概念和特点

#### （一）医院信息系统概念

信息系统是由计算机硬件、网络和通信设备、计算机软件、信息资源、信息用户和规章制度组成的以处理信息流为目的的人机一体化系统。主要有五个基本功能，即对信息的输入、存储、处理、输出和控制。信息系统经历了简单的数据处理信息系统、孤立的业务管理信息系统、集成的智能信息系统三个发展阶段。医院信息系统是指利用计算机软硬件技术和网络通信技术等现代化手段，对医院及其所属各部门的人流、物流、财流进行综合管理，对在医疗活动各阶段产生的数据进行采集、存储、处理、提取、传输、汇总，加工形成各种信息，从而为医院的整体运行提供全面的自动化管理及各种服务的信息系统。

医院信息系统的组成主要由硬件系统和软件系统两大部分组成。在硬件方面，要有高性能的中心电子计算机或服务器、大容量的存储装置、遍布医院各部门的用户终端设备以及数据通信线路等，组成信息资源共享的计算机网络；在软件方面，需要具有面向多用户和多种功能的计算机软件系统，包括系统软件、应用软件和软件开发工具等，要有各种医院信息数据库及数据库管理系统。

从功能及系统的细分讲，医院信息系统一般可分成三部分：一是满足管理要求的管理信息系统；二是满足医疗要求的医疗信息系统；三是满足以上两种要求的信息服务系统，各分系统又可划分为若干子系统。此外，许多医院还承担临床教学、科研、社会保健、医疗保险等任务，因此在医院信息系统中也应设置相应的信息系统。

### （二）医院信息系统的特点

现代医院规模庞大、关系复杂、对临床信息和管理信息的高度共享和响应时间要求高，因此，以计算机网络为基础的医院信息系统具有以下特点：

（1）技术支持：计算机、计算机网络（与通信）技术是医院信息系统的硬件支撑；网络管理系统、数据库技术与数据库系统是医院信息系统的软件环境。

（2）支持联机事务处理：医院中的信息流是伴随着各式各样窗口业务处理过程发生的，这些窗口业务处理可能是医院人、财、物的行政管理业务，也可能是有关门诊病人、急诊病人、住院病人的医疗事务；而 HIS 的分系统、子系统的划分和设计要支持这些日常的、大量的前台事务处理。

（3）支持管理部门的信息汇总与分析：医院的科室担负着繁重的管理任务，随着科室管理工作的日趋科学化，会越来越多地依赖于它们从基层收集来的基本数据进行汇总、统计与分析，用来评价他们所管理的基层部门与个人的工作情况，据此做出计划，督促执行，产生报告和做出决定。计算机化的信息系统要支持中层科室的数据收集、综合、汇总、分析报告与存储的工作。

（4）医疗信息的复杂性与标准化：病人的信息是以多种数据类型表达的，不仅有文字与数据，还需要图形、图表、影像等；它处理的数据对象既有结构化数据，也有半结构化或非结构化数据；甚至有些数据及结构会较多地受到人工干预和社会因素的影响。解决医疗信息复杂问题的关键是实现医疗信息标准化。

（5）信息的安全性与保密性：病人医疗记录是一种拥有法律效力的文件，它不仅在医疗纠纷案件中，而且在许多其他的法律程序中均会发挥重要作用，同时还经常涉及病人的隐私。有关人事的、财务的，乃至病人的医疗信息均有严格的保密性要求。

（6）医院信息系统的生命性：医院信息系统是医院现实的业务经营和管理以及改革方案在信息系统中的映射，当医院的医院信息系统建成后，它对医院的经营、管理及改革就起着促进的作用；但与此同时，信息系统的不足和缺陷就会在新的实际环境及各部门新的协同需求中突现出来；信息系统又面临新的矛盾，需要做新的改进。医院信息系统对医院实际系统的这种依存关系，正是医院信息系统生命性的具体体现。只有当医院业务发展到了相对饱和和稳定的阶段，医院信息系统的稳定期才会出现。

## 二、医院信息系统重要性

### （一）医院信息系统在医院管理中的优势

医院的信息系统是在计算机技术基础之上建立起来的，它为医院所属科级、各个部门提供日常业务信息、患者诊疗信息，来保证各部门的正常平稳运转，同时提高工作有效性，为患者提供优质服务。医院的信息系统能够广泛被应用，表明其兼顾了医院事务特点与信息化技术所长，在医院管理中发挥了极大的优势，体现为以下三个方面：

（1）及时捕获信息：经过系统的整合、存储以及分析各部门科室的数据信息，能够让授权用户在日常需要的情况下及时获得信息，方便授权用户开展日常工作；

（2）提高工作效率：减少人工作业，节约人力资源，降低医院职工工作强度，更好保障医疗质量；

（3）规范管理工作：医院体系庞大，部门多、科室多，工作内容复杂，信息系统在期间相互的连接沟通，为各个部门科室、人员之间的高效沟通协作提供强大支持，并确保各项工作有据可依，规范化开展。

### （二）医院信息系统在医院管理中的作用

新时期，社会对医院管理提出挑战，相应的对医院管理形式也提出了新要求——现代化管理。目前只有具备了医院信息系统，才能够推动医院现代化改革，因此，先进信息技术应用于医院管理，可以促进医院管理向现代化管理形式转变。在医院信息化建设过程中，引用和优化改进医院管理理念，整合先进经验，可以从根本上实现医院现代化目标。

现阶段，在医院的基础设施建设过程中，医院信息系统（HIS）是最为关键的一部分。加强医院信息系统（HIS）的应用，对于医院的信息管理具有十分重要的作用，具体来说，有以下四个方面的作用：

（1）可以提升现阶段医院管理水平。在医院的日常管理工作中，医院信息系统（HIS）的应用，可以帮助管理人员更加及时、更加精准地获取并了解所需信息；并通过数字化的储存处理功能，显著提高医院的管理效率。例如，医院内部的管理人员利用医院信息系统（HIS），就可以及时了解院内各类药品以及各种物资的流通状况，了解院内每天病患的情况，有针对性地制定决策，明确下一步工作。不仅提升了医院管理人员的工作效率，管理决策也越来越科学合理，而且医院的运行成本也可以得到明显的控制。

（2）可以提升医务人员的工作效率。应用医院信息系统（HIS）可以借助视图化操作的简洁性与醒目性，提升医务人员的工作效率。例如，医院信息系统（HIS）的应用，可以对传统的手工挂号工作模式进行优化，对手工查询方式进行改变，进而有效节约医务人员的工作时间，节约病患挂号等待的时间。

（3）可以提升医院的市场竞争力。信息时代，加强医院信息系统（HIS）的应用，能显著提升医院管理的数字化发展、系统化发展以及市场化发展，进而提升医院的市场竞争力，促进医院的改革与发展。

（4）可以控制医疗纠纷。近几年来，各种医疗纠纷时常发生，医院的发展受到了严重影响。而医院信息系统（HIS）的应用，对于降低医疗纠纷的发生率有着非常重要的作用。例如，医院信息系统（HIS）的利用，可以对医院内部药品价格、患者住院产生的各项费用进行有效的储存和审核，提升医院收费的透明度。医患双方的合法权益可以得到有效维护，与此有关的医疗纠纷也就可以得到有效控制。

医院信息系统（HIS）对于医院的现代化管理发挥着十分重要的作用。一旦医院信息系统（HIS）出现故障问题，会对医院新冠肺炎疫情应对产生非常不利的影响。所以，相关工作人员必须要不断地提升自身的工作能力，按照相关规范做好医院信息系统（HIS）的管理与维护。

## 三、医院信息系统的日常管理

医院管理者要意识到医院信息系统依靠的是三分技术，七分管理。信息系统的管理在日常也需要得到重视，以备在应对突发事件时快速调动，具体来说，信息系统日常管理采用以下措施。

### （一）转变管理观念，重视系统整体规划和信息主管体制建设

医院信息化建设是提高医院管理水平、业务运转效率、医疗技术和服务质量的强有力工具。但要认识到医院信息系统是一项长期、大量投入的基础性建设，一次性投入、立竿见影、急功近利的短期项目式理念对构建部门级的简单信息系统也许可以奏效，但对一体化医院信息系统建设来说则不现实。所以，HIS 建设首先要凝聚管理者共识、转变管理观念，注重信息化质量实效，制定出医院信息系统建设工作的总体规划并使其与医院发展战略结合，遵循“统筹规划、分步实施、逐渐完善”的原则，建立科学管理模式，通过全员培训与合作来分步实施。随着信息资源集成管理的重要性的日益凸现，可借鉴政府与企业信息管理经验，引入信息主管（chief information officer，CIO）体制，统一组织内所有信息部门的最高层管理者，针对卫生组织信息部门进行战略集成管理。

### （二）加强医院流程优化，提高信息系统应用层次

医疗服务工作流程反映了不同阶段医院管理模式，计算机网络技术的开发应用，促进了传统管理模式到信息化管理的飞跃，为医院优化流程提

供了技术支撑。医院信息化的目的是简化医生工作流程，方便病人就医，减少医疗差错。信息系统的决策支持作用主要表现在监控、诊断、预检和再设计方面。利用现代医院管理学和流程重组对医院流程重新考查分析，将建模、仿真技术应用于信息系统设计，使系统设计之初就将流程予以优化组合，按照业务流程管理医院，实现信息与流程密切融合，跨越传统部门功能边界，将割裂业务过程集中，减少不必要的重复和协调，提高医院管理及医疗业务运转效率和质量。

### （三）重视标准化建设和信息系统的集成

我国卫生行业的各种业务规范和标准正处于逐步建立、完善和提高的过程。通过借鉴欧美 HIS 经验和教训，有关国家主管部门在软件开发人员和医院的积极参与和支持下，统一定义医学术语，并建立标准化的数据库和数据库结构，包括信息表达、信息处理、信息交换等各个流程的标准化，来组织和协调统一的操作平台和标准。新一代医院信息系统核心技术体现在信息集成，这是有关如何高效、合理地集成和处理医院生成的信息来解决信息系统中复杂、分散和异构数据交换、共享等问题。好的集成方法应该提高医院信息用户的效率，使医院适应未来的发展需求，并充分利用自己的资源。因此，信息集成的实现应符合国际标准，以增强信息系统的可移植性，相互操作性，可互换性和稳定性。

### （四）完善医疗信息网络相关法律法规，提高纸质病历的保存期限和有效利用率

医院朝着信息化方向的不断前进无疑是不可阻挡的，但是如果要使电子病历拥有同纸质病历相同的法律效力，必须满足真实性、合法性和关联性三个要素。传统医学病例和电子病例的关联性相同，它们都是与诊断和治疗相关的记录。随着相关技术的进步，其真实性可以得到确认和肯定。合法性包括证据收集（取证）程序的合法性和法律法规的认可。有关部门需要组织立法，以明确何种形式、内容及传输保密原则等，来指导全国 HIS 实践。

医院管理者只有不断更新观念，建立起以人为本、基于国情特点的医

院信息系统，便可对提高医院医疗服务质量和效率，促进有限的医疗资源实现高效共享，减少医疗事故发生，改善医患关系，促进医院由经验管理到科学管理的转变提供强有力的支持。

## 四、医院信息系统的维护及管理

要保证医院信息系统（HIS）的稳定运行必须要重视相应的维护与管理工作。

（1）医院的机房管理网络中心机房是医院信息系统（HIS）的核心部分，可以对医院的各种数据和信息进行处理、传递以及管理。网络中心机房的构成主要包含：计算机设备、网络设备、存储设备和服务器。

第一，如果医院使用的网络中心机房是半封闭无尘的，且机房内不会有任何人员流动，那么就要重点控制机房内的温度和湿度。如果是夏季，那么要将机房内的温度控制在21℃～25℃；如果是冬季，那么要将机房内的温度控制在18℃～22℃。然后机房内的湿度，要始终控制在40%～70%。

第二，医院每天都要重点监控核心交换机的运行情况以及接入层交换机的运行情况，并按照相关的规范正确操作防病毒软件系统以及相应的网络管理系统，针对系统内的数据和信息进行仔细的观察、分析、记录以及处理。

第三，对医保和外部接口的运行情况进行重点观察、对于一系列安全设备的运行状态进行有效的掌控与安全管理。例如防火墙的运行状态、网闸的运行状态以及入侵检测的运行状态等；之后还要对这些杀毒软件进行升级，确保杀毒软件可以有效抵御各种新型病毒以及典型病毒的入侵；时刻关注系统补丁的更新情况，及时为系统打好补丁。

第四，还要进行防雷设备以及防静电地板的安装，并将灭火器设备放在关键位置，例如楼道走廊、机房门口等地。

第五，为了保证机房供电的稳定性，可以使用UPS不间断电源，并做好相应的防火措施以及防雷击措施。

（2）工作站终端管理在医院的日常管理工作中，无论是医生和护士站的子系统终端，还是管理药库和管理住院药房的子系统终端；无论是合算成本的子系统终端，还是统计病案的子系统终端，都占用了计算机设备，且不同的工作站终端，分别放置在医院的各个区域内。要想保证这些工作站终端管理的统一性，就要根据医院的实际情况进行虚拟局域网的合理划分，提升网络安全性。只有这样，才能够将各个业务子网进行隔离，并以访问网络为基础进行各个子网通信的强化控制。

首先，医院要借助交换机的功能进行各个限制站点的科学设计，为工作人员访问网络提供方便，然后再由交换机对 MAC 地址进行限制；可以在特定端口进行设计，并限定 MAC 地址固定的网卡才能通过，否则工作站将不能顺利地实现网络运作。只有这样，才能保证院内局域网处于安全的运行状态，医院内部的核心业务不会被外来计算机非法入侵。

其次，为了防止医院信息系统（HIS）被外网电脑随意接入、降低网络安全性，还要做好相应的防范措施。第一，内部人员不能对 MAC 地址以及 IP 地址随意修改，严禁外来人员私自与医院内网连接；第二，进行防火墙的设置，并采取相应的数据安全与系统安全措施。

（3）医院信息系统（HIS）的维护重点主要集中在网络缓慢的防范方面以及网络病毒的防范方面。在回路因素的影响下，网络里很容易出现广播风暴，进而对网络速度造成影响；如果网络设备受损、网卡发送广播包过于频繁，那么也会出现广播风暴。而一旦出现广播风暴，那么将会导致网络通信处于瘫痪状态，进而影响医院业务的正常开展。要想解决这一问题，就要先使用分区分段法和交换机置换法。而 DOS 下的“Ping”命令就可以对系统中所有的计算进行有效的测试。如果病毒通过某一工作站终端侵入医院信息系统（HIS），就会迅速地向网络中的其他终端设备发起攻击，要么对其中文件进行删除、要么对磁盘进行破坏，最终结果就是医院信息系统（HIS）无法保持正常的运行状态。要想解决这些问题，就必须针对相应的软件和硬件制定完善的病毒防范措施，方法如下：

第一，安装正版的计算机病毒软件，并确保可以对文件系统进行实时的监控。

第二，每周至少一次对计算机病毒库以及病毒引擎进行及时的更新和升级，并做好定时杀毒。

第三，将查杀计算机病毒软件纳入日常维护工作体系中，最好每天开机时就进行病毒检测。

第四，对重要文件进行自动备份。

第五，对医院信息系统（HIS）中的文件进行最低访问权限的设置，并对所有计算机中的信息进行高度的关注，一旦发现漏洞，就要及时打补丁。

另外，医院信息系统（HIS）应当按照“计算机型号相同”的原则进行客户端计算机的选择。

只有这样，才能保证医院信息系统（HIS）的维护效率。因为医院的很多工作都具有很强的连续性，即便是计算机出现问题，这些工作也不能被迫中止。所以，一旦正在运行的计算机中某一零部件出现问题，就可以及时利用相同零部件进行替换，而医院的各项医疗工作也就不会受到影响。需要注意的是，相关工作人员还需要对客户端计算机的系统进行妥善的备份处理。因为与计算机硬件故障的发生频率相比，计算机的软件故障发生频率更高，对计算机设备程序做好相应的备份，当系统出现问题的时候，就可以借助系统还原功能将系统快速回归原始状态。

## 五、医院信息系统的应急管理策略

任何网络系统的设计建立都存在着安全隐患，为防止在新冠肺炎疫情暴发的突发事件中因医院信息系统出现故障以及其他无法满足新冠肺炎疫情期间的服务需要的问题出现，进而影响医院防控工作的及时有效开展，医院要结合实际，采用医院信息系统应急策略，更好地应对突发事件。医院信息系统应急策略主要有以下三种。

### （一）全面启用手工操作

这种方法实际上是回到了多年前医院没有使用信息系统的状态。但若实际执行起来，在很多部门和环节将会行不通。比如医生离开了电脑手写医嘱很困难；收费人员离开了电脑无法划价、计算金额；护士离开了电脑无法执行、核对治疗项目等。所以，在当前的状况下，全面启用手工操作的策略缺乏可行性，仅停留在口头阶段。

### （二）启动单机版应急程序

医院除了网络版 HIS 程序外还准备了单机版应急程序，如门诊医生工作站单机版、门诊收费工作站单机版等。这种策略的基本思路是：在医院高度依赖计算机且不能长时间等候的工作环节启用单机版应急程序，先将数据保存于本地电脑中，待故障排除后手工上传至 HIS 数据库。其他对于计算机依赖程度较低或一般的业务部门临时改为手工操作。具体操作方法如下：

（1）手工挂号，医保患者缴纳全额挂号费，通过电话通知病案科配送门诊病历；

（2）门诊分诊台人工叫号，分诊人员做好患者安抚工作并协调就诊秩序；

（3）门急诊医生启用应急单机版处方打印程序开立医嘱，机打处方，但需手工输入患者姓名、就诊卡号、性别、年龄等信息，患者的检验单、检查申请单从单机版程序中机打；

（4）病房医生手工开立医嘱，护士按照医生医嘱执行，待系统恢复后再补录；

（5）门急诊收费处启用 HIS 单机版收费程序，对医保患者全额收取费用，同时发给全额结算证明；

（6）住院处手工操作办理入院业务，暂停办理出院；

（7）检验科室在检验单机版报告系统内手工录入患者姓名、性别、年龄、就诊卡号，打印报告；

（8）放射科凭医生单机版申请单，手工录入患者信息，可以出具机打报告；

（9）门急诊药房凭患者交费处方发药，病房药房手工领药。

这种策略的特点：第一能够保证医院门、急诊等不能长时间中断业务的部门继续诊疗业务，不会影响患者的就诊；第二可行性较高。另外，这种策略在医院实际运用中具有一些局限性：一方面，由于单机版程序毕竟是在单独的工作站上运行，所有数据保存于本地磁盘，在系统故障排除并恢复后，需要逐台将工作站本地数据及时上传至中心数据库，当工作站数目较多时，工作量很大，如有遗漏，则会引起数据的丢失；另一方面，在使用单机版应急软件时，每一位患者信息均需要手工录入，因此无论是医生使用单机版程序开立医嘱还是收费处使用单机版程序收费，均会耗时较长，患者人均就诊时间将有较大幅度的增加。

### （三）启用应急网络系统

建立相对独立于现有主要运营网络的应急网络系统。应急网络系统可以由无线网络或独立于现有主要运行网络的独立网络系统组成，并形成相对独立于现有主运行网络的数据传输链路。当主运行网络出现故障时，仍可以通过及时启用紧急网络来保证医疗数据的传输。由于应急网络系统的传输速度可能会比现有的主要运行网络系统慢一些，每个急病患者的平均网络利用时间可能会略有增加，但是在一定程度上实现了网络系统访问的分流，缓解主运行网络的压力，有助于主运行网络的及时恢复，并确保医院在故障期间能够保持良好状态。因此，应急策略具有良好的可操作性和实用性。

医院信息系统的应急建设和应急策略非常重要。当信息系统瘫痪时，它是维持医疗服务可以继续开展一个重要的保障。在 HIS 应急建设方面，必须同时兼顾 XZ 技术建设和管理水平建设，以形成相对完善的应急管理机制。以上提出的三种应急策略中，后两种具有较强的可操作性。第三种则需要更多的人力、物力和资金投入。HIS 应急建设，应急策略和应急管理系统是信息系统安全管理体系的组成部分，但它们也是相对独立和相对重要的部分，值得深入探讨和研究。

# 第十章

# 新冠肺炎疫情期新闻宣传应急管理

新闻传播活动的源头可以追溯到人类社会活动之初，人类在社会生活和生产劳动中产生了相互间传递信息的需要，通过交流信息了解社会生活中发生的变化。当这种信息的交流越来越具有社会化特点的时候，新闻事业就产生了。人类社会的发展越来越依赖信息的交流，新闻事业对人类社会就产生越来越大的影响。新闻传播活动从原始的口头传播到文字的手抄和印刷传播、无线电广播和电视广播，已成为21世纪人类生存发展必不可少的社会生活条件。

新冠肺炎疫情是新中国成立以来，传播速度最快、感染范围最广、防控难度最大的突发公共卫生事件之一，自发生以来，谣言、伪科学、阴谋论等信息借助网络和自媒体广泛传播，对公众健康、公共卫生、社会安定、科学研究与政府公信力等方面都造成严重影响。世界卫生组织2020年2月2日发布的新型冠状病毒第13份情况报告着重说明了伴随此次新冠肺炎疫情的“信息疫情”（infodemic）问题。报告指出，“信息疫情”是一种信息过载现象，由于真实与虚假的信息混杂在一起，导致人们在需要的时候很难找到他们信任的信息渠道和可靠的指导。媒体作为传播信息的媒介，是新闻报道的实施者，也是人民群众的发声器，面对突发公共卫生事件，媒体有着重要的责任使命和担当。

# 第一节　新冠肺炎疫情期新闻宣传概述

## 一、新闻传播宣传相关理论

### （一）新闻、宣传与舆论概述

新闻是指新近发生的事实的报道，其基本职能是告知人们所需要的信息。

宣传是指运用各种有意义的符号传播一定的观念，以影响人们的思想，引导人们的行动的一种社会行为，其基本职能是传播一种观念（理论、方针、政策、伦理道德、立场态度）。

舆论是指在特定的时空里，公众对于特定的社会公共事务公开表达的一致、基本的意见和态度。舆论作为公众意见社会评价的一种，是社会心理的反映，它以公众利益为基础，以公众事务为导向。其中混杂着理智和非理智的成分。

### （二）新闻、宣传与舆论的区别

**1. 新闻与宣传的区别**

新闻传播信息，宣传传播观念，这是两者最基本的区别，并由此引出其他一系列区别：

（1）出发点不同。宣传的出发点是出于宣传者自身的需要，而新闻的出发点是出于受众的需要。

（2）归宿点不同。宣传者传播一定的观念，其最终目的是要受众理解它、接受它、支持它。而新闻内容不带有传播者的主观意图，凭自己去分析、判断，做出决策。

（3）传播方式不同。一张报纸不可能刊登同样一则消息，但宣传却常常需要重复。

（4）传播要求不同。新闻信息要求定量的准确，而宣传要求定性的准确，即观点和材料的统一，观点要求正确、鲜明；材料要求真实、典型。

**2. 新闻与舆论的区别**

（1）新闻与舆论的特点不同。

舆论有很多独特的个性，例如公开性：舆论在公开讨论中形成，又在公开表达中实施干预。公共性：个别的私人小事是不可能引发广泛的社会舆论的。紧迫性：公众形成舆论的目的就在于让问题解决，甚至是立竿见影地守护公众共同实现意愿，符合其利益。评价性：舆论是一种意见，不是客观的陈述，而是各事物做出判断，但有明显的主观倾向，也就具备了评价性。

新闻的产生并不一定是在公共领域，很多私人领域的小事也可以成为新闻。虽然具有报道上的时新性和报道要求的及时性，但是新闻事件本身并没有紧迫性，它是已经发生的事实。新闻的首要原则就是真实性，真实性的前提是客观性，所以不带有评论和主观倾向。

（2）社会功能不同。

舆论作为公开的社会评价，它所实现的社会功能是以公开表达的集合式的公众意见直接或间接干预社会生活。这种控制干预主要表现在：对国家政权、政府行为的监督和制约。一是对国家政策决策过程的制约，二是对决策执行过程和执行结果的监督，三是对决策和执行人物行为的监督。对公众行为的鼓舞或约束；鼓舞公众成员和社会公德的行为约束，制止损害公德的行为的发生。新闻的功能主要是反映事实，通过事实人们可以洞察社会发展的趋向、生活演进的动态。它所传播出去的效果才能被舆论。

**3. 宣传与舆论的区别**

（1）宣传是有组织、有目的的新闻传播活动，是可控的。而舆论是新闻传播活动造成的影响，是无序的、自发形成的意见。

（2）宣传代表的是特定利益个人和组织的立场和倾向，为宣传者服务，受众是被动的接受者。而舆论必须具有群众性，通过人们对普遍关心的问题进行论辩、辩驳乃至争论，即众多个体意见的充分互动，最终达到某种为一般人普遍赞同且能在心理上产生共鸣的一致性意见。

**4. 三者总体区别**

（1）信息来源不同：新闻是以传播媒体为传播者，宣传是以利益主体为传播者，舆论是受传一体的传播者。

（2）传播过程不同：舆论是新闻或宣传引发的效果，一般来说新闻、宣传在前，舆论在后，舆论传播方向是多向的，有无中心或多中心趋势的；新闻是以一次性的或者迭代的形式呈现的，而宣传则是反复呈现的，但都是从上而下的单向传播。

（3）传播内容不同：新闻内容是新近发生的事实，宣传内容是利益主体所想散布的观点、思想，舆论内容是大众对新闻、宣传内容的评价热议。

## （三）5W 理论及内容

美国政治学家学者哈罗德·拉斯韦尔（Harold Lasswell）于 1948 年在《传播在社会中的结构与功能》中首次提出了构成传播过程的 5 种基本要素，并按照一定结构顺序将它们排列，后来人们称其为“5W 模式”或“拉斯维尔程式”过程模式。5W 的内涵为英语中 5 个疑问代词的第一个字母，即：Who（谁）Says What（说了什么）In Which Channel（通过什么渠道）To Whom（向谁说）With What Effect（有什么效果）。

（1）广告传播的主体“谁”就是“个人或组织机构”，这是广告传播的第一要素。广告传播必须明确广告主体，这是由广告传播的目的和责任所决定的。作为商业广告，其目的是向消费者传播商品或提供某种服务信息。当消费者接收到这一信息后需要购买这种商品时，需要了解这是谁生产的；另外，广告传播是要对社会、对消费者负责的，只有明确是谁发出的广告传播，才能真正明确责任。

（2）广告传播的客体是“说什么”，即讯息（或信息）。这是广告传播的第二要素。信息具体是指思想观念、感情、态度，等等，这里的信息不是泛指任何方面的信息，而是限于广告所“诉求”的信息。“诉求”就是“意欲传播”，“意欲告诉受众什么”的意思。广告主只有把诉求的信息传播给受众，才能实现广告传播的目的。

（3）广告传播的第三个要素即“媒介”所通过的渠道。传播媒介把信息转化为“适当的符号形式”，只有经过这种转换才可能实现跨越时空的传播。这里“适当的符号形式”，意思是指广告传播通过特定的媒介或渠道，把信息或变成文字、图像，或变成语言等符号形式，被传播对象接受。由于选择了不同的媒介和渠道，则信息或者变成文字或者变成图像也就会随之相应地改变。

（4）“受传者”即“其他人或组织”，是指广告传播的对象，也就是信息的接受者或成为受众，这是广告传播的第四个要素。广告传播总是针对一定对象进行的。没有对象的传播是毫无意义的，即使传播者不能具体确定接受其广告信息的人在那里，人数有多少，是哪些人，但这并不妨碍广告传播是针对某些人来进行的。事实上，广告主体在开始发起传播活动时，总是以预想中的信息接收者为目标。

（5）“反馈”是指广告活动不仅是一个信息传播者向接受者发出信息的过程，还包括信息的接受以及由接受者作为反应的反馈过程在内，是传播、接受、反馈活动的总和。这就是广告传播活动不应被看成是一个单向的直线性的传播，而是由接受者和反馈信息构成的一个不断循环、发展、深化的连续而又完整的过程。

### （四）守门人理论

把关人（gatekeeper），又称守门人，这一概念最早是由美国社会心理学家、现代社会心理学开创者、传播学的四大奠基人之一的库尔特·卢因（Kurt Lewin）在研究群体中的信息流通渠道时提出。卢因认为，在群体传播中存在着把关人，只有符合群体的规范（即把关人的价值标准）的信息内容才能进入信息传播过程中。因此，传播组织和组织化了的传播者个人共同控制着信息在传播领域内的进出与流通。传播者在传播过程中负责搜集、整理、筛选、加工信息，然后将符合价值标准的信息传递给接受者，这种传播者被称为信息的把关人，他们的这种行为被称为把关行为。

守门人理论的实质为：大众媒介的新闻报道与信息传播并不具有纯粹的“客观中立性”，而是根据传媒的立场、方针和价值标准而进行的取舍选择和加工活动。与媒体的媒介方针和利益一致或相符的内容更容易优先入选、优先得到传播。媒介的“把关”是一个多环节、有组织的过程，其中虽有记者、编辑个人的活动，但是“把关”的结果在总体上是传媒组织的立场和方针的体现。

### （五）媒体与新发传染病

国内媒体对于新发传染病的报道一直比较关注。表 10－1 中统计了国内媒体对 21 世纪代表性新发传染病的报道数量，数据显示，尽管有些传染病并未在国内出现或广泛流行（如埃博拉病毒），但媒体报道数量仍然比较可观，而一些在国内造成重大损害的新发传染病，则更是成为报道的重点。为了更深入了解国内不同媒体的本质和差异，而不是宽泛地把媒体作为一个整体，我们考虑把媒体分为主流媒体、市场化媒体、健康专业媒体。

**表 10－1　　重大 EID 不同媒体报道统计**

| 媒体报道时间 | 搜索关键词 | 主流媒体 | 市场化媒体 | 健康专业媒体 |
|---|---|---|---|---|
| 2001 年～2020 年 3 月 10 日 | H5N1，H7N9，禽流感 | 49271 | 9442 | 179 |
| 2002 年～2020 年 3 月 10 日 | SARS，非典 | 12820 | 7566 | 574 |
| 2009 年～2020 年 3 月 10 日 | H1N1，猪流感 | 10905 | 1318 | 23 |
| 2012 年～2020 年 3 月 10 日 | MERS，中东呼吸综合征 | 13936 | 714 | 14 |
| 2013 年～2020 年 3 月 10 日 | 埃博拉 | 35924 | 1049 | 70 |
| 2015 年～2020 年 3 月 10 日 | Zika，寨卡 | 12257 | 1853 | 40 |
| 2019 年～2020 年 3 月 10 日 | 2019 年新型冠状肺炎病毒 COVID－19 | 13902 | 15486 | 305 |

专业媒体即职业化的新闻媒体，主要由传统党媒、市场化媒体及其新媒体延伸产品构成，具有官方认可的新闻采编资质。

主流媒体：是相对于非主流媒体而言的，影响力大、起主导作用、能够代表或左右舆论的省级以上媒体，主要是指中央、各省市区党委机关报和中央、各省市区广播电台、电视台，以及其他一些大报大台。如《人民日报》、新华社、中央人民广播电台、新华网、人民网，以及各省（自治区、直辖市）党报、电台和电视台的新闻综合频道等。

市场化媒体：如《新京报》、凤凰网等。

健康专业媒体：如丁香园。

社交媒体（social media）：指互联网上基于用户关系的内容生产与交

换平台。社交媒体是人们彼此之间用来分享意见、见解、经验和观点的工具和平台，现阶段主要包括社交网站、微博、微信、博客、论坛、播客等。社交媒体在互联网的沃土上蓬勃发展，爆发出令人眩目的能量，其传播的信息已成为人们浏览互联网的重要内容，不仅制造了人们社交生活中争相讨论的一个又一个热门话题，更吸引传统媒体争相跟进。

自媒体（WeMedia）依托移动互联网技术，以微博、微信等社交媒体平台创建，按主办者身份分为个人类自媒体与机构类自媒体。其中机构类自媒体指党委、政府部门、群团组织或企事业单位等创办的新媒体，它们不具备时政类新闻的采编权，主要发布本机构或本行业的资讯。

2019 年 1 月 25 日上午，中共中央政治局在人民日报就全媒体时代和媒体融合发展举行第十二次集体学习，中共中央总书记习近平主持学习并发表重要讲话，深刻诠释了“全媒体”的概念：“全媒体不断发展，出现了全程媒体、全息媒体、全员媒体、全效媒体。”①

## 二、主流媒体专业化重磅报道引导舆论

新冠肺炎疫情期间，官方媒体贯彻落实党中央的决策部署，发挥主流媒体议程设置的作用，提高主流媒体的引导力，发布信息及时，并且动态实时更新，第一时间发布相关信息，不仅缓解了民众恐慌，还稳定了社会秩序，在媒体等各方努力下，有条不紊地打响抗疫阻击战。

### （一）主动设置议程，引导舆论，坚守方向价值的传播根基

首先，新闻直播跟进事态、直击现场。央视新闻 24 小时不间断直播特别节目《共同战“疫”》，同时推出《战疫情特别报道》和《武汉直播间》；央视频《疫情 24 小时》直播专栏直面武汉等疫区现场，提供更全面且直观的视角。

其次，新闻专题聚焦重点，体现深度。中央电视台《新闻 1 +1》栏目

① 习近平：推动媒体融合向纵深发展巩固全党全国人民共同思想基础［EB/OL］，新华网，2019 -01 -25.

统筹安排，从2020年1月20日起持续报道新冠肺炎疫情，专访一线专家和医护人员，及时回答公众关心的新冠肺炎疫情防控、疫苗动态、医院床位等问题；开设微博专栏《岩松帮你问》，主持人白岩松作为特邀嘉宾解读最新新冠肺炎疫情。

最后，新闻评论紧抓要点，凝聚共识。《央视快评》《国际锐评》等新闻评论节目发出主流媒体的最强音，发布《发挥制度优势，坚决打赢疫情防控阻击战》《深夜抢购双黄连，媒体和民众应多品一品》等数十篇评论，以小切口直指舆情焦点，起到有效稳定民心、消解意见冲突、凝聚社会共识的作用。

### （二）回应群众关切，守望社会，全方位满足用户多元需求

习近平总书记在应对新冠肺炎疫情的工作会上多次提出要公开透明回应群众关切，引导群众增强信心、坚定信心，着力稳定公众情绪①。主流媒体切实贯彻落实这一指导思想，通过全媒体部署，全方位满足百姓需求，积极发挥主流媒体的社会功能和责任担当。

**1. 新冠肺炎疫情信息需求：报道防疫动态、关注社会生活**

如果大众传播信息渠道受阻，人际传播渠道便会空前繁忙，在互联网时代的社交媒体上容易形成谣言滋生、舆论偏向和公众极端情绪等舆情。新冠肺炎疫情信息发布依法做到公开、透明、及时、准确，不仅是媒体的责任义务，更是履行公民知情权的体现。通过大小屏联动的新闻报道，持续跟进各级发布会，实时更新新冠肺炎疫情统计、病患救治等数据信息，让观众清晰、直观了解新冠肺炎疫情发展最新动态。央视网《战“疫”最前线》以“每个人都在最前线”为定位展开全面报道，开设医、患、研、防、VR、播6个专栏，集中展示新冠肺炎疫情中的医患故事、医药研发进展等内容，专为移动端用户打造的链接入口可以便捷获取海量图文、视频等信息，为用户提供“一站直达”的资讯服务。在及时关注普通群众正常生活的同时，不忘兼顾报道企业开工复工、日常生活物价、股票经济状

① 张思萌. 主流媒体对非典和新冠肺炎疫情的报道比较研究——以《人民日报》为例［J］. 传播与版权，2020，9（88）.

况、就业状况、农业生产生活等非医疗卫生领域的社会民生问题。

**2. 舆论监督需求：揭示监管漏洞，践行媒体责任**

在公共突发事件中，媒体通过报道、揭示社会组织或个人的不良行为实现新闻舆论监督，能够及时减小负面影响，有效遏制负面事态，维护社会稳定。2020 年 1 月 30 日，央视新闻频道《战疫情·第一线》播出疫区报道，“黄冈疾控负责人一问三不知”的现场直播引起强烈舆论反响，当晚黄冈卫健委主任唐志红被免职。央视新闻报道敏锐捕捉基层防控工作中的问题，及时履行监督职能，不仅第一时间公开信息，稳定人心，提振信心，同时直击地方工作中存在的短板、漏洞，及时披露，实现有效提升防控能力、维护抗“疫”工作大局的预期目标。

**3. 科普防疫需求：权威专家答疑，提升防范意识**

面对新冠病毒，公众无论是对病毒还是对科学防疫、抗“疫”都缺乏相关的专业知识，这时媒体承担着科普防疫传播者的重要角色。凭借权威和专业度高的资源优势，主流媒体打通医学领域专业的话语圈层，面向公众科普，用专业的声音制止谣言传播。如央视网与国家卫健委合作推出《够科普》专栏，通过 1 ~2 分钟短视频或长图图解的形式，讲解如何正确佩戴口罩，婴儿、老人等群体应注意的问题，以及新冠肺炎疫情期间如何调整心态等内容，打造系列专业知识通俗化、分享传播便捷化的高质量科普产品。中央电视台还推出一系列科普宣传片，在 17 个频道多个栏目中高频次、全天候滚动播出，同时投放至全国 50 座城市近 40 万块数字屏，覆盖机场、车站、港口等公共交通枢纽，实现固定家庭场景与流动室外场景联动，以提供社会公共服务、提升全民防控意识。

**4. 情感满足需求：记录疫区生活，呈现典型人物**

这次突发新冠肺炎疫情前期，由于事态迅速下行，公众负面情绪急速扩张。为缓解社会焦虑，媒体承担了社会心理“减压阀”的责任。主流媒体从不同的视角积极讲述防疫、抗“疫”中的感人故事，如系列短视频《武汉：我的战“疫”日记》，镜头对准奔赴第一线的医生护士、播发最新新冠肺炎疫情消息的媒体人、火车站消毒的工作人员等战“疫”亲历者，以微录（Vlog）的形式记录新冠肺炎疫情中的温暖故事，见证了普通人面临巨大挑战时的希望与信念。这些发生在大众身边的凡人小事，透过节目和镜头汇聚的人间真爱向世间传播，触动人心，极大缓解了社会的焦虑情绪，鼓舞了人们战胜新冠肺炎疫情的信心。

**5. 公益服务需求：注重双重效益，强化云端服务**

在特殊时期，深度参与社会生活的公益广告是一种重要的传播方式。主流媒体在新冠肺炎疫情期间除了制作播出《科学防护篇》公益广告外，还推出《大爱无疆》《野生动物保护》《向医护人员致敬篇》《心理疏导篇》等多主题公益广告，并在移动平台同步播出，点击量超过百万次。“品牌强国工程”援鄂抗“疫”公益行动，通过设立基金，提供广告资源支援湖北省近 50 家企业品牌传播，将媒体资源转换成救援物资等，彰显了主流媒体的灵活决策与社会担当。

### （三）加强对外传播，国际发声，多渠道讲好中国故事

新冠肺炎疫情暴发以来，中国的防疫、抗“疫”进程时刻受到国际社会的关注，总台在做好国内新冠肺炎疫情报道的同时，充分利用自己的国际传播平台加强对外宣传，运用多种形式在国际舆论场及时发声，讲好中国抗“疫”故事。通过海外平台及时揭露别有用心的污蔑抹黑和造谣生事，为新冠肺炎疫情防控营造良好的国际舆论环境。

中国国际电视台（CGTN）是我国对外传播的主要窗口。CGTN 利用推特、脸书等英文账号每天公布新冠肺炎疫情数据，多路记者跟进报道一线新冠肺炎疫情，持续为境外媒体提供优质报道。在报道内容方面，注重涉外企业复工复产情况，关注中国进出口贸易的重点领域和产品，有效增强了国际社会对中国经济的信心。面对部分海外媒体刻意抹黑，总台通过评论等予以坚决回应。CGTN 主持人刘欣在《观点》节目中，梳理了部分西方媒体借新冠肺炎疫情对中国发表带有种族歧视色彩的不当言论，逐一加以批驳；海外总站发布《国际锐评·诋毁中国制度的“政治病毒”同样要消除》等评论，有力驳斥了诋毁中国的言论。央视媒体采用国际社会易于理解的话语表达形式，讲述中国抗击新冠肺炎疫情的故事，客观真实地反映了中国的领导决策部署、社会组织动员、全民贯彻执行等情况，营造了良好的国际舆论环境。

### （四）技术融媒，产品刷屏，全媒体矩阵发力

对公共突发事件的报道是对媒体综合素质的大检验。媒体融合进程进

入“深水区”，呈现出更多具有顶层设计、立体化、连接化的信息产品，新媒体生产的内在潜力得到较为充分的释放。新冠肺炎疫情之初主流媒体快速反应，通过技术融媒灵活布局，搭建多场景覆盖、立体化传播、高质量刷屏的全媒体矩阵，实现了良好高效的新冠肺炎疫情信息传播效果。

**1. 电视端 + 轻量化移动端：创新多元视听场景**

此次新冠肺炎疫情发生后，传统电视仍然是受众信任度最高的媒体形式，而移动端成为时事动态消息最迅速的来源地，人们对社交媒体的依赖程度很高。在电视端播出抗“疫”新闻节目，同时将轻量化的新媒体平台，如央视新闻微信公众平台、央视频 App 客户端等作为核心信源的重要发布窗口，其中央视新闻微信公众平台在新冠肺炎疫情期间发文 800 余篇，综合了文字、图片、视频等多媒体形式。轻量化移动端通过浓缩内容体量、优化传播内容，全天滚动报道，形成强大的宣传声势和立体化传播格局。同时，很多短小精悍的内容也在微博、抖音、快手等流量平台推出，有效提升了信息的触达率。无论是长篇报道还是碎片化信息发布都有其适合的平台，总台全媒体矩阵式的传播满足了用户在不同场景下的信息需求，使新冠肺炎疫情信息的传播更具针对性、广泛性。

**2. 个人声量 + 平台助力：发挥意见领袖优势**

新冠肺炎疫情期间，全国人民开启了较长时间的居家生活。由于缺少日常外出社交，人际传播的场景多转为社交媒体。通过知名主播、专业领域的权威专家等在社交媒体发声，借助个人的知名度和专业能力，有效助推新冠肺炎疫情信息在公众中的传播。新闻新媒体中心的短视频社交栏目《主播说联播》让时政报道更“接地气”。新冠肺炎疫情期间，康辉、欧阳夏丹、刚强等知名主播发挥网络效应，从新冠肺炎疫情最新动态、科学防疫、一线救治情况等多角度解读和评述。央视新闻《共同战“疫”》中播出了华山医院张文宏医生的专访。张医生用通俗而专业、幽默风趣的语言讲解新冠肺炎疫情，“防火防盗防同事”“全国人民戴这个口罩（医用外科口罩）就可以了，N95 留给医生”“在家你觉得哪些（剧）无聊，你就看哪些”等话语，逻辑清晰，朗朗上口，获得众多网友的喜爱和广泛传播，在人们会心一笑中实现了防控新冠肺炎疫情关键知识的传播。

**3. 讲故事 + 情感共鸣：创新防疫融媒产品**

这次新冠肺炎疫情期间，主流媒体人立足用户“宅”在住地，不聚集、不流动的特点，推出众多动态陪伴和心理抚慰类融媒体产品，迅速形成刷屏爆款。相较于常规新闻报道，融媒体产品的内容更具有贴近性，利于产生社交价值，易于传播分享。比如，央视频推出武汉火神山医院、雷神山医院建造过程“慢直播”，让数百万网友通过观看直播变成“监工”。“慢直播”打破媒体传统仪式化直播方式，通过漫长而真实的镜头增强用户的动态陪伴感。网友纷纷在评论区互动交流，“武汉加油”“中国加油”等留言贯穿其中，这对新冠肺炎疫情期间紧张焦虑的公众情绪起到一定的舒缓作用。

### （五）深度挖掘，情感共振，重视人文关怀

面对突发性公共卫生事件，民众更多关注于病情发展态势、感染者的情况、如何防止等问题，突发公共卫生事件的发生也让民众更加重视生命健康，并且在一定程度上，更加了解我国的医疗体系，医疗保障措施等，这也是媒体发声的重要方向，媒体积极进行健康教育、健康知识传播，医保政策指导等意义重大。此新冠肺炎疫情报道也带给我们重大启示，媒体应该更加重视价值信息传播报道。此次新冠肺炎疫情报道中，不乏有许多优秀的主流媒体以新的内容观念，积极寻求具有独特内容价值的报道，这些报道不仅体现在民众健康层面，还涉及了经济、政治发展的方方面面。重视价值也体现出一种人文关怀，把人放在首位，把握疫情脉搏，为抗疫阻击战赋予人性的温度。

## 三、多方参与、多元角逐的媒体表现形式

2020 年 1 月 20 日，国家领导人对新冠肺炎疫情作出重要指示。当晚，中央电视台《新闻 1 + 1》节目主持人白岩松现场连线采访中国工程院院士、国家卫健委高级别专家组组长钟南山，对新冠肺炎疫情情况进行解答，证实了“存在人传人”和“有医务人员感染”的现象。这次直播报道成为此次防疫抗疫过程的关键节点，迅速引起社会各界重视。信息传播由此进入多元角逐的媒体表现阶段。

随着互联网技术的发展，媒体边界逐渐变得模糊，涌现出了一批具有

传媒属性的商业平台。这些商业平台“具有强大聚拢用户的能力和内容分发能力”，掌握着最新互联网技术和充足用户资源，在此次新冠肺炎疫情报道中发挥了数据监测及可视化呈现、信息整合和即时辟谣等优势，比较典型的有丁香医生、阿里巴巴、腾讯和凤凰网新媒体等。

### （一）数据监测及可视化呈现“数据即讯息”

数据为报道提供了一种新的表现事物的角度。特别是在环境监测方面，数据可以直观地展现一个事物的动态变化过程，还可以帮助人们了解事物的整体面貌。在此次新冠肺炎疫情的发展过程中，各地确诊病例、疑似病例、治愈病例等抽象的数据都被商业平台实时监测并以可视化的表格和新冠肺炎疫情地图直观动态呈现，清晰明了，便于公众实时了解各地新冠肺炎疫情发展情况。

### （二）信息整合分发方式多元

网络媒体发展的一个显著影响，是新闻生成与新闻分发（传播）两者之间的分离。一方面，由于媒体在不同平台发布各类即时信息，一定程度上增加了公众查询和阅读信息的难度，公众急需核心信息的整合与分发；另一方面，依托于先进的互联网技术和较大的用户规模，商业平台在信息整合和分发方面具有先天的优势。在此次新冠肺炎疫情报道中，商业平台借助优势资源进行了不同方式的信息整合。

### （三）信息辟谣专栏化、日常化

人民网研究院与百度 App 于 2020 年 2 月 1 日联合发布的《新型冠状病毒肺炎搜索大数据报告》显示，“频繁出现的各种谣言对武汉人民也造成了不小的干扰，武汉人民对辟谣内容关注度在过去一周上升 190 倍”。可以看出，在此次新冠肺炎疫情发展过程中，鱼龙混杂的谣言亟须及时而清晰的澄清与解释。“及时”要求“日常化”。“清晰”要求“专栏化”，丁香医生、阿里健康、腾讯“较真”和凤凰新闻客户端都开设了辟谣专区，其中丁香医生、阿里健康与腾讯“较真”还支持用户一键生成图片进行保存与分享。

## 四、新冠肺炎疫情期新闻宣传方针及新方法

### （一）新冠肺炎疫情期新闻宣传方针

媒体层面的舆情应对要发挥第三方资源优势，积极引导世界舆论新闻媒体在干预社会事务中具有第三方的独特优势，而第三方是一个社会最重要的公信资源。在社会重大事件的信息传播和舆论引导上，新闻媒体尤其是主流新闻媒体的第三方作用发挥得较为明显。新冠肺炎疫情期新闻宣传的主要方针有以下三点：

（1）提高政治站位，严把舆论导向。新冠肺炎疫情防控期间，媒体人应提高政治站位，按照习近平总书记的重要指示精神、国务院重大决策及中轻联的部署，统一自身思想和行动，将“四个意识”“四个自信”“两个维护”牢记于心，贯彻实施。为了让人民群众及时了解国家新冠肺炎疫情防控的政策以及本行业的工作安排，增强全民抗疫的信心及万民一心的舆论氛围，媒体人应宣传各地区各部门贯彻落实习近平总书记重要指示精神的有力行动。通过新闻媒体的宣传报道，不仅使权威信息增强了发布力度，还使人们深入了解了防控政策措施。

（2）科学传播正能量，稳定大众心态。新冠肺炎疫情防控期间，国内媒体将重点放在新冠肺炎疫情新闻中，而每个人的心态随着对新冠肺炎疫情的讨论和关注时刻发生着变化。人们受到媒体报道的科学引导，已经快速养成防控新冠肺炎疫情传播的各种习惯，包括少出门、少聚会、戴口罩及勤洗手等。为助力大众保持良好的心理状态，打赢这场无硝烟战争，新闻媒体应本着发布正确舆论的原则，充分发挥自身的传播力及引导力，传播正能量。新闻媒体从新冠肺炎疫情防控的事件中应着重思考如何做好新闻报道。在这重要期间，少数新闻媒体为了自身利益发布不严谨的信息，给社会大众造成了严重的心理困扰。众所周知，面对失败，积极的心态是通向成功的垫脚石。在双黄连临床试验数据还不全面，药效机理还不清楚及是否有效还没有得到公证的情况下，有的媒体为抢头条，在不考虑大众哄抢而抢不到特效药时的崩溃心理状态，就将这一不专业的信息发布出

来，造成了严重的负面社会影响。如果要报道，媒体也应说明该药具体是到了哪一个研究阶段，而不是发布不严谨的谣言信息。目前，很多民众都带着一定的恐惧心理时刻关注着新冠肺炎疫情的发展，因此，新闻媒体在发布新冠肺炎疫情信息时，应选对时机，雕琢内容，应以助力大众建立良好心态，维护社会稳定为主，增强民众抗疫的决心和信心。

(3) 发挥行业优势，助力打赢抗疫战。对待此次新冠肺炎疫情宣传战役，媒体必须有序且高效地进行工作。新冠肺炎疫情期间的新闻宣传工作，应由各媒体的总编辑统一领导、指挥、调度、行动，新闻信息的方向、选题、角度、对象均要牢实抓好。报道应首要关注大众的生命安全和身体健康，并充分体现新冠肺炎疫情期间轻工行业发挥的优势和责任担当(供应一线医疗救助用品和百姓生活必需品)，切实扛起新冠肺炎疫情防控媒体责任的大旗。在巨大危难面前，媒体人应不断增强自身的脚力、眼力、脑力、笔力，将轻工行业帮扶武汉、支援湖北的实际行动和典型案例，积极地展示给公众，让大家看到国家及各级政府采取的有力防控新冠肺炎疫情举措，看到社会各界抗击新冠肺炎疫情的凝聚力，感受到有力的“轻工力量”和强大的“中国力量”，让媒体人手中的笔真正成为一把锋利的武器，为助力打赢新冠肺炎疫情阻击战添砖加瓦。

### (二) 新冠肺炎疫情期新闻宣传新方法

此次新冠肺炎疫情期间，新闻媒体遵循了三大主要方针，有序地采取了以下具体实施方法，展现了新时代的特征与方针的高效可行性。

(1) 全媒体记者进入一线，以人物特写传递真情。

首先是各地新闻报刊机构的记者们，根据新冠肺炎疫情防控新闻宣传指挥部要求，委派多路文字记者和摄影记者进入集中救治医院，开展蹲点采访。其次在新冠肺炎的报道中，新闻聚焦“小人物”在“大灾难”面前的心路历程，选取医生、护士、疑似患者、确诊患者、治愈患者等具有代表性的人物展开深度报道，以小见大，讲述全民抗击新冠肺炎疫情的生动故事。系列报道《渝西首例病愈出院者纪实》，是人物报道中较为“特别”的一组。上游新闻针对片区首例病愈出院者，将同一个事件以三个不同视角进行呈现，分别是患者本身、救治患者的医生以及目睹事件的记者。报道通过多视角还原事件，让读者更有代入感、真实感。

（2）视频新闻成主流，视频产品助推媒体影响力。

在新冠肺炎疫情的报道中，短视频和微纪录片成为主流传播中的亮点。新冠肺炎疫情期间，各地新闻联合音乐人、明星等推出抗疫主题歌曲或宣传片；派出摄制组拍摄不同岗位上的抗疫坚守，制作出短视频或纪录片；同时采用虚拟背景技术，制作动画、情景剧等，丰富视频产品内容，在全国形成了良好的媒体影响力。

（3）融媒体产品是核心竞争力，数据新闻成新特色。

以“好内容+新技术”为核心的融媒体产品伴随着媒体广泛应用5G、人工智能等新技术，成为重大事件报道的重点。各个行业在大数据的影响下都处在深刻的变革之中。在大数据的影响下，“数据新闻”这一新型的报道形式代替了新闻原有的呈现方式和传播形态。“数据新闻”主要以数据挖掘、分析及可视化的方式将新闻更生动、精准地展现出来。

（4）率先开设抗疫频道，加强媒体合作为用户服务。

移动互联网时代，在重大灾害事件面前，媒体不仅要做用户关注、有品质的新闻产品，更要强化用户思维，生产高黏性的服务性产品。以抗疫频道中的“新冠肺炎疫情综合查询”页面为例，设置了新冠肺炎疫情追踪、小区查询、患者轨迹、同行查询、自筛自查等多个窗口。这当中，有权威机构发布集成的事实新冠肺炎疫情数据地图和趋势表推出的小区查询功能，通过定位或输入地址，可查询周围确诊病例情况。同时，新闻还与各商业机构合作，上线同行交通工具、免费义诊、症状自查等功能，充分利用互联网及科技企业的资源优势，主流媒体的权威、渠道优势，为服务性功能开启了更为广阔的通路。

（5）开设辟谣专区，净化信息以正视听增强公信力。

随着互联网的发展，自媒体成为当今社会重要的信息传播形式。尤其是在重大事件发生时，以微信为代表的互联网平台，因封闭性、“熟人圈子”的属性使其成为各类谣言的重要滋生场所，对社会舆论造成了负面影响。此次新冠肺炎疫情中，有新闻机构专门推出了辟谣专题。针对每天网络上流传较广、影响较大的谣言信息，记者向相关政府部门或当事人进行采访核实，并形成辟谣文章。此类稿件在写法上，多采取简短文稿的形式，更适合谣言信息传播较广的老年群体阅读。同时还将辟谣内容制作成海报，除在本平台上刊发外，海报图片也更适合朋友圈等社交平台的分享，让辟谣内容二次传播。

## 第二节　新冠肺炎疫情期政策法规新闻宣传

### 一、新冠肺炎疫情期政策新闻宣传

面对新冠肺炎疫情防控工作，习近平总书记强调，新闻媒体应坚决按照党中央的决策部署，积极营造全民抗疫的良好舆论氛围，壮大万民携手共克病魔的凝聚力。新闻媒体作为宣传思想文化的主力，应主动打好此次新冠肺炎疫情助力战，在不断提升引领舆论导向水平的同时，更应积极地在群众中宣传，将群众组织凝聚起来，以强化大众信心，温暖社会人心，构建起全民防疫的雄大力量。新冠肺炎疫情期新闻媒体的政策宣传应坚持以下基本原则：

**1. 坚持高举党中央引领的政策旗帜，自觉担负起党的新闻舆论宣传的神圣使命**

要战胜此次新冠肺炎疫情，党的新闻舆论媒体在进行新闻舆论工作时，应时刻以党性原则为准，做到宣传对象、宣传报道与新闻工作者同时同地。新闻媒体应将正确的政治导向及党中央的重大决策方针贯穿于整个舆论引领工作，大力报道各地抗疫措施的良好成效，充分讲好站在抗疫一线工作人员的感人故事，宣传好党中央科学部署防疫、精准实施对策的精神。在把控好新闻舆论工作的引领权、话语权的基础上，充分积极地回应社会舆论的关注点，并做到不失声、不缺位、敢担当，大力传播权威信息和主流思想舆论，以客观理性、科学知识打破不可信的信息，阻断谣言的传播渠道。

**2. 坚持以人民为中心，使人民群众获得优质新闻内容**

人民是国之根本，一切以人民利益为出发点，时刻关注人民群众的实际需求，探索群众热切讨论的内容，推陈创新，及时准确、公开透明地发布防控新冠肺炎疫情的各项信息。新闻媒体应把握好新冠肺炎疫情防控舆论的敏感度，将大众讨论的热点问题投放到最优质的版面中、人们方便看到的时段中，以积极解答疑惑，阻断新冠肺炎疫情风险对于社会的危害。同时，应加大新冠肺炎疫情防控的宣传教育及各类有效信息的共享，引导大众客观认识新冠肺炎疫情，依法正确地抗疫，从而实现信息传播与新冠肺炎疫情防控同时同步。

**3. 坚持稳抓根本，疏堵结合，及时有效地占领新闻舆论传播高地**

牢抓舆论引领主导权，既是媒体传播的政治责任，又是舆论传播的安全底线。媒体应以正面宣传为原则，准确掌控传播时效和规律，重点关注结果，突出舆论力量，争取在新冠肺炎疫情防控、复工复产、疏导大众心理的工作中，发挥重要作用。新闻媒体应完善舆情预警机制，时刻关注舆论风向，针对舆论点创作优质的宣传内容，真正做到有疑必答，有误必解。充分结合当代融媒体产品，采用大数据、人工智能等新技术，使人们看到的新闻更加多样，立体，以现代科技支撑新闻舆论新高地，从而让大众听到更多的主流声音。

**4. 要坚持内宣外宣的协同联动，讲好中国故事，提升新闻舆论的国际传播力**

新闻舆论要兼顾统筹国际和国内两个大局，要同时建立内宣外宣协同联动机制，并加强新闻内宣和外宣工作统筹谋划，整合内宣外宣资源，调动社会各方面力量，对内报道时要有外宣意识，考虑到可能产生的国际影响；对外报道时也要有内宣意识，同时兼顾国内的反应，要推动新闻舆论内宣和外宣工作的协调实施，形成和放大内外一体的全方位整体效应，构建一体化新闻舆论发展格局，进而全面提高新闻舆论的国际传播能力。除此之外，也要提高讲好中国内部故事的能力，尽量用外国人能听得懂的、容易接受的语言体系和表述方式，准确到位地诠释新冠肺炎疫情防控工作中的中国速度、中国规模和中国效率，以充分展示中国人民“集中力量办大事”的制度优越性。政府及各负责部门要始终本着公开、透明和负责任的态度及时准确地向国内外发布新冠肺炎疫情发展信息，并主动设置关于新冠肺炎疫情的正面国际舆论议题，进而向世界呈现出一个负责任的良好大国形象。

## 二、新冠肺炎疫情期法规新闻宣传

中央全面依法治国委员会第三次会议强调，依法科学有序防控是新冠肺炎疫情防控的关键。新冠肺炎疫情防控越是到最吃劲的时候，越要坚持依法防控，在法治轨道上统筹推进各项防控工作，保障新冠肺炎疫情防控工作顺利开展。各省监管局等部门在加强市场监管工作的同时，加大法治法规宣传教育力度，持续进行新冠肺炎疫情防控知识和相关法律法规政策宣传。具体宣传措施如下：

**1. 充分发挥网络平台作用，树立积极的舆论导向**

各政府部门积极通过微信公众号等新媒体平台，及时转发习近平总书记关于抗击新冠肺炎疫情的重要指示精神、中央和省委省政府关于新冠肺炎疫情防控权威报道，广泛宣传新冠肺炎疫情防控工作，引导市场主体和干部职工增强新冠肺炎疫情防控意识、法治意识，做好自身防护、遵守相关法律法规，自觉配合州县卫生健康委等部门做好新冠肺炎疫情防控工作。同时在微信公众号、系统工作群和各科室监管对象联系群、工作群向广大企业和经营户宣传《中华人民共和国传染病防治法》以及《突发公共卫生事件应急条例》《公共场所卫生管理条例》等法律法规，倡导全体干部职工和广大企业及个体户注意甄别网络信息真假，做到不信谣、不传谣、不造谣，坚持舆论引导，未经核实的信息不在微信、微博、朋友圈、QQ 群等媒体平台发布和转载，做知法、懂法、守法的好公民。

**2. 强化重点领域宣传，确保市场秩序稳定有序**

结合新冠肺炎疫情期间食品安全和野生动物日常监督检查工作，向活禽销售店全面宣传《中华人民共和国野生动物法》《中华人民共和国陆生野生动物保护实施条例》等关于禁止销售野生动物和活禽的相关内容，及时向各大餐饮店传达相关法律法规，暂停或延迟集体聚餐宴席、农村自办宴席，深入农贸市场和大中型超市宣传，要求农贸市场、超市、食品销售门店、各餐饮服务经营单位严格按照新冠肺炎疫情防控要求，做好卫生环境清扫工作，做到“一日一清”，加大消毒频率，严格规范餐具消毒，确保提供安全、卫生的餐饮用具。

**3. 强化价格监管法律法规知识宣传，加强价格自律意识**

自新冠肺炎疫情发生以来，全系统采取有力措施，及时宣传贯彻省委、省政府相关文件要求和国家市场监管总局《关于依法从重从快严厉打击新型冠状病毒疫情防控期间违法行为的意见》等相关工作要求，加大力度宣传商品价格管控相关法律法规，尤其是对医用口罩、医用手套、消毒液、抗病毒药物等医用商品的价格管控。充分利用市场主体约谈会和新冠肺炎疫情防控会议，及时向干部职工和经营户传达《中华人民共和国价格法》等相关知识，与零售药店签订稳价保供承诺书。通过宣传教育，使经营者进一步增强自觉遵守价格自律意识；并通过提醒告知宣传，使经营者自觉履行社会责任，稳价保供，各县局利用每天深入药店、商超、农贸市场等开展价格监督检查和巡查之机，积极向企业个体宣传《中华人民共和国价格法》相关规定，做到防患于未然。

**4. 强化《中华人民共和国药品管理法》宣传，维护药械市场秩序**

新冠肺炎疫情防控期间，为确保药械经营主体依法依规经营，政府相关部门及时组织辖区内药械经营企业约谈会，期间宣传《中华人民共和国药品管理法》，就规范合法经营进行了宣传动员，同时要求零售药店作为新冠肺炎疫情防控高风险场所，从业人员做好自我防护的同时，要严格落实入场体温检测制度，对发现有发热等疑似症状的消费者，劝导其就近到医疗机构进一步确诊，并落实登记购买退热、感冒、抗病毒购药人员详细信息制度。

## 第三节　新冠肺炎疫情期医院院内新闻宣传

### 一、新冠肺炎疫情期医院新闻宣传能力建设

医院是病人治疗的地点，是新冠肺炎疫情期大量感染者聚集管理的地方，因此，新冠肺炎疫情期间通过新闻宣传，不仅可以普及新冠肺炎疫情相关知识，提高人民群众对新型肺炎的理解和认知水平，也有利于培育防疫精神，增强人民凝聚力。医院院内新闻宣传为促进新冠肺炎疫情快速认

知和预防，创建和谐社会发挥着重要作用。

基于新冠肺炎疫情发生时的人心动荡和社会不稳定，我国主流媒体应通过电视、网络、报纸及广播等传播媒介，将感染患者的诊疗过程、现代医疗设备的使用、先进治疗理念的应用及良好的医疗环境等宣传出来，向公众展现一个正面健康、积极向上的医院防疫形象。除此之外，成立各级医院的宣传组织，在收集获取新冠肺炎疫情相关事件处理对策的同时，利用不同的传播方式帮助大众全方位了解医院新冠肺炎疫情处理状况，从而创建和谐、友好、健康的医患关系也是至关重要的。关于加强新冠肺炎疫情期间医院宣传能力建设的主要措施有如下四点。

### （一）提高对全媒体适应能力的重视，由被动参与向主动参与过渡

医院新闻的传播、宣传方式和类型发展越来越多、越来越快，医院在深入了解自身状况的前提下，要注意提高社会的适应能力，积极主动地将医院新闻传播深刻融入到各种媒体中，以获取符合医院发展的信息化平台及新闻宣传网站，使人们对医院更加信赖和支持。总之，在有效利用不同媒体形式所展现新冠肺炎疫情发生以来研究进展中的各种文字、语音、信息及图片的同时，也要充分融合网络、广播、报纸及电视等各形式媒体，以此获取关于新冠肺炎疫情的真实、有效、全面的信息。抗疫一线报道团队贯彻习近平总书记关于新冠肺炎疫情防控工作重要讲话和指示批示精神，用全面、客观、真实、权威的报道，积极回应国际上的虚假信息和似是而非的观点，用抗击新冠肺炎疫情的动人故事，彰显战疫一线勇于牺牲、敢于奉献、舍小家为大家的大爱精神，为坚决打赢新冠肺炎疫情防控的人民战争、总体战、阻击战凝聚强大的力量。

### （二）强化宣传人员的敏锐捕捉能力，及时准确地对信息进行有效判断和利用

面对诸如新冠肺炎疫情这类突发公共事件时，应发动包括专业宣传人员、媒体工作者乃至全院医务人员在内的每个人，提高新闻宣传意识，及时敏锐地发现新闻线索、收集新闻素材、挖掘深度报道，展示医务人员在重大疫情面前不畏生死、甘于奉献的医者形象。在新冠肺炎疫情期间，各

医院的每日就诊患者及医院救治人员都非常多，各种问题层出不穷，新闻宣传人员不仅要不断更新新闻思维，树立良好的行为意识，还要提高自身对于新闻的敏感性，以及时捕捉和发现新闻。同时，要重视宣传队伍的培养。从事新闻宣传工作的人员首先要增强"四个意识"，提高政治素养，保持以人民为中心的立场；其次要有正能量，传播好声音，讲好动人故事。

### （三）加强新闻常态化下驾驭能力，尽可能地将负面影响降至最低

第一，以新冠肺炎疫情期间各医院的实际发展状况为现实依据，建立具有特殊职能的科室，例如设立新闻专家科室，将新闻宣传的正面催化作用最大化，从而促进医院服务效率及质量的提高，给医院患者提供更为全面的人性化诊疗服务。

第二，以尊重患者权益为基础，在信息发布及新闻编辑时要充分确保患者的个人权益。

第三，要从客观的角度报道新闻事件。在新闻宣传期间，要以实际事件发展状况为依据进行报道，深入调查和分析每个事件的发生过程，减少夸张报道及错误报道等不良现象的出现。

第四，禁止过度炒作。在医院实际发展期间，新闻的宣传工作应避免在报道各种任务及事件时进行宣传及炒作，歪曲事实。

第五，报道及宣传每篇新闻时，医院新闻宣传人员要团结协作，做好引导和指向性工作，尤其是在新技术的更新和突破等方面，需要加强对新闻内容的严格把控，以确保新闻内容的可靠性和准确性，让公众更加信任和支持医院的工作。

### （四）提高对正能量信息传播的重视，促进新闻发布能力和设置能力

随着全媒体时代的快速发展，新闻的传播方式也发生了明显的变化，网络信息的传播速度越来越快。因此，各医院需要不断完善和增强自身的新闻发布能力和设置能力，最大限度地保证发布新冠肺炎疫情新闻和信息的公正性、客观性和合理性。新闻工作人员应树立全新的全员公关理念，在充分掌握各种事件动态发展状况的前提下，定期组织新闻宣传工作人员

进行相关知识的学习，促进其专业技能、综合素质的提高，以此来实现新闻传播传达正能量的目的。

总而言之，针对新冠肺炎疫情期间医院宣传工作的开展，要在保证新冠肺炎疫情新闻事件报道的公正性、客观性和实事求是的基础上，准确分析并判断新冠肺炎疫情新闻及舆情的动态，同时利用科学、有效的方法积极处理医院内外发生的风险事件，从而通过多种多样的多媒体发布，树立医院积极、正面的形象，推动医院进一步发展。

## 二、新冠肺炎疫情期医院院内新闻宣传方法

### （一）加强防治新冠肺炎疫情新闻宣传组织领导

突发公共事件发生以后，如果官方不及时发布信息、通报情况，公众对突发公共事件的知情权不能得到满足，就容易产生谣言。因此，在新冠肺炎疫情发生后，医院要强化信息发布，坚持公开、透明、及时、准确的原则，针对国家及市、区的疾控中心发布的一系列的新冠肺炎疫情防控政策及措施，应制定全院防控新冠肺炎疫情健康教育、新闻宣传的工作方案，同时，依法及时地转发官方的新冠肺炎疫情公告，并成立教育宣传工作小组，且应以宣传小组为组织中心，协调各部门工作，同时，医务处、门诊部、院感办应大力配合全院的健康教育与新闻宣传工作。

### （二）针对不同人群采用不同新冠肺炎疫情宣传方法

#### 1. 针对医护人员的新冠肺炎疫情宣传

依托医院的办公系统，在医院办公系统相关栏目中，发布新冠肺炎疫情相关信息和防治知识以及中国疾病预防控制中心针对新冠肺炎疫情分析报告和医院新冠肺炎疫情的处置情况等内容，组织医护人员进行学习。首先要求医务人员实时掌握有关新冠肺炎疫情的最新信息，提高健康教育意识，明确医护人员的社会责任感，并加强自我防护能力。其次可以通过手机短信、微信平台或 App 等渠道向全院职工发送新冠肺炎疫情防控的相关知识。由于医院部分后勤、辅助部门或科室的人员因工作性质不同等特殊原因，难以保证及时登录办公系统学习新冠肺炎疫情防控的相关知识。故

医院可以通过手机短信、微信平台或手机相关软件将新冠肺炎疫情防控知识要点发送给全院职工，如新冠肺炎疫情的常见症状、居家护理的注意事项等，有效防范因节假日人员聚集而导致新冠肺炎疫情集中暴发的情况。最后可以通过专题培训，最大限度地提高医护人员对新冠肺炎疫情情况和预防措施的正确认识。通过培训，集体解读疾控中心关于新冠肺炎疫情的各项分析报告，指导各科室做好预检分诊及个人防护工作，从而提高医院医务人员对于新冠肺炎疫情的防控意识和应急处置能力。除此之外，各个科室还应结合新冠肺炎疫情特点制定详细的防控措施，并要求全体员工积极响应并行动起来，切实做到“早发现、早报告、早诊断、早隔离、早治疗”。

**2. 针对广大群众的新闻宣传**

医院的官方网站是展示医院形象、交流医卫信息、普及防疫知识、加强医患沟通的重要平台。充分利用医院官方网站的权威引导作用开展新冠肺炎疫情防控工作是新冠肺炎疫情期间新闻宣传的关键环节。在医院官网上，医院的宣传中心可以将新冠肺炎疫情动态和本医院防治新冠肺炎疫情的具体工作安排及时在网上发布，并在网站制作有关新冠肺炎疫情的科普专题页面，整合各方权威的新冠肺炎疫情播报、发布健康科普知识和新冠肺炎疫情患者就诊指南等多项内容。在新冠肺炎疫情流行期间，也可以通过医院官方网站连续推送新冠肺炎疫情相关文章，普及新冠肺炎疫情预防相关知识。同时，医院官方微博和微信公众号也可以利用起来，成为医院向社会展示形象的新窗口，有助于在医患之间、职工之间、医院与社会之间搭建起无形的桥梁。针对新冠肺炎疫情实际情况，医院宣传中心还可以组织呼吸科、感染疾病科等相关科室专家撰写新冠肺炎疫情的流行病学特点、临床表现、治疗、用药及预防等方面的科普文章，这些文章要结合文字、图片、动图等，图文并茂，形象生动地让公众接受，从而达到能够有效传授防治新冠肺炎疫情科学知识的目的。

**3. 针对来院就诊患者的新闻宣传**

门诊电视健康教育为院内患者获得信息最迅速的方式。当医院患者居多时，就诊、候诊患者因等待时间过长容易产生焦急烦躁的情绪，为了缓解这方面就诊压力，进一步减少医护人员向患者进行解释和告知等方面的非专业工作量，医院应积极组织急诊、呼吸科等科室的相关专家和电教人员协同将“疫情的流行病学特点、临床表现、预防方法、疫苗接种”等内容制作成新冠肺炎疫情防治的公益短片在门诊电视中滚动播出，这样就可以使患者及其家属在就诊和候诊的同时学习新冠肺炎疫情防治知识，增强自我保护意识，加强自我防控能力，也能在一定程度上减少群众对于新冠肺炎疫情的恐慌和焦虑。除此之外，也可以设计制作医院版新冠肺炎疫情防控宣传海报张贴在医院的主要科室以及各病房楼层的显著位置，使患者方便地获取到正确的新冠肺炎疫情防控知识。在新冠肺炎疫情发生期间，医院宣传中心还需要密切关注和收集各权威网站及微博媒体上与新冠肺炎疫情有关的权威舆情信息，并对网络舆情实施全天候全方位监控，及时将主流舆情信息分转给各负责的相关职能科室进行妥善处理。相关科室尽量要在第一时间对舆情的反映情况进行核实，与当事人进行有效沟通之后提出解释和处理意见。对于新冠肺炎疫情的负面舆情，也不能逃避，要及时积极地回复，从而正确引导舆论方向。

### （三）有效提高医院新闻宣传工作水平的途径

第一，要提高医院新闻宣传工作的主动性。医院自身要增强新闻宣传工作的主动意识和宣传意识，把新闻宣传工作摆在重要的位置，将传统的被动报道积极转为主动宣传。

第二，要进一步加强与传统媒体的合作沟通。尽管现阶段的传媒资源和途径多种多样，但对医院新闻宣传而言，传统媒体仍具有权威性高、受众性广、稳定性强等特点。所以医院要在利用新兴媒体的基础上，进一步加强医院新闻新兴媒体与医院传统媒体的沟通，建立良好的协同合作关系，及时为公众提供医院公益行为、重大成果等具有价值的报道，为医院树立良好的舆论导向。随着网络信息技术的普及，手机、微信、微博等新媒体蓬勃发展，新媒体技术速度快、门槛低、受众广等优势也要充分发挥出来。这要求医院首先要更新观念，一方面，充分利用新媒体优点，创造更有可读性、思想性和趣味性的内容，另一方面，也要着力打造医院自身的新媒体新闻宣传平台，可以建立集医院介绍、新闻宣传以及便民服务为一体的微信公众号、手机客户端等，通过图、文、声、像等多种数字化技术打造全方位立体化宣传平台，从而开拓医院新闻宣传的新阵地。

### （四）提高医院应对新闻舆论的专业水平

第一，要招聘专业人才，加强专业培训，建立一支素质高、业务精、专业性强的医学宣传的队伍。

第二，要提高医院的舆论应对能力，在摸清媒体的运作模式和规律的前提下，也要掌握舆论发展趋向，要会说内行话、做内行事。当出现不利于医院发展的舆论导向时，医院要及时启动相关的应急公关，及时客观真实地反映上报情况并澄清误解，快速掌握新闻舆论的主导权，进而正确引导社会舆论，树立医院良好形象。

第三，要营造良好舆论氛围。医院可以多从专业性、科学性的角度来考虑进行新闻宣传，不仅扩大了新冠肺炎疫情的科学普及范围，还能体现医学人文与医学伦理相结合，从而推动医院的健康可持续发展。

在今后的医院新闻宣传工作中，还应进一步健全和完善新冠肺炎疫情新闻宣传的相关工作机制，在不断创新新闻宣传方式的同时，也要不断加强宣教，拓展新冠肺炎疫情宣传教育的内涵和覆盖面，提高公众的新冠肺炎疫情防范意识，使医院新闻宣传在新冠肺炎疫情预防控制工作中发挥更有效的作用。

## 第四节　新冠肺炎疫情期社会公众新闻宣传

### 一、新冠肺炎疫情期社会公众新闻宣传的基本原则

随着新媒体时代的到来，每个公民都有可能是网民，个人电脑、平板电脑、手机等终端或移动终端只要能够与网络连接，就可以随时随地把手头掌握的信息发往世界各地，发往地球的每一个角落，发给每一个认识或不认识的网民。因此，在世界舆论面前，作为地球村的公民，人人都是国家形象的塑造者。在新冠肺炎疫情防控中，社会公众间的新闻宣传应符合以下基本原则。

### （一）理性面对突发公共事件，做到不信谣、不传谣，不恶意传播虚假信息

由于突发公共事件的社会关注度较高，社会影响面较大，每当事件发生时总会激起人们探究的目光和了解的欲望。在新媒体时代，随着网络和手机的普及，尤其是微博、微信的广泛使用，信息传播无所不及，瞬间可以传遍世界各地。谣言作为信息的一个变种，其传播原理自然也不例外。2020 年 1 月 20 日，习近平总书记对新型冠状病毒感染的肺炎疫情作出重要指示，新冠肺炎疫情的信息已经向海内外彻底公开，信息的公开致使谣言自然失去存在的空间①。加上国内外各类媒体铺天盖地地进行跟踪报道，甚至现场直播，极大地满足了公众的知情权。在此次事件的不断发展和推进中，随着公众媒介素养的不断提高，国人普遍能够理性面对突发公共事件，基本做到不信谣、不传谣，不恶意传播各类虚假信息，在网络上理智发声，在国际上树立了良好的国家形象和国人形象。

### （二）以积极、乐观的心态应对灾难，在人与人之间传递温情和大爱，传播正能量

在新冠肺炎疫情发生初期，由于来势凶猛，人与人之间的传染性特别强，再加上武汉市乃至湖北省应对能力有限，无助、悲观、失望等消极情绪弥漫在许多确诊病人和疑似患者的家庭及其成员之间。随着武汉采取“封城”措施，绝大多数市民被迫选择在家隔离，一时间人们无法从恐慌中解脱出来。然而，随着人们对这种新冠肺炎知识及其防护措施的逐步了解，武汉市民渐渐适应了这种突如其来的变化，开始学会以积极、乐观的心态应对这场突发公共事件，不放弃对国家的信任、不抛弃对生活的信心，利用多种形式表达对全民抗击新冠肺炎工作的大力支持和协助。

---

① 习近平对新型冠状病毒感染的肺炎疫情作出重要指示　强调要把人民群众生命安全和身体健康放在第一位　坚决遏制疫情蔓延势头　李克强作出批示［EB/OL］. 人民网，2020－01－20.

### （三）立足中国国情和乡土实际，用通俗易懂的语言与形式传播国家政策和村规民约

尤其是对于普通公众而言，使用通俗易懂的语言与形式进行传达，这无疑是最有效的方式与方法。在这次新冠肺炎疫情的应对与信息传播中，一些地方一改板着面孔说教、刻板生硬地传达上级指示精神的做法和面貌，使用具有浓郁乡土风味和色彩的土语、俚语、方言，通过村口大白话的宣传标语和大喇叭喊话等朴素方式传送非常时期的国家政策和村规民约，用大白话讲道理，传授新冠肺炎疫情防控知识和基层防治经验。虽然看后和听后令人捧腹，但也形象、明白地传递了重要信息。“口罩还是呼吸机，您老看着二选一”等诸如此类的标语口号虽然像泥石流一样“无情”，却又十分“硬核”，有的虽然还残留一些民间思维的成分，但表达的是广大人民群众万众一心、众志成城、严防死守、群防群治，打赢新冠肺炎疫情防控阻击战的决心和信心。这些带有具象化的语言和符号，虽然不一定具有多大的传播力，但却在一定范围内产生了共情、共鸣的传播效果。只有建立在共情基础上的传播话语及话语方式，才能被更多的民众所理解和接受。

## 二、新冠肺炎疫情期社会公众新闻宣传的高效手段

### （一）在宣传内容上以“法”战“疫”

在普及新冠肺炎疫情防控知识、卫生健康常识的基础上，根据新冠肺炎疫情发展的需要，有重点地突出法治宣传。以法律为依据，以震慑处罚为基调，以案例说法为引导，以农村社区为重点，开发制作视频宣传品。广播电视台开放新闻频道，专门解读新冠肺炎疫情法律常识，为广大人民群众普法。

### （二）在宣传方式上以“多”战“疫”

开展“扫街式、全方位、立体式”社会宣传，通过应急广播、移动喇叭、科普视频、微信群、宣传海报、LED 显示屏和出租车顶灯、公交车车

载视频、建筑围挡、路名牌、公交车站点宣传橱窗、布标、手机短信等方式在全市范围实现宣传全覆盖。一是“小”喇叭“广”传播。利用农村村村响应急广播、宣传车、流动喇叭等载体在小区、农贸市场、超市、村社等重点地段播放公告、倡议书、方言劝导语音，把新冠肺炎疫情动态、防控科普等内容不间断地送到村民居民处，打通新冠肺炎疫情防控宣传的“最后一公里”。通过无人机喊话宣传，以县城为中心，以乡镇为基点，采取环状路线，与其他宣传形式有机配合，分层开展宣传，合力构建全方位、立体化、无死角的新冠肺炎疫情防控宣传大格局。二是“短”视频“准”传播。在 LED 显示屏、电梯视频、公交车车载视频、电视台等公益宣传平台推送新冠肺炎疫情防控科普视频、以案说法视频等。

### （三）在宣传发动上以“力”战“疫”

积极加强宣传教育，汇聚文明力量。市文明办制发了倡议书、公开信，号召全市文明委成员单位，各级文明单位、文明村镇、文明校园、文明家庭，广大市民朋友及志愿者和志愿服务组织投身各地抗疫工作，开展未成年人心理援助工作，发布两批志愿服务项目。组织道德模范、身边好人、文明家庭、志愿者、新时代好少年等榜样录制视频并于公益宣传平台推出。

### （四）在宣传成效上以“典型”战“疫”

在新冠肺炎疫情防控期间，全国人民帮扶困难地区的大爱精神一直在不断地被渲染，一线医务人员、基层干部、公安民警、社区工作者等的感人事迹，被我们广泛宣传，这些事迹都体现了人民打赢战争的坚定信心及同舟共济的优良品质，凝聚了万民一心抗击新冠肺炎疫情的庞大力量。积极向省委宣传部报送抗击新冠肺炎疫情先进典型事迹材料，树立战胜新冠肺炎疫情的信心和决心，引导全市干部群众立足本职岗位为战胜新冠肺炎疫情作出更大贡献。

## 三、新冠肺炎疫情期社会公众新闻宣传具体措施

在新冠肺炎疫情防控的过程中，社会公众不仅密切关注新冠肺炎疫情

的发展情况，也想为新冠肺炎疫情防控贡献一份自己的力量。如何整合这些来自各方面的社会力量，引导社会力量规范、高效、并精准投入新冠肺炎疫情的防控工作中是当前政府和各相关组织需要考虑的重要问题。

### （一）加强动员非营利组织，做到分类管理、资源引导、行为控制

分类管理即是依据新冠肺炎疫情发展阶段所需，对各类非营利组织进行职责引导，根据主管部门负责制，在保证人员独立、财权分开、事权分开、自主运行的前提下，审核所管辖非营利组织的活动开展情况，并对其提供必要的政策支持；资源引导即政府在必要的情况下可以通过购买公共服务的方式为非营利组织提供一定的服务资金和技术支持，尤其是当前新冠肺炎疫情下要充分调动卫健委管辖的相关卫生健康领域社会组织，各组织要充分发挥其所长，补当下所需；行为控制即政府应积极主动对非营利组织相关活动进行监督管理，在采用科学的评估方法对其参与绩效进行考核的同时，也要适时向社会汇报非营利组织所付出的努力与工作成效。

### （二）政府要引导营利组织承担起相应的社会责任

政府一方面可委托企业开展有偿服务，对于防疫工作所需物资进行补充。另一方面，面对即将迎来的返工潮，各企业、行业协会要发挥起自己的职能，切实加强对相关企业的安全生产和危机应对能力的指导和监督，同时动员企业建立一股自己的新冠肺炎疫情防控力量，例如制定本企业的新冠肺炎疫情防控规划，编写本企业的危机防控手册，以及储备必要的防控物资和装备等。各单位企业可以在保证企业员工生命健康安全，企业平稳运行，稳定正常市场运转秩序的前提下，鼓励企业利用余力有计划有组织地规范参与到新冠肺炎疫情防控民众动员工作中。基层组织对公众的危机社会动员一直以来都是最直接和最有力的方式。在新冠肺炎疫情防控的当前阶段，基层组织已经在新冠肺炎疫情防控的知识宣传、排查、隔离等防范措施方面做了较为充足的工作，为后期的疫情防控工作奠定了一定的基础。接下来，基层组织在做好新冠肺炎疫情防控工作的同时，也要注意平时的工作以及采取措施时的方式方法，要时刻关注辖内居民的心理健康问题，关注居民的日常生活质量。基层组

织可以通过编顺口溜、教授各地方言或者学习歌曲等方式，带动基层居民抗疫的积极性，拉近与群众的距离，同时采用创新新冠肺炎疫情宣传的方法，减轻群众的焦虑情绪，进而为后期的新冠肺炎疫情防控做贡献。

### （三）运用好数字技术和媒体资源，积极传递正能量，增强社会公众抗击新冠肺炎疫情的信心

当前正处于网络技术飞速发展的信息化时代，在开展网络社会动员的同时，还要注重将新媒体与传统媒体相结合，充分发挥各方面优势，及时准确地在网络平台（如微信、微博、电视等）发布权威消息，避免谣言的产生。在各网络媒体中，尤其是网民使用度和认可度较高的媒体，政府及相关部门也应该积极与公众进行互动和交流，发布真实的危机情况，并且正面引导网络舆论，积极传递正能量。

新冠肺炎疫情防控期间还应健全新冠肺炎疫情工作的监督考核制度，公示明确的奖惩机制，引导社会力量积极有效地参与到防疫工作中来并承担起相应的责任。在防疫任务完成后，要对社会力量参与的积极性、时效性、合理性和有效性等进行多方面的考核。对在防疫工作中造成的物资及装备设备损耗、人身保险等费用应给予适当的补助。对于模范典型、感人事迹等具有较大影响意义的行为要进行表彰奖励。各级政府和相关部门组织还要借助各方面的媒体力量，影响和号召社会力量参与防疫工作的正能量，营造出社会力量有效参与防疫工作的良好氛围。同时，对于新冠肺炎疫情期间危害群众健康、阻碍防疫宣传工作开展、利用新冠肺炎疫情牟取不正当利益的社会力量按照法律法规进行相应的处罚与惩戒。

## 四、新冠肺炎疫情期公众防疫宣传行为的落实

“如何正确佩戴口罩？打喷嚏怎么遮挡？开窗通风多久一次？洗手为什么要六步？”在以前，人们或许对此不以为然、一知半解，但自发生新冠肺炎疫情以来，上述问题已成为网络热词，每天在手机上刷屏。再加上卫健部门、社区一线人员的反复密集科普，大家脑子里都绷紧了“讲卫生”这根弦。

新冠肺炎疫情期间，健康知识普及以灌输式为主，比如社区宣传栏、官方网站、横幅标语等。通过下沉服务，纠正居民不良生活习惯，督促大家树立健康管理意识，主动预防和控制传染病，家庭医生、村医等基层医务人员可以通过上门入户、在线聊天或门诊咨询等方式开展服务。

**（一）结合新冠肺炎疫情发展和市民需要，及时发布新冠肺炎疫情防控相关资讯**

新闻发布会上开起科普讲座，征集网友关心的问题并直播答疑，微信公众号推送号召群众佩戴口罩、量体温、有疑似症状到哪些医院就医的健康资讯，媒体利用社交网络邀请专家言传身教，通过漫画、动画对儿童开展科普等灵活多样的新形式，有针对性地释疑解惑，带动公众参与。

**（二）及时回应群众，为群众提供24小时线上法律服务**

受新冠肺炎疫情影响，群众生产生活和企业经营可能面临一些新的法律问题，为及时回应群众疑问，微信小程序上推出“疫情应急法律服务平台”，24小时在线免费为企业和市民提供实时法律咨询和新冠肺炎疫情法律服务智能问答，及时为群众答疑解惑。公众号推出“战疫说法”专栏，通过以案说法形式，及时回应群众关心的新冠肺炎疫情相关法律问题。

**（三）加强公职人员普法，依法做好疫情防控工作**

为督促指导公职人员依法履职，切实维护群众合法权益。网上开启直播课，组织全市公务员专题学习《传染病防治法》及相关的法律法规，邀请专家重点讲解在传染病防控防治工作中，政府如何依法行政、依法防控，进一步推动全市公务员在新冠肺炎疫情防控中依法履职。

新冠肺炎疫情给所有人上了一堂健康素养课。经此一“疫”，大家都意识到，养成良好的卫生习惯、提高健康素养，不仅关乎平时生活质量，关键时也是“救命秘籍”，能把预防关口前移，让人不得病、少生病，减少传染病的侵害。加大健康知识的传播力度，提高传播效果，将医学研究成果转化为通俗易懂的健康知识和人们的良好习惯，要靠卫生健康部门、各部门、专业机构、媒体和公众等共同来完成。

# 案例九：新冠肺炎疫情期河南省某三甲医院新闻宣传应急管理工作方案①

## 一、新冠肺炎疫情信息管理方案

根据《中华人民共和国传染病防治法》和上级主管部门相关要求，为进一步严肃新型冠状病毒防控期间信息报送、发布与宣传纪律相关事宜，特制定相关规定如下：

### （一）新冠肺炎疫情相关信息报送

严格按照《中华人民共和国传染病防治法》相关新冠肺炎疫情信息报送要求，新冠肺炎疫情防控工作小组办公室负责及时收集、汇总院内接诊、诊治等新冠肺炎疫情信息，报经工作小组组长审核后，按照规定程序报至卫生健康委、疾控中心等部门。

### （二）院内外信息宣传相关事项

医院各部门要高度重视，进一步要求全体员工，严肃新型冠状病毒防控相关信息宣传纪律，实行统一管理，具体如下：

（1）按照国家、省卫生健康委等主管部门相关规定要求，严格遵守信息发布与新闻宣传纪律。

（2）严肃朋友圈、微信群、自媒体发布纪律，不允许私自发布新冠肺炎疫情、病人就诊、相关病例救治等非官方信息，不允许私自接受媒体采访。救治信息由医院新闻发言人统一发布。

（3）针对病人救治等适宜发布相关内容，凡需要进行对外发布和宣传或由媒体联系采访的，在发布前，严格执行选题申报主管院领导审批制度，严格执行涉及对外宣传临床科室负责人、职能主管科室负责人、院领导三级审核制度。

（4）进一步加强舆情监测力度，及时启动应急响应机制。

（5）凡违反信息发布与宣传相关法律法规和要求的，经调查核实后依

① 笔者根据河南省人民医院资料整理。

法依规予以严肃处理。

## 二、新型冠状病毒感染的肺炎防控宣传信息组工作分工

为切实加强新型冠状病毒感染的肺炎防控工作，按照《河南省某三甲医院关于印发新型冠状病毒感染的肺炎防控工作方案的通知》要求，院内成立宣传信息组。为进一步细化责任、抓好落实，切实做好防控期间全院宣传信息的规范化管理，进一步明确分工如下：

### （一）宣传信息组工作职责

组长：医院党政领导担任。

副组长：医院党政领导担任。

成员：医院党政领导及职能部门负责人。

配合上级主管行政单位开展媒体和公众公共卫生风险沟通等工作；舆情监控及媒体宣传的口径统一管理；组织开展院内外防控知识宣传教育；新冠肺炎疫情防控救治网络信息保障支持及信息安全。认真贯彻执行医院防控领导小组及防控工作办公室各项安排部署，集中管理、明确分工、协同配合。

### （二）主要任务及职责分工

按照《河南省某三甲医院关于引发新型冠状病毒感染的肺炎防控工作方案的通知》，进一步明确职责分工（见表例9－1）。

**表例9－1　宣传部、医务部、网络信息中心、感染管理科职责分工**

| 序号 | 分工内容 | 职责部门 |
| --- | --- | --- |
| 1 | 组织学习《河南省某三甲医院关于印发新型冠状病毒感染的肺炎防控工作方案的通知》，确保全面贯彻落实 | 宣传部、医务部、网络信息中心、感染管理科 |
| 2 | 宣传部牵头，密切与网络信息中心、医务部、感染管理科的沟通联系，做好舆情信息与新闻宣传的管理 | 宣传部、医务部、网络信息中心、感染管理科 |
| 3 | 加强与河南省卫生健康委宣传处、医政医管处、疾控处、信息中心等上级主管部门的工作对接，密切沟通协调，确保渠道畅通、响应迅速 | 宣传部、医务部、网络信息中心、感染管理科 |
| 4 | 督导全院各部门高度重视，按照国家、省卫健委等主管部门相关规定要求，严格遵守新闻宣传纪律 | 宣传部、医务部、网络信息中心、感染管理科 |

续表

| 序号 | 分工内容 | 职责部门 |
| --- | --- | --- |
| 5 | 常态运行舆情监测平台，进一步加强舆情监测力度，及时启动应急响应机制 | 宣传部 |
| 6 | 用好自有融媒体宣传平台，适时策划推送相关新冠肺炎疫情防治信息；沟通好主流媒体，适时组织集中采访报道 | 宣传部、医务部 |
| 7 | 挖掘典型事迹，弘扬医院正能量 | 宣传部 |
| 8 | 做好网络信息技术支持和信息安全支持，建立全天候应急响应机制，为新冠肺炎疫情救治期间相关信息宣传提供专业支持 | 网络信息中心 |
| 9 | 负责对疾控部门新型冠状病毒感染的肺炎防控相关科普知识等权威信息的收集、整理、宣传 | 医务部 |
| 10 | 负责院感科普宣传并审核信息宣传中的院感规范 | 感染管理科 |

## 三、新闻宣传工作成效

按照院党委要求，新型冠状病毒感染的肺炎疫情防控宣传信息组进一步完善工作机制，明确分工，围绕以下五个方面开展工作：

一是明确责任部门，建立宣传部、党办医务部、护理部、人力资源部等多部门分工合作、密切联动的机制，建立及时、迅速的舆情应对机制。

二是借助互联网技术，抓好相关舆情信息的筛选与抓取。与东方今报舆情研究中心合作，做好日常监测和网络监测，建立完善专业舆情应对机制。

三是建立完善融媒体平台，涵盖网站、院报、微信公众平台等10个平台，积极弘扬正能量。

四是拓宽媒体传播渠道，广泛宣传医院加强新冠肺炎疫情防控的好做法、医务人员坚守岗位的先进事迹。

五是出版舆情监测专报，每日出版，刊发媒体正面报道、舆情信息与国内相关防控信息，做好舆情报送。

根据全院新冠肺炎疫情防控实施方案要求，党委副书记兼工会主席武素英3次召开专题会议，要求明晰新冠肺炎疫情防控宣传信息组职责，做好各项工作。宣传部进一步做好舆情管理，围绕工作重点，深入一线，协力融媒体平台和权威媒体传播，加大宣传报道力度，营造了良好的工作氛围。

舆情监测日报提振精神。为增强舆论引导能力，出版舆情监测日报，常设媒体聚焦、信息预警、综合信息3个栏目，动态反映了主流权威媒体对医院的正面宣传报道，提振了干部职工众志成城抗击新冠肺炎疫情的士气，为推进新冠肺炎疫情防控提供了决策依据。截至2020年3月16日，编辑出版河南省某三甲医院舆情监测41期，共计编发相关信息912条。

融媒体平台宣传形成较大影响力。宣传部整合自有纸质、网络、户外、新媒体等10个平台资源，着力文字、视频、音频、图片等全媒体传播，立体化宣传新冠肺炎疫情防控健康知识，推出了300多个反映工作进展、工作经验、一线感人事迹的报道。截至2020年3月16日，“河南省某三甲医院”微信公众平台刊发新冠肺炎疫情相关报道60篇，总阅读人数1316940人，平均阅读人数21949人，《河南省某三甲医院新冠肺炎线上咨询服务门诊上线》《河南省某三甲医院接受社会捐赠公告》2篇报道阅读人数13万余人，《出征了！河南省某三甲医院援湖北医疗队》阅读人数9.6万，单篇最多点赞近1300次、最多留言近640条；官方抖音平台发布短视频28个，2个视频观看量突破10万余人；原创制作《紧握你的双手》MV已经在53个媒体平台发布，观看量近100万人；出版3期《河南省某三甲医院院报》抗击新冠肺炎疫情特刊，共包括48个版面14多万字内容，图文并茂、全景呈现医院以及广大医务人员在防控新冠肺炎中的创新做法、典型经验和感人事迹；编辑制作“新冠楼”建设画册和抗疫纪实书籍。

权威媒体广泛深入报道。通过主动策划、集中采访、线索专供、专题访谈等，宣传部持续为权威媒体提供丰富鲜活的报道素材，各类媒体日均报道我院新冠肺炎疫情防控相关做法、事迹近30条。截至2020年3月16日，人民日报、新华社、中央电视台、光明日报、中国日报、参考消息、人民网、新华网、央广网等中央权威媒体报道我院新冠肺炎疫情防控相关做法和事迹90多篇次；健康报、丁香园、健康界、医药卫生报、大河健康报、中国医院院长等健康专业类媒体进行相关报道220多篇次；河南卫视、河南新闻广播、河南日报、大河报、大河网、猛犸新闻、河南商报、郑州报业集团等省内有影响力的媒体报道770多篇次。

# 第十一章

# 境外输入病例应急管理

## 第一节　境外输入病例应急管理概述

### 一、境外输入性病例基本概念

境外输入性新冠肺炎病例是指我国（包括港澳台地区）已消灭而由国外（地区）传入的新冠肺炎病例。

作为全球第二大经济体和重要的旅游国家，我国每年出入境总人数已超过2.5亿人次，随着“一带一路”倡议的实施，国际交流日益增多，频繁的国际人员流动使得新冠肺炎的输入风险增加，对我国新冠肺炎疫情防控构成严峻挑战。境外输入病例输入国内后，会在很大程度上改变新冠肺炎流行过程，形成利于传播的生态环境。在我国新冠肺炎疫情趋稳，生产生活逐渐恢复常态的情况下，加强境外输入性新冠肺炎病例的应急管理，开展有效的预防控制，是巩固我国新冠肺炎疫情防控成果的必要举措。

### 二、境外输入性新冠肺炎病例的四种结局

境外新冠肺炎病例输入后，基于传染病流行病学传播环节以及防控措施落实情况不同，一般可出现以下四种结局：

（1）输入后，不发生境内传播。该结局主要发生于新冠肺炎疫情的中后期，新冠肺炎监测筛查体系已经完善，输入性病例在进入国境前通过卫

生检疫已被有效控制。这种结局有两种有效措施：第一种，新冠肺炎输入性病例表现出明显的感染症状，进入我国境内后，即进入临床救治，治愈后不再具备引起新冠肺炎传播的可能性；第二种，新型冠状病毒无症状感染者，一般没有发烧、咳嗽等临床症状，但是标本检测呈阳性，通过医学观察或必要的临床救治，病例自愈或经治疗后恢复健康，不再具备引起新冠肺炎传播的可能性。

（2）输入后，有引起境内传播的可能，但实际上未导致境内传播，仍局限在输入个案。该结局主要发生于新冠肺炎疫情的前中期，新冠肺炎监测筛查体系已经初步建立，但并不完善，防控措施与第一类结局类似，但病例识别的时间早于第一类结局。

（3）输入后引起境内局限传播，但被有效控制或消除，尚未出现境内的持续传播。该结局主要发生于新冠肺炎疫情的前期，新冠肺炎监测筛查体系还未建立，出现临床异常症状的病例在医疗机构通过有效救治恢复健康，不再具备引起新冠肺炎传播的可能性。这种情况下的交叉感染，可能会引发新冠肺炎疫情快速扩散。

（4）输入后，引起境内持续传播。该结局主要发生于新冠肺炎疫情发生之前，新冠肺炎疫情还未能有效识别，应急体系还未启动，出现临床异常症状的病例未能得到有效救治与管理，也未能引起病例自身以及疾控机构的重视。这类传染源最容易导致新冠肺炎疫情大规模暴发。其中，一部分病例通过自愈，不再具备引起新冠肺炎传播的可能性；另一部分经医学干预后恢复健康，不再具备引起新冠肺炎传播的可能性；还有一部分病例死亡。

## 三、输入性新冠肺炎病例应急管理目标

输入性新冠肺炎病例应急管理目标分为三个层次。

第一层次：减少或避免境外人员或疑似病例输入。这是从根本上预防新冠肺炎在我国境内传播的途径。必须指出，对新冠肺炎疫情严重的国家进行支援，从源头上减少新冠肺炎病例，是一种经济有效的途径，这也是新冠肺炎疫情暴发以来，我国一方面加强国内联防联控机制，另一方面积极参与全球新冠肺炎疫情应对支援其他国家抗击新冠肺炎疫情的重要原因。

第二层次：及时发现输入病例，采取措施避免在我国境内传播。我国要求入境人员必须进行 14 天集中隔离，同时进行核酸检测，这是发现和管理输入性新冠肺炎病例最为有效的措施。

第三层次：当输入新冠肺炎疫情扩散时，应及时发现本地传播或暴发，采取措施阻断传播、减少危害。新冠肺炎疫情发生以来，我国借助于手机 IP 绑定、大数据分析技术等手段，快速识别输入性新冠肺炎病例及其密集接触人群，对人群实施隔离和有效救治，将输入新冠肺炎疫情的扩散控制在最低水平。

## 四、输入性新冠肺炎病例应急管理策略

### （一）成本—效益理论基础

19 世纪法国经济学家朱乐斯·帕帕特的著作中首次提出成本—效益分析方法的概念，被定义为“社会的改良”①。其后，这一概念被意大利经济学家帕累托重新界定。1940 年，美国经济学家尼古拉斯·卡尔德和约翰·希克斯对前人的理论加以提炼，形成了“成本—效益”分析的理论基础即卡尔德——希克斯准则，也正是在这一时期，成本—效益分析开始渗透到政府活动中，如 1939 年美国的洪水控制法案和田纳西州泰里克大坝的预算。60 多年来，随着经济的发展，政府投资项目的增多，使得人们日益重视投资，重视项目支出的经济和社会效益。这就需要找到一种能够比较成本与效益关系的分析方法。以此为契机，成本—效益在实践方面都得到了迅速发展，被世界各国广泛采用。

成本效益分析是通过比较项目的全部成本和效益来评估项目价值的一种方法，其基本原理是：针对某项支出目标，提出若干实现该目标的方案，运用一定的技术方法，计算出每种方案的成本和收益，通过比较方法，并依据一定的原则，选择出最优的决策方案。成本—效益分析作为一种经济决策方法，将成本费用分析法运用于政府部门的计划决策之中，以寻求在投资决策上如何以最小的成本获得最大的收益。常用于评估需要量

---

① 刘旭霞，于大伟，唐树勇．我国循环经济立法的法经思考［J］．桂海论丛，2008（3）．

化社会效益的公共事业项目的价值。非公共行业的管理者也可采用这种方法对某一大型项目的无形收益（Soft benefits）进行分析。在该方法中，某一项目或决策的所有成本和收益都将被一一列出，并进行量化。

### （二）策略概要

抗击新冠肺炎疫情是一个长期过程，成本—效益至关重要，因而针对不同情况下的境外输入病例，应采取符合成本—效益的防控策略和措施。根据输入人员造成新冠肺炎疫情的风险的高低和新冠肺炎境内传播风险的高低，应急管理策略和措施应有所区分，归纳如表11－1所示。

**表11－1　　境外输入性新冠肺炎病例应急管理策略概要**

| 输入风险 | 传播风险 | 应急管理策略 |
|---|---|---|
| 高 | 高 | ABCDE |
| 高 | 低 | ABC |
| 低 | 高 | BCDE |
| 低 | 低 | BCD |
| 无 | 无 | BC |

表11－1中，策略A指的是预防人际传播，B指的是加强监测筛查，C指的是有效临床救治，D指的是精准管理，E指的是应急预案。

## 五、输入性新冠肺炎病例应急管理措施

### （一）做好应急预案准备

提前制定好境外输入性新冠肺炎病例应急预案和防控指南是有序开展应急管理工作的基础。自2020年3月以来，我国大部分省份和主要城市，相继发布了新冠肺炎疫情期境外输入人员防控工作指南，从防控对象、目标与意义、组织构架、流程等多个方面，制定了应急预案，采取了许多有效的准备措施，包括：整合海关与医疗机构防控力量，联合多部门开展新冠肺炎应急管理演练；对各级医疗卫生机构和疾控机构开展技术培训；研

发应用快速检测技术，并按需增加检测试剂应急储备；加强医务人员培训，提高对输入性病例快速识别、诊断能力；建设方舱医院等。

### （二）关口前移，强化边境检疫，预防输入

国境卫生检疫是中国全球卫生治理的重要组成部分，是一项非常重要的预防传染病输入的措施。国境口岸处在国际新冠肺炎疫情和突发事件的第一时间、第一现场，筑牢口岸检疫防线，可以第一时间防止境外传染病输入。在全球卫生治理的背景下，国境卫生检疫也应与国际接轨，做到“关口前移”。自新冠肺炎疫情暴发以来，我国卫生检疫机构积极建立健全境外传染病监测哨点工作机制，开展境外传染病防控、当地传染病疫情监测和病原体检测等工作，通过有效预警，最大限度地减少了境外输入性病例。最高人民法院、最高人民检察院、公安部、司法部、海关总署也印发《关于进一步加强国境卫生检疫工作依法惩治妨害国境卫生检疫违法犯罪的意见》的通知，目的就是加强对入境人员的检查，严把病毒输入关口。全国各大主要城市也出台防疫措施，如北京市要求从 2020 年 3 月 16 日零时起，所有境外进京人员，均应转送至集中观察点进行 14 天的集中隔离观察；有特殊情况的，经严格评估，可进行居家观察；集中隔离观察期间，隔离人员费用需要自理。

### （三）精准管理

一是及时发现和隔离治疗输入性病例；经研究显示，新冠肺炎病毒潜伏期可能长达 42 ~ 90 天，境外输入人员虽经过筛查和 14 天集中隔离，仍不能完全排除传播新冠肺炎的可能，因而应对境外输入人员进行更长周期的随访和观察①。相应地，通过培训、配发检测试剂等途径提高医务人员新冠肺炎诊疗意识和能力，一旦发现输入性病例应及时按规范报告，尽早采取必要的防控措施。除对输入病例进行精准管理外，还应实施对密切接触者的精准管理，对输入性新冠肺炎病例的密切接触者，排查追踪管理并进行医学观察是降低国内传播风险的重要措施。通过暴露的时间、时长、接触

---

① 新冠病毒潜伏期有多长［EB/OL］. 人民网，2020 - 02 - 13.

距离和方式等维度测量暴露水平，如近距离暴露（2 米内）、直接接触等，对密切接触者实施分层管理，降低管理成本，提升长期精准管理的可行性。

### （四）预防与控制医院内感染

新冠肺炎病毒具有很强的人传人特点，随着境外输入性病例进入临床救治阶段，加强医院内感染预防控制尤为重要。预防医院内感染的硬件条件是具有呼吸系统传染病收治条件的医疗机构，软件条件是优化隔离流程，样品采集和传送流程规范，划分污染区、潜在污染区和清洁区，保障负压病房气压达到标准，做到“人物分流、洁污分流、单向流动、防止交叉”。医务人员个人防护品的使用与流程应规范科学，强调整个穿脱过程的监督和协助，同时强化标准预防，强调患者和医务人员的双向防护。此外，医护人员健康监护与心理关怀、医疗废弃物处理措施、开展随时消毒与终末消毒并进行消毒效果评价等措施也至关重要。

### （五）国际援助与国际合作

建设人类命运共同体和新冠肺炎疫情防控共同体，支援疫区国家和地区[①]，采取措施，有效减少或避免新冠肺炎病例输出，是预防或避免新冠肺炎疫情输入我国的最经济有效的防控措施之一。自新冠肺炎疫情暴发以来，我国积极履行《国际卫生条例（2005）》（International Health Regulations，IHR）承诺，以大国责任感主动参与全球抗击新冠肺炎疫情统一行动，援助疫区国家防控新冠肺炎。中国政府已经宣布向至少 83 个国家以及世卫组织、非盟等国际和地区组织提供紧急援助，包括医疗队以及检测试剂、口罩等医疗物资[②]。我国还向世界卫生组织提供了 2000 万美元的捐款，支持其开展抗疫的国际合作。我国不断加强与相关国家的公共卫生合作，将全球公共卫生、传染病防控与“全球经济一体化”以及建立“人类命运共同体”纳入国家建设发展总体战略，落实健康优先，将健康融入所

---

① 带菌者的飞沫传播只限于飞沫所能到达的范围，传播范围根据活动的幅度大小而定，疾病原发地再加上感染人数达到一定数量，而且相互交叉、扩大、重叠时形成疫区国。

② 资料来源：中华人民共和国中央人民政府网站：国务院新闻办就中国关于抗击疫情的国际合作情况举行发布会。

有政策。同时，逐步加强与国际相关组织的合作，以国际卫生条例为依据进一步扩大信息共享范围，公共卫生合作办公室和驻外专业人员在外交政策框架下收集整理相关信息，从而为进一步合作提供依据。这些重要措施都可以为开展新冠肺炎风险评估提供数据支持，也为全球新冠肺炎疫情应对、重大传染性疾病防控提供了中国智慧、中国方案。

## 第二节　新冠肺炎疫情期境外输入人员防控工作指南

### 一、概念

境外输入人员是指由疫区国家或地区进入我国境内的人员。既包括中国公民或外国公民，也包括包机入境人员或散客入境人员。

### 二、包机入境人员防控工作指南

#### （一）目标与策略

按照“最准排查检疫、最短时间停留、最快分流转运、最高安全保障、最严闭环管控”的原则，明确职责分工，优化工作流程，实现专业、高效、协同、无缝对接，保障境外输入人员新冠肺炎疫情防控工作有序开展。

#### （二）组织构架

在省级新冠肺炎疫情防控指挥部统一部署下成立专门针对境外输入人员的专项防控指挥办公室。明确办公室组织构架，明确负责同志及办公室成员，确定办公地点。办公地点建议设在防控现场，便于实地查看工作开展进度，也有利于有关部门工作人员统一集中办公，协同开展工作。根据部门职责成立多个保障组，包括但不限于：外事联络保障组、市政府综合保障组、海关检疫部门保障组、出入境边防检查总站保障组、定点医疗机构保障组、机场保障组、航空公司保障组。为确保防控工作顺利有序开展，在正式开始执行任务前应明确各负责部门职责，做到各司其职，各负其责，联动配合，联防联控。

**1. 专项防控指挥办公室**

（1）省新冠肺炎疫情防控指挥部领导组建专班，启动联动机制。

（2）协调负责境外输入人员新冠肺炎疫情防控整体工作的指挥及任务分工安排，形成联动机制，形成防控合力，确保分工明确、流程顺畅、衔接到位。

（3）负责建立并确定现场转运及救治流程。

（4）及时组织召开各部门联席会议。

（5）汇总各保障组工作情况形成工作日报，及时向省新冠肺炎疫情防控指挥部汇报。

**2. 外事联络保障组**

（1）在外交部、省委省政府和省新冠肺炎疫情防控领导小组的统一领导下，全力做好专项行动外事相关工作。

（2）与外交部领事司、领保中心和相关司长保持密切沟通，及时掌握情况并执行工作任务。

（3）与我国驻境外相关使馆领事侨务处保持密切联络，及时跟进相关信息。

（4）与外交部新闻司保持密切沟通，了解媒体报道要求，并通报省内相关部门。

（5）与省新冠肺炎疫情防控指挥部、专项防控指挥办公室、机场集团、海关等单位建立沟通渠道，共享信息，为准备工作提供便利。

（6）与市政府建立专人联系渠道，确保外事有关业务衔接顺畅。

**3. 市政府综合保障组**

（1）负责对所有包机归国人员进行市级新冠肺炎疫情防控政策宣讲、个人防护知识宣讲等。

（2）负责对经过预检分诊后，无发热和/或呼吸道症状人员的转运、集中医学观察事宜；明确集中医学观察地点、明确集中医学观察地点的安全保障、医疗保障、后勤保障等全面事宜。

（3）负责统筹协调，抽调医务人员负责医学观察地点日常医学观察工作、日常医疗保障工作。

（4）负责确定医学观察期间出现发热和/或呼吸道症状人员的后续医疗救治相关工作。

（5）负责安排公安部门引导医疗救护车和转运车到停机坪，确保实现“零距离”转运；负责维护旅客秩序和乘车；负责现场保障工作。

**4. 海关检疫部门保障组**

（1）按照海关总署针对境外输入人员新冠肺炎疫情防控等相关要求，制订针对境外输入人员的海关查验工作方案，既要严格落实上级文件要求，又要做到减少交叉感染、减轻新冠肺炎疫情传播风险。

（2）负责按照新冠肺炎疫情口岸防控相关规定开展出入境人员卫生检疫，实施登临检疫、旅检现场检疫，判定“确诊病例、疑似病例、有症状人员、密切接触者和无症状但有流行病学意义”的五类人员，做好信息登记。

（3）及时将查验后人员信息分门别类，通报新冠肺炎疫情防控领导机构，并做好人员交接。有发热和/或呼吸道症状人员移交定点医疗机构救治，无症状人员移交市新冠肺炎疫情防控领导机构统一集中隔离。

（4）负责终末消毒，对固体废弃物、液体废物、舱内、机坪污染区域、车辆、物品以及暴露人员进行终末消毒。

**5. 出入境边防检查总站保障组**

（1）依法依规严格对入境人员、交通运输工具实施边防检查，并对入境人员携带的物品实施边防检查。

（2）发现在海外新冠肺炎疫情突出地区有旅行史、居留史的人员，及时通报海关检疫部门进行重点检查检疫。

（3）提前获取入境人员信息，进行预先核查，同时将相关入境人员的信息共享，加强与协作单位的联防联控。

（4）对口岸限定区域进行警戒，确保口岸安全、人员服从中国法律制度规定及新冠肺炎疫情管控要求。

（5）严守安全管控底线，严防不法分子和不准入境人员利用机会蒙混入境，确保包机检查任务安全、有序、高效完成。

**6. 定点医疗机构保障组**

（1）负责对参与预检分诊工作的医务人员等工作人员进行新冠肺炎疫情防护知识培训。

（2）负责抽调医生、护士参与预检分诊工作，参与救护车转运工作。

（3）经预检分诊后，有发热和/或呼吸道症状人员，用负压救护车转运至定点医疗机构。

（4）发热和/或呼吸道症状人员转运至定点医院后，负责后续全程防控救治工作。

**7. 机场保障组**

（1）统筹掌控协调专项任务航班信息和航班进出港保障工作。

（2）组织协调安排最佳停机位，安排协调联防联控相关部门最佳工作各位点。

（3）提供机下安全检查设备和必要人员协助相关部门开展查验工作。

（4）提供办公场所及联席会议安排等相关服务工作。

（5）安排实现对现场工作区域的远程监控、远程联通，确保指挥办公室可实时掌控现场工作情况，并可实现实时传达指挥部指令，做到互联互通。

（6）包机航班及乘客有关信息联络保障服务。

**8. 航空公司保障组**

（1）负责任务航班保障的综合协调，及时将航班信息通报至专项指挥办公室；与机场和空管分局对接，确保航班按时到达和起飞；协调机场，获取指定机位或廊桥。

（2）负责做好公司地面运输车辆的安排；负责协调机场方面做好防疫及飞机消杀工作。

（3）负责飞机过站保障工作和飞机清洁工作，在专业人员指导下合理处置机上废物和垃圾。

（4）负责协调机场安检开通专用通道。根据海关、检疫的要求，做好下机旅客服务工作。

（5）负责旅客行李的交运；负责安排旅客行李消杀，消杀完毕后，由机场公司负责旅客行李装车运送。

### （三）全链式整体工作流程

外事联络保障组确定航班信息，及时向专项防控指挥办公室汇报；航空公司机组乘务人员及机组医护人员每隔 2 小时对所有旅客进行体温测量；在飞机降落后第一时间将机舱内旅客体温及呼吸道症状筛查情况汇报至专项防控指挥办公室，同时协助收集海关部门及边检部门要求的健康申明卡等相关资料。

飞机停靠预先确定的廊桥，由海关工作人员登临收集、核验健康申明卡；完成后安排无发热和/或呼吸道症状旅客下机，有发热和/或呼吸道症状、健康申明卡上报有症状的人员留在机舱内；由边检工作人员在机舱出口逐一核验旅客身份、收取护照；所有旅客在廊桥出口处过安检；无发热和/或呼吸道症状旅客每25人一组直接上转运车；由海关部门安排工作人员至每辆大巴车及机舱内，在旅客平静后逐一以水银体温计核验体温、询问呼吸道症状。如有发热和/或呼吸道症状人员，由定点医疗机构转运收治；无症状人员由市政府安排的专用转运车直接转运至统一隔离点集中医学观察；由海关部门安排工作人员至集中隔离点、定点医疗机构完成海关检疫排查工作。

### （四）工作要求

**1. 提高政治站位**

境外输入人员疫情防控工作是党中央、国务院交办的政治任务，各相关部门和属地政府要切实提高政治站位，高度重视、加强领导、科学组织、周密安排，确保归国人员全方位无死角隔离、全程与外界无接触转运。

**2. 精心组织落实**

各相关部门要按照工作方案要求，制定细化专项工作方案，建立工作预案。严格落实责任制，把各项工作措施落到实处。各相关部门负责人，要亲自抓、负总责，切实做到组织周密、有序安全。

**3. 严控岗位标准**

各相关部门要对参与人员严格把控岗位胜任标准，要求政治素养高、业务能力强、善于沟通、担当负责。尤其是机组医务人员、海关检疫人员、定点医疗机构救治能力必须高标准要求、多层次选拔，确保高质量完成任务。

**4. 加强部门协同**

各相关部门要在统一领导、指挥调度下，密切配合、各负其责、部门联动、协同作战、加强沟通，构建无缝隙的多部门联防联控工作体系。

**5. 强化安全防护**

参与接机转运、集中隔离点医学观察、有症状人员救治等相关工作人员要严格做好标准防护，避免出现交叉感染。医疗废物不得随意丢弃，统一进行终末消杀。

**6. 严明保密纪律**

坚持属地负责、部门负责，严格落实“谁主管谁负责、谁落实谁负责、谁失职追谁责”的防控责任，确保各项措施落到实处；做好工作期间的保密工作，未经上级允许，对相关信息不发布、不传播、不泄露，严防失密泄密，否则将严肃追责。

## 三、散客入境人员防控工作指南

### （一）目标与策略

按照“外防输入、内防扩散、严格管控”的策略，对每一例入境人员实施最精准、最科学、最高效的新冠肺炎疫情防控措施，有效阻断新冠肺炎疫情传染源、切断新冠肺炎疫情传播途径。

### （二）责任部门

境外输入人员，无论中国公民还是外国公民，入境方式无论是境外直接进入还是从国内其他城市中转进入，均由属地政府一视同仁、无差别地执行新冠肺炎疫情防控措施。

### （三）管控措施

**1. 严格落实“联防联控”措施**

由属地新冠肺炎疫情防控领导机构会同海关、边检、机场、高铁站、火车站、外事、卫健、公安、公路等部门，建立联防联控工作专班，强化信息获知，统筹做好信息通报、身份登记、健康检测、应急处置等工作，严格管理、严把关口、严守防线。

**2. 严格落实“属地管理”措施**

各级各部门新冠肺炎疫情防控部门必须提高对新冠肺炎疫情的警惕性，防控要求、防范意识不能降低，坚持严防输入策略，优化防控手段，全面排查境外输入人员，严密防范境外输入风险；村（居）、机关企事业单位、楼宇、公共场所等，要按照“谁主管谁负责”原则，对输入性新冠肺炎疫情风险隐患做到第一时间发现、第一时间响应、第一时间处置，有效阻断新冠肺炎疫情传染源、切断新冠肺炎疫情传播途径。

**3. 严格落实“隔离观察”措施**

凡境外输入人员，原则上一律采取集中隔离医学观察 14 天措施，条件许可者可采取居家隔离医学观察。其中：

（1）来自、停留或途经新冠肺炎疫情严重国家的，采取集中隔离医学观察措施；

（2）其他国家入境并在当地有固定居所的，可纳入社区防控体系，实施居家隔离措施；

（3）其他国家入境并在当地有稳定单位的，由所属企事业单位提供场所，实施隔离措施；

（4）其他国家临时入境短期公务或商务活动的，须在政府指定接待酒店入住，由接待单位落实新冠肺炎疫情防控第一责任；

（5）来自其他国家入境无固定住所或单位的，须在政府指定酒店集中医学观察，由所在酒店和属地全程负责监督管理；

（6）来自其他国家经停当地中转的，经检测检查无异常情况，由机场、高铁站、火车站等检测点，将其安排在场站临时隔离区域暂时滞留，安全妥善安排离开，并通报目的地新冠肺炎疫情防控机构。

**4. 严格落实“如实申报”措施**

境外输入人员，必须主动如实申报健康登记，自觉配合落实居家或集中隔离措施。对不如实申报应集中隔离者，以及违反居家隔离观察规定的，一律采取集中隔离医学观察措施，由此所产生的食宿费用自理。凡违反新冠肺炎疫情防控相关规定造成严重后果的，依法追究其法律责任。

## 案例十：医院支持入境口岸开展境外输入病例排查的实施方法

——以河南省某三甲医院为例①

为协助海关全力做好新冠肺炎境外输入性病例排查工作，根据河南省

① 笔者根据河南省人民医院资料整理。

新冠肺炎疫情防控指挥部对入境人员新冠肺炎疫情防控工作部署，按照“最准排查检疫、最短时间停留、最快分流转运、最高安全保障、最严闭环管控”原则，为进一步优化流程，明确职责分工，实现专业高效无缝对接，保障入境人员新冠肺炎排查工作有序开展，特制定本方案，具体如下：

**（一）组织架构**

按照河南省卫生健康委工作要求，成立河南省某三甲医院排查境外输入性病例工作队，为最大限度提升工作效率，根据分工要求成立办公室，下设标本采集组（血、咽拭子标本采集）、感染控制组、后勤保障组和信息报送组（见图例 10－1）。

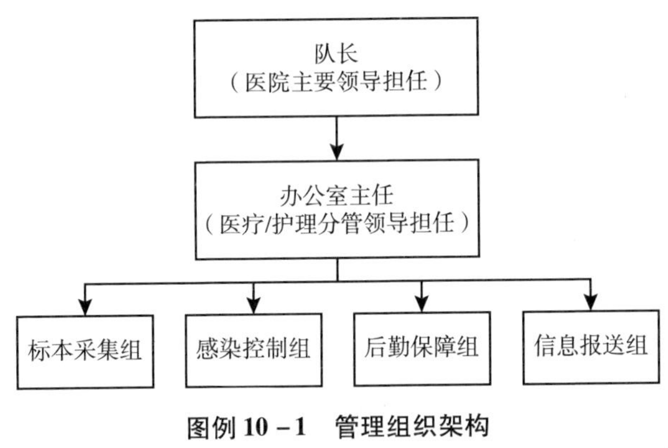


**图例 10－1　管理组织架构**

**（二）工作职责**

1. 办公室

（1）总体负责入境人员新冠肺炎排查工作的指挥、协调与任务安排及工作分工，做好上传下达，各部门之间建立联动机制，形成防控合力，确保分工明确、流程顺畅、衔接到位。

（2）负责牵头制定各组工作流程及相关职责要求。

（3）每日组织小组组长会议，汇总当日工作中存在问题，及时上报或协调。

（4）根据每日航班信息及时调整班次，合理安排人力。

（5）实时掌握收治入院患者全部信息（收治患者人数、国籍、海关及医院检测结果等），及时上报。

2. 标本采集组（血、咽拭子标本）

根据国家海关总署要求，工作人员着三级防护，按照操作规范，优化采集流程，对工作人员进行全员标准化培训，完成入境人员的标本（血、咽拭子标本）采集工作。

3. 感染控制组

负责对工作人员进行新冠肺炎相关知识培训；工作现场及驻地等感染防控相关流程的制定、培训、督导等工作。

4. 后勤保障组

负责协调驻地物资需求，及时配送并发放；与酒店负责人对接驻地人员用餐等事宜；做好驻地人员体温监测并记录；落实驻地人员房间、会议室等处消杀工作；关注队员身心状况，有异常及时上报工作队联络员。

5. 信息报送组

将每日工作情况形成日报，及时上报；整理保存工作队各种照片并做好存档；收集并及时编写工作中的典型事迹等，每日1篇。

**（三）工作要求**

1. 提高政治站位

本次任务是河南省新冠肺炎疫情防控指挥部交办的政治任务，工作队成员要高度重视，加强领导，科学组织，周密安排，严格落实执行各项工作安排。

2. 精心组织落实

各组按照工作方案要求，制定细化本组专项工作方案，建立工作预案，严格落实责任制，把各项工作措施落到实处。

3. 确保安全防护

参与任务的工作人员要严格按照操作程序完成各项工作，做好个人防护，避免交叉感染，明确防控责任，确保各项措施有效实施。

4. 严明保密纪律

做好工作期间的保密工作，对涉密事件及文件进行合理分类，信息传递科学严谨，对相关信息不发布、不传播、不泄露，确保信息安全。

5. 做好信息报送

做好每日信息日报告工作，典型事迹形成专报材料，上报河南省新冠肺炎疫情防控指挥部、河南省卫生健康委和河南省人民医院。

**（四）驻地防控要求**

1. 管理要求

（1）遵守工作队的纪律要求，按规定着装，原则上不允许私自外出和外宿，如有特殊情况需要外出，需向队长请假后方可离开。

（2）驻地人员每日进行健康状况自我监测。

体温监测。每日监测 3 次（晨起、午睡后、晚餐 2 小时后），发现体温大于等于 37.3℃时，及时报告工作队联络员。

症状监测。发现咳嗽、鼻塞、流涕、咽痛等呼吸道症状或乏力、腹泻等感染症状时，及时报告工作队联络员。

保障驻地人员作息合理、膳食营养，避免过度劳累。

2. 工作—生活区往返路线及流程要求

（1）从生活区出发至机场工作区做好相应的准备，包括戴医用外科口罩、穿洗手衣、外衣和鞋袜，注意防寒保暖，预防感冒。从工作人员专用通道进入清洁区。

（2）工作人员离开机场前，按照《医务人员防护用品摘脱流程》摘脱防护用品、戴医用外科口罩、更换洗手衣，负压隔离室工作人员需在现场沐浴。返回生活区后，洗手—洗脸—喝水—刷拖鞋—沐浴，脱掉的洗手衣和外套置于黄色垃圾袋中，鹅颈式封扎后放于房间门口的盆里，严禁将其拿到房间内，沐浴时注意清洗头面部、眼部、耳部、鼻腔及漱口。不宜常规对口、鼻腔黏膜进行消毒，沐浴后更换干净衣服和鞋袜。及时清洗更换衣物，若发现有可疑污染，采用含有效氯 500 毫克/升的消毒剂浸泡消毒 30 分钟，清洁晾干。

3. 个人防护要求

（1）佩戴医用外科口罩。

适当室内锻炼，减少在公共区域活动；不聚会、不互访，交流时保持距离大于 1.5 米；在公共区域，如大堂（厅）、走廊活动时应佩戴医用外科口罩。

（2）勤洗手。

进入房间后、进食饮水前、便前便后、咳嗽打喷嚏后等，应流动水洗手或采用速干手消毒剂消毒双手。

（3）就餐注意事项。

采取单独区域就餐，避免聚集，取餐时佩戴医用外科口罩，就餐前进行手部清洁，使用后的纸巾应随余餐弃入垃圾桶。

4. 清洁、消毒要求

（1）公共区域高频接触表面，如门把手、座椅、桌面，采用75%乙醇或含有效氯500毫克/升消毒剂每日擦拭消毒4～6次，如遇污染，随时清洁与消毒。

（2）房间内应保持清洁、干燥，勤通风。门、窗把手等高频接触表面采用75%乙醇或含有效氯500毫克/升消毒剂每日擦拭消毒2～3次，如遇污染，随时清洁与消毒。

（3）个人常用生活物品，如眼镜、手机采用75%乙醇每日擦拭消毒，如遇污染，随时清洁与消毒。

（4）75%乙醇消毒剂易燃、易爆、易挥发，使用时应注意安全。含氯消毒剂具有腐蚀性和刺激性，接触前佩戴手套，消毒衣物时不宜与其他制剂如洗衣液等混合使用。

# 参考文献

[1] 白桂花．军队大型综合医院门诊服务质量现状分析及管理对策研究［D］．重庆：第三军医大学，2007.

[2] 包维晔．突发公共卫生事件下加强医院应急财务管理探究［J］．卫生经济研究，2020，37（6）：51－54.

[3] 暴丽艳，徐光华．人力资源管理实务［M］．北京：清华大学出版社，2010：8.

[4] 曹红梅，韩光曙，顾海，等．基于新型冠状病毒肺炎疫情防控的医院突发公共卫生事件应急管理体系构建［A］．中国医院管理杂志，2020，40（4）：11－14.

[5] 陈昌贵，宣君芳，黄晓花，等．新冠肺炎疫情下医院后勤保障应对策略探讨［J］．中华医院管理杂志，2020（4）：341－344.

[6] 陈琦，张大庆．新世纪医学人文学科建设：现实与挑战［J］．医学与哲学（A），2017，38（4）：9－14.

[7] 陈文，等．卫生经济学［M］．北京：人民卫生出版社，2017：337－338.

[8] 陈永红．健康大数据预处理方法研究与实现［D］．成都：电子科技大学，2018.

[9] 傅小玲．苏北人民医院卫生应急管理存在的问题及对策研究［D］．扬州：扬州大学学位论文，2019.

[10] 郝军，戚淼杰，韩优莉．在线医疗社区的发展现状及启示——以北京市为例［J］．卫生经济研究，2020，37（11）：18－22.

[11] 吉音文，毛建华，傅君芬，舒强，毛姗姗．新型冠状病毒肺炎疫情下定点救治医院应急科研管理实践探索与思考［J］．浙江医学，2020，

42（6）：604－607.

［12］蒋帅，孙东旭，翟运开，赵杰．远程医疗在新冠肺炎疫情防控中的实践与探索［J］．中国数字医学，2021，16（3）：109－113.

［13］靳萌萌．门诊管理与医疗质量提升的分析与实践［J］．现代企业，2021（3）：41－42.

［14］李君，李莉．应急状态下的医院人力资源管理策略［J］．中国卫生人才，2020（4）：18－20.

［15］李丽昕，魏先锋．远程医疗有待法律进一步规范［J］．中国卫生，2020（11）：103－104.

［16］李琴，梁冰，蒙健华，等．应对新冠肺炎的医保服务实践探析［J］，现代医院杂志，2020，20（11）：1564－1566.

［17］李为民．现代医院管理：理论、方法与实践［M］．北京：人民卫生出版社，2019.

［18］李文婧．医院医疗质量评价指标体系研究［D］．武汉：华中科技大学，2008.

［19］李晓朋．建国初期重庆地区突发性疫病的防治研究（1950～1953）［D］．重庆：西南大学，2016.

［20］李言荣．“医学＋”“信息＋”加快科技创新成果转化［N］．光明日报，2020－04－09（7）．

［21］林陶玉，方鹏骞．疫情防控紧急状态下医院护理人力资源配置与动员管理策略［J］．中国卫生事业管理，2020，37（5）：332－334.

［22］林炜炜，蒋帅，吕国晓，等．我国公立医院后勤管理现状的调查与分析［J］．中国医院管理，2018，38（5）：75－77.

［23］刘骏峰，梁伟，刘海燕，金新政．远程医疗信息服务平台模式研究［J］．中国卫生质量管理，2011，18（3）：28－31.

［24］刘梦迪．医院应急预案管理系统的设计与实现［D］．河北：河北科技大学学位论文，2020.

［25］刘师伟，段瑞雪，李欣，吴亚茹，安凌王，陈林慧，王媛媛，李乃适，傅葵．医学大数据库的建立与哲学审思［J］．医学与哲学（A），2016，37（11）：10－13.

[26] 刘翔，朱士俊，李信春，等．我国远程医疗发展现状、难点和对策分析 [J]．中国医院，2004，8 (6)：8－11.

[27] 刘月树．论新冠肺炎疫情防控中的伦理问题及其治理 [J]．中国医学伦理学，2020，33 (4)：423－427.

[28] 陆璐．王建玉．郑悦，等．心身疾病新模式科普的效果及其影响因素初探 [J]．中国健康心理学杂志，2017，25 (10)：1483－1487.

[29] 马钰香．基于持续质量改进的医疗质量管理模式探索与实践 [D]．南京：南京医科大学，2014.

[30] 齐娜．"互联网＋"背景下远程医疗服务发展研究 [J]．中国市场，2021 (11)：192－193.

[31] 钱玮，吴李鸣，陈侃伦，梁廷波．大型公立医院新冠肺炎救治应急管理体系构建及协同运行的实践探索 [J]．卫生经济研究，2020，37 (5)：53－56.

[32] 阮彤，邱加辉，张知行，叶琪．医疗数据治理——构建高质量医疗大数据智能分析数据基础 [J]．大数据，2019，5 (1)：12－24.

[33] 沈崇德．医院数字化客户服务模式构建与规范化研究 [D]．南京：南京中医药大学，2014.

[34] 石之驎，彭鑫，黄敏，等．医院抗击新冠肺炎疫情期间后勤保障服务实践和探索 [J]．中国医院管理杂志，2020，24 (8)：11－14.

[35] 世界卫生组织．社区应急准备：管理及政策制定者手册 [M]．北京：人民军医出版社，2002.

[36] 苏兰，张剑，梁丹，等．新型冠状病毒疫情下医院住院药房应急管理策略 [J]．华西药学杂志，2020，35 (2)：228－230.

[37] 汤志伟．信息系统开发与管理 [M]．北京：科学出版社，2013.

[38] 田方．医院人力资源培训工作存在的问题与对策 [J]．人才资源开发，2020 (8)：26－27.

[39] 汪浩．大数据的现状、机遇与挑战 [J]．中华临床实验室管理电子杂志，2017，5 (1)：30－35.

[40] 王安，谢宇航，唐其江，王磊．综合医院应急管理能力建设的实践与探讨 [J]．江苏卫生事业管理，2018，29 (6)：732－734.

[41] 王成，宋炳辉，金瑛译．罗伯特·希斯．危机管理［M］．北京：中信出版社，2003.

[42] 王力红，杜淑英，李小莹，等．人文管理促进人文服务的思考［J］．中国医院，2007，11：20－21.

[43] 王婉．科技创新与科技成果转化［M］．北京：中国经济出版社，2018.

[44] 吴文清．近代中医防治重大疫病史［D］．北京：中国中医研究院，2005.

[45] 吴杏．湖北省农业中小企业财务管理问题及对策研究［D］．武汉：华中师范大学，2019.

[46] 项晨锴，张研，杨茜．提高线上医疗服务平台居民健康服务利用的机制探讨［J］．中国卫生信息管理杂志，2020，17（4）：513－517.

[47] 肖伟．山东省卫生信息化建设现状与发展对策研究［D］．济南：山东大学，2013.

[48] 熊晶晶．质量管理实践与医院绩效的关系研究［D］．天津：天津大学，2015.

[49] 徐玉梅，刘翠．基于健康中国战略的医学生健康人文教育研究［J］．中国卫生事业管理，2021，38（1）：67－70.

[50] 杨晨，吴永仁，何艳燕，等．基于 Kaiser 模型的医院灾害脆弱性分析［J］．现代医院，2016，16（10）：1551－1554.

[51] 杨莉．江苏省部分三级综合性医院人文建设调查分析与对策研究［D］．南京：南京医科大学，2016.

[52] 杨银玲．急诊儿科预检分诊系统的建立和临床应用研究［D］．福州：福建医科大学，2014.

[53] 俞天智．住院患者医疗质量控制与分析研究［D］．天津：天津大学，2014.

[54] 张大庆．数字健康人文：概念、问题与方法［J］．医学与哲学，2021，42（3）：10－16.

[55] 张宏雁．基于临床途径的住院诊疗质量实时控制研究［D］．重庆：第三军医大学，2002.

［56］张林宏．诚信服务对构建和谐医患关系的作用分析［J］．中国卫生产业，2018，15（13）：189－190.

［57］张燕，高玉明，王伟．医院灾害脆弱性分析［J］．中国卫生产业，2016，13（15）：31－33.

［58］张议丹，郝艳华，吴群红，等．国内外突发公共卫生事件应急能力测评方法及应用现状研究［J］．中国卫生事业管理，2009，26（4）：220－228.

［59］张英．医院人力资源管理［M］．北京：清华大学出版社，2020：12.

［60］赵芳芳，李丽，常杰，等．新型冠状病毒肺炎隔离病房快速改造实践探索［A］．解放军护理杂志，2020，37（2）：13－17.

［61］邹佩琳，涂宣成，肖万超，等．新冠肺炎疫情防控下医院后勤保障应急管理探讨［J］．中国卫生质量管理，2020，27（6）：129－131.

［62］左浩．试论突发公共卫生事件应急财务管理体系建设［J］．行政事业资产与财务，2021（3）：71－73.

［63］Food U. S.，Administration D.，Health U. D. O.，et al. Agency information collection activities；proposed collection；comment request；experimental studies on consumer responses to nutrient content claims on fortified foods［J］．Fed Regist，2012（77）：48988－48989.

［64］ReVelle C. S.，Eiselt H. A. Location analysis：A synthesis and survey［J］. European journal of operational research，2005，165（1）：1－19.